"十四五"职业教育国家规划教材

国家职业教育护理专业教学资源库配套教材

精神卫生护理

（第 3 版）

主编　董丽芳
　　　黄弋冰

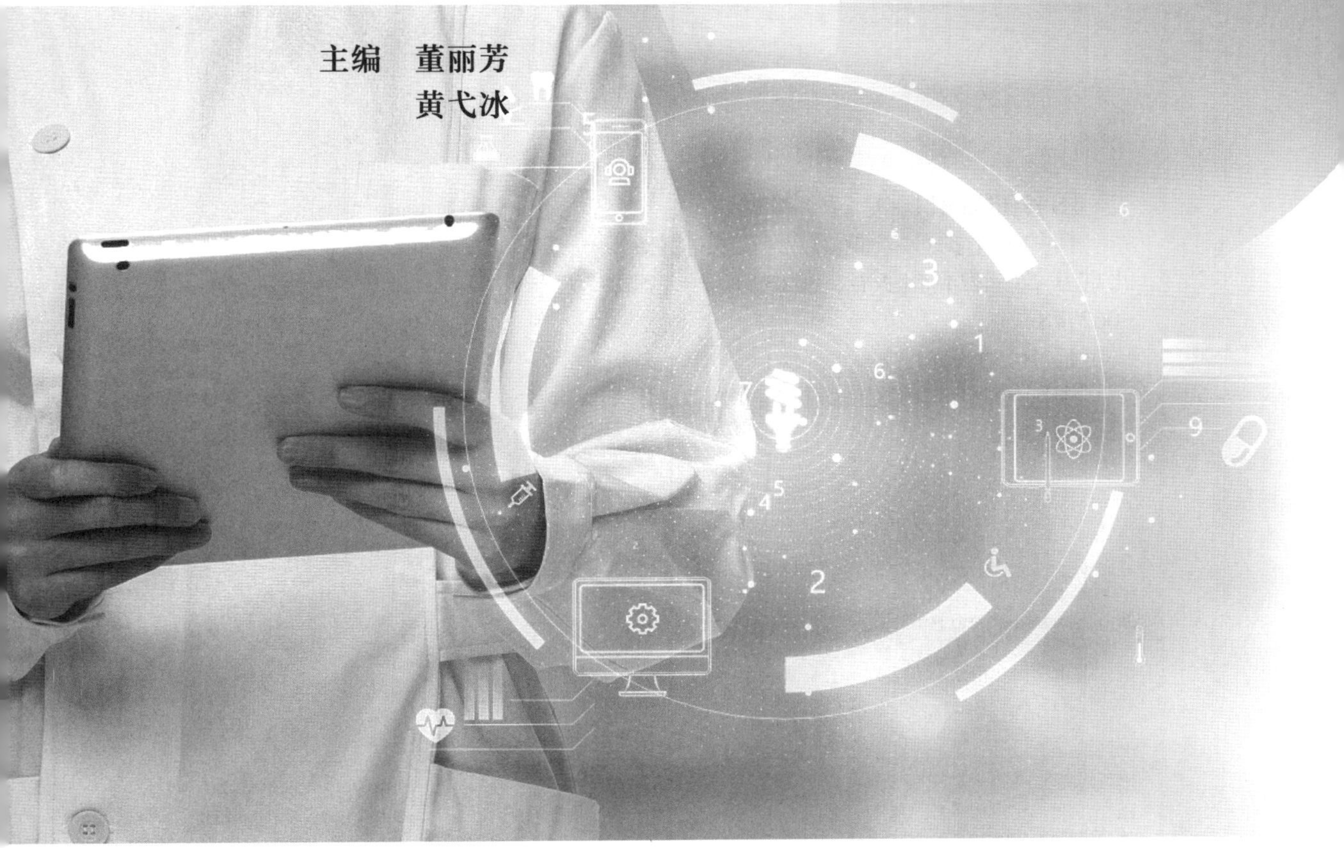

中国教育出版传媒集团
高等教育出版社·北京

内容提要

本书为"十四五"职业教育国家规划教材，也是国家职业教育护理专业教学资源库配套教材。

本书修订凸显职业教育特色，以模块—项目—任务体例编写，包含4个模块、21个项目、若干任务。模块一基本知识技能：从精神卫生护理介绍、相关伦理与法律等6个项目进行讲述；模块二常见精神障碍患者护理：讲述焦虑症、抑郁症等11种常见精神障碍的护理；模块三和模块四关爱"一老一幼"，分别讲述儿童青少年精神卫生护理和老年人精神卫生护理。

本书配套建设一体化数字资源，包括重要知识点和技能点的视频、国家护士执业资格考试模拟题、在线测试等，可以通过扫描书中所附二维码在线学习。教师如需获取本书授课用PPT等配套资源，请登录"高等教育出版社产品信息检索系统"（http://xuanshu.hep.com.cn/）免费下载。

本书主要供高等职业院校护理和助产专业学生使用，也可供在职护理人员、社区及精神卫生防治中心工作人员参考使用。

图书在版编目（CIP）数据

精神卫生护理 / 董丽芳, 黄弋冰主编. -- 3版. -- 北京：高等教育出版社, 2025.8. -- ISBN 978-7-04-062778-7

I. R473.74

中国国家版本馆CIP数据核字第2024RK1358号

Jingshen Weisheng Huli

策划编辑	吴 静	责任编辑	陈 瑛	封面设计	王 鹏	版式设计	徐艳妮
责任绘图	邓 超	责任校对	刁丽丽	责任印制	刘思涵		

出版发行	高等教育出版社	网 址	http://www.hep.edu.cn	
社 址	北京市西城区德外大街4号		http://www.hep.com.cn	
邮政编码	100120	网上订购	http://www.hepmall.com.cn	
印 刷	武汉市新华印刷有限责任公司		http://www.hepmall.com	
开 本	787mm×1092mm 1/16		http://www.hepmall.cn	
印 张	17.75	版 次	2012年8月第1版	
字 数	370千字		2025年8月第3版	
购书热线	010-58581118	印 次	2025年8月第1次印刷	
咨询电话	400-810-0598	定 价	49.00元	

本书如有缺页、倒页、脱页等质量问题，请到所购图书销售部门联系调换
版权所有 侵权必究
物 料 号 62778-00

《精神卫生护理》(第3版) 编写人员

主　编　董丽芳　黄弋冰

副主编　赵　蓓　刘丽萍　应宇辰　栾　娜

编　者（按姓氏拼音排序）

董丽芳	宁波卫生职业技术学院
董燕艳	宁波卫生职业技术学院
孔得宇	潍坊护理职业学院
黄弋冰	安徽医学高等专科学校
刘丽萍	荆州职业技术学院
鲁燕燕	荆州职业技术学院
栾　娜	山东省青岛卫生学校
王　焕	山东省青岛卫生学校
王伊娜	宁波大学附属康宁医院
辛惠明	泉州医学高等专科学校
徐　霞	宁波卫生职业技术学院
应宇辰	宁波卫生职业技术学院
曾　艳	黑龙江护理高等专科学校
张玲玲	临汾职业技术学院
赵　蓓	天津医学高等专科学校
诸峥玮	上海健康医学院

《精神卫生护理》(第3版)教材数字资源人员

编　者（按姓氏拼音排序）

鲍洁琼	宁波大学附属康宁医院
包盈晶	宁波大学附属康宁医院
陈文波	宁波大学附属康宁医院
陈雅萍	宁波大学附属康宁医院
戴佳宁	宁波大学附属康宁医院
王淑君	宁波大学附属康宁医院
王　清	宁波大学附属康宁医院
吴婷婷	宁波大学附属康宁医院
许国达	宁波大学附属康宁医院
徐苗苗	宁波大学附属康宁医院
杨宝琴	宁波大学附属康宁医院
诸建军	宁波大学附属康宁医院

第 3 版前言

党的二十大报告中提出"重视心理健康和精神卫生"。精神卫生是影响经济社会发展的重大公共卫生问题,加强精神卫生工作是维护和增进人民群众身心健康的重要内容,是全面推进依法治国、促进社会和谐稳定的必然要求,对建设健康中国、法治中国、平安中国具有重要意义。

精神卫生护理作为精神卫生工作的重要内容,其教材编写也必须落实党的教育方针,以培养德、智、体、美、劳全面发展的高素质精神卫生护理人才为宗旨。本书编写与修订体现以下四个特点。

1. 坚持为党育人为国育才。

紧紧围绕"立德树人"根本任务,落实党的二十大报告精神,全书内容贯穿了"关爱心理健康和精神卫生"的课程思政主线,全面融入生命至上理念和救死扶伤的职业精神。按生命周期序化教材内容,关爱一老一幼。

2. 坚持"岗课赛证"融通。

凸显职业教育特色,遵循高职护理专业人才成长规律,以护士岗位为出发点,知识传授与技能培养并重,强化学生职业素养养成和专业技能培养,对接国家护士执业资格考试要求和护理专业技能大赛标准,推进课证融合、赛证融通。

3. 坚持校企双元建设。

校企双元共同遴选教学内容,由高校教师和医院专家共同编写修订,紧跟产业发展趋势和行业人才需求,及时将新技术、新规范纳入本书内容,方便学生了解学习行业前沿知识技能。

4. 坚持数字赋能教育教学。

以组织遴选、锤炼精品为指导,围绕数字赋能教育教学发展需求,探索开发课程建设、教材编写、配套资源开发、信息技术应用统筹推进的新形态一体化教材。

5. 坚持接轨国际标准。

本教材疾病诊断参照疾病和有关健康问题的国际统计分类 ICD-11 标准，结合我国实际情况，接轨全球标准。

本书各项目教学，建议实施"三段七步"教学活动过程，以"抑郁症患者的护理"为例说明：

第一阶段：课前导学。课前，教师发布学习任务，学生通过教材及扫描二维码进行微课学习完成课前预习，教材附加的微视频增加了学习的趣味性。

第二阶段：课中研学。课中，按照临床护理工作流程实施七步递进教学，包括"案例分析—护理评估—护理诊断—护理计划—护理措施—护理评价—出院指导"。师生角色扮演组织课堂教学，有助于培养学生的评判性临床思维能力。

第三阶段：课后固学。课后，学生通过扫描书中的二维码完成在线测试和护考直击练习，通过制作预防抑郁症的画报开展健康宣教，还可以去精神专科医院进行见习，巩固所学知识技能，达到学以致用的教学目的。

本次编写由高校教师和医院专家共同完成，每一项目都由 1 位高校教师负责文字撰写工作，1 位医院临床专家负责数字资源配套工作，确保教材内容与临床实践接轨。具体编写内容见教材内容署名。

限于时间和编者水平，书中难免存有不妥之处，恳请各位读者在使用过程中提出宝贵意见，使本书日臻完善。

董丽芳　黄弋冰
2025 年 5 月

目　　录

模块一　基本知识技能

项目一　精神卫生护理介绍 ... 2

任务一　了解精神医学与精神卫生护理发展简史 ... 3
任务二　了解精神卫生护理工作任务与特点 ... 6
任务三　了解精神科护士的职业素质和角色功能 ... 7

项目二　人的正常心理活动 ... 10

任务一　认知 ... 11
任务二　认识情绪、情感 ... 17
任务三　认识意志 ... 18
任务四　认识人格 ... 18

项目三　人的异常精神活动 ... 22

任务一　认识常见精神症状 ... 23
任务二　了解精神障碍的病因 ... 45

项目四　精神卫生护理基本技能 ... 50

任务一　精神障碍患者的护理评估 ... 51
任务二　精神障碍患者的护理记录 ... 56
任务三　精神障碍患者的安全管理 ... 58

| 任务四 | 精神障碍患者的分级护理 ································· 60

项目五　精神科急危状态的防范与护理 ································· 64

| 任务一 | 暴力行为的防范与护理 ································· 65
| 任务二 | 自杀行为的防范与护理 ································· 68
| 任务三 | 出走行为的防范与护理 ································· 72
| 任务四 | 噎食的防范与护理 ································· 74

项目六　精神卫生护理相关的伦理与法律问题 ································· 81

| 任务一 | 认识精神卫生护理工作中的伦理问题 ································· 82
| 任务二 | 认识精神卫生护理工作中的法律问题 ································· 86

模块二　常见精神障碍患者护理

项目七　精神分裂症患者的护理 ································· 92

| 任务一 | 认识精神分裂症 ································· 93
| 任务二 | 实施精神分裂症患者护理 ································· 104

项目八　抑郁障碍患者的护理 ································· 116

| 任务一 | 认识抑郁障碍 ································· 117
| 任务二 | 实施抑郁障碍患者护理 ································· 122

项目九　双相障碍患者的护理 ································· 127

| 任务一 | 认识双相障碍 ································· 128
| 任务二 | 实施双相障碍患者护理 ································· 131

项目十　焦虑及恐惧障碍患者的护理 ································· 137

| 任务一 | 认识焦虑及恐惧障碍 ································· 138
| 任务二 | 实施焦虑及恐惧障碍患者护理 ································· 142

项目十一　强迫障碍患者的护理 ············· 147

- **任务一**　认识强迫障碍 ············· 148
- **任务二**　实施强迫障碍患者护理 ············· 154

项目十二　分离性障碍患者的护理 ············· 158

- **任务一**　认识分离性障碍 ············· 159
- **任务二**　实施分离性障碍患者护理 ············· 163

项目十三　失眠障碍患者的护理 ············· 168

- **任务一**　认识失眠障碍 ············· 169
- **任务二**　实施失眠障碍患者护理 ············· 172

项目十四　神经性厌食症患者的护理 ············· 178

- **任务一**　认识神经性厌食症 ············· 179
- **任务二**　实施神经性厌食症患者护理 ············· 182

项目十五　应激相关障碍患者的护理 ············· 187

- **任务一**　认识应激相关障碍 ············· 188
- **任务二**　实施应激相关障碍患者护理 ············· 195

项目十六　酒精所致精神障碍患者的护理 ············· 200

- **任务一**　认识酒精所致精神障碍 ············· 201
- **任务二**　实施酒精所致精神障碍患者护理 ············· 207

项目十七　阿片类物质所致精神障碍患者的护理 ············· 213

- **任务一**　认识阿片类物质所致精神障碍 ············· 214
- **任务二**　实施阿片类物质所致精神障碍患者护理 ············· 217

模块三　儿童青少年精神卫生护理——神经发育障碍患者护理

项目十八　注意缺陷多动障碍患者的护理 ... 224

- 任务一　认识注意缺陷多动障碍 ... 225
- 任务二　实施注意缺陷多动障碍患者护理 ... 228

项目十九　孤独症谱系障碍患者的护理 ... 232

- 任务一　认识孤独症谱系障碍 ... 233
- 任务二　实施孤独症谱系障碍患者护理 ... 235

项目二十　抽动障碍患者的护理 ... 240

- 任务一　认识抽动障碍 ... 241
- 任务二　实施抽动障碍患者护理 ... 246

模块四　老年人精神卫生护理——神经认知障碍患者护理

项目二十一　阿尔茨海默病患者的护理 ... 250

- 任务一　认识阿尔茨海默病 ... 251
- 任务二　实施阿尔茨海默病患者护理 ... 256

附录 ... 262

- 附录1　症状自评量表（SCL-90）... 262
- 附录2　Zung 抑郁症自评量表（SDS）... 265
- 附录3　Zung 焦虑自评量表（SAS）... 266
- 附录4　简易智力状态检查量表（MMSE）... 267
- 附录5　Barthel 指数评定量表 ... 268
- 附录6　生活自理能力等级 ... 269

参考文献 ... 270

模块一　基本知识技能

模块一包含精神卫生护理介绍、人的正常心理活动、人的异常精神活动、精神卫生护理基本技能、精神科急危状态的防范与护理，以及精神卫生护理相关的伦理与法律问题等6个项目，主要讲述精神卫生护理基本知识技能，为后续模块的学习奠定基础。

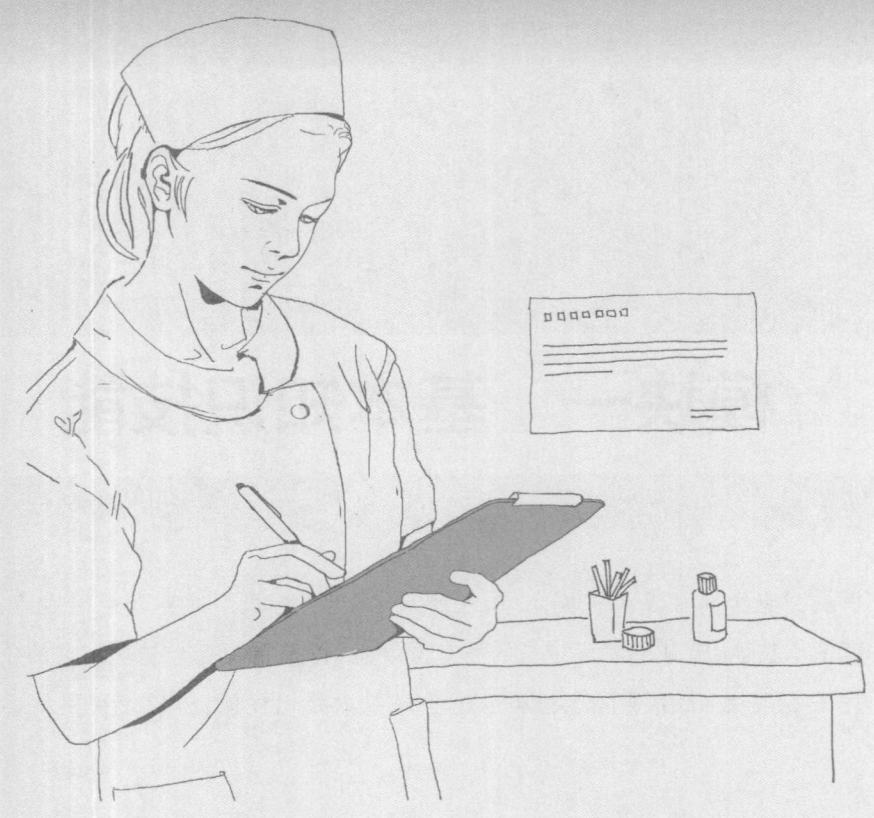

项目一　精神卫生护理介绍

学习目标

1. 知识目标：了解精神卫生护理发展简史；熟悉精神卫生护理工作任务；明晰精神卫生护理工作特点。
2. 能力目标：能叙述精神卫生护理的工作任务和工作特点。
3. 素质目标：具备从事精神卫生护理工作的基本素养。

精神卫生护理即精神科护理,其工作任务和研究内容为:应用护理学和精神病学的专业知识与技能,从生物、心理、社会三方面研究和帮助精神障碍患者恢复健康,同时也研究和帮助健康人群保持心理健康和预防精神障碍。

视频:精神科护理绪论

任务一　了解精神医学与精神卫生护理发展简史

精神医学是临床医学的一个分支。它是以研究各种精神障碍的病因、发病机制、临床特点、疾病的发展规律及治疗和预防为目的的一门科学。

一、精神医学发展简史

(一) 古代朴素唯物主义观点在精神医学中的反映

精神病学(psychiatria)一词,源自希腊语。psyche 为精神、灵魂之意,iatria 为治疗之意,即精神病学是研究治疗灵魂疾病的学科。这是因为在古代人们认为有不依赖躯体的灵魂存在,灵魂可以生病,也需要被医治。

在古希腊医学中,希波克拉底(Hippocrates,公元前460—前377)被认为是西方医学的奠基人,同时也被称为精神医学之父。希波克拉底认为脑是思维活动的器官,并提出了精神病的体液病理学说。他认为人体存在四种基本体液:血液、黏液、黄胆汁和黑胆汁,四种体液如果正常地混合起来则健康,如果其中某一种过多或过少,或它们之间相互关系失常,人就患病,但是这些推测缺乏自然科学的依据。

中医学关于精神疾病有丰富的论述。成书于西汉时期的医学典籍《黄帝内经》把人的精神活动归于"心神"。"心神"不仅主持人的精神活动,而且统管人的五脏六腑。《素问·阴阳应象大论》:"人有五脏化五气,以生喜怒悲忧恐。"《黄帝内经》论述,剧烈的情志变化能引起精神异常,且能影响体内功能,如有"百病皆生于气""大怒伤肝,大喜伤心,思虑伤脾,悲忧伤肺,惊恐伤肾"的七情内伤论。这些都是对精神和躯体功能关系十分精辟的论述。

(二) 中世纪神学宗教对精神医学发展的影响

在中世纪,由于医学为神学和宗教所掌握,导致西欧的精神医学对精神障碍本质的看法也大大地后退了。精神障碍患者被视为神鬼附体,被送进寺院等神学场所,用祷告、符咒、驱鬼等方法进行"治疗",而声援精神障碍患者的正义呼声则很可能被宣判为异端邪说。

(三) 工业革命和科学进步对精神医学的影响

17世纪以后，工业革命开始高涨，资产阶级兴起，科学有很大进步，医学也逐渐摆脱了神学的束缚。18世纪法国大革命后，社会结构发生了根本性变化。比奈尔（Pinel，1754—1826）是第一个被任命为"疯人院"院长的医生。他去掉了精神障碍患者身上的铁链和枷锁，把"疯人院"变成了医院，实行了有历史意义的改革。到了19世纪中叶，随着自然科学，包括基础医学、生理学、解剖学、比较解剖学和病理学的发展，以及临床资料的积累，终于得出精神障碍是由于脑病变所致的结论。

(四) 精神疾病谱的变化

随着社会经济发展和我国卫生保健事业的发展，老年人口在整个人口中的比例不断增加，老年期精神障碍防治工作的重要性日益突出，特别是老年人群中阿尔茨海默病的患病率随年龄的增高而明显上升。此外，酒精依赖症的患病率、儿童青少年心理问题发生率也明显上升。

二、精神卫生护理发展简史

自从有人类文化历史以来，人类社会就已经有照顾患者的功能存在，这是护理原始功能的起始。专业的护理开始于19世纪中叶，1860年，在英国伦敦，护理学创始人南丁格尔（Nightingale）创办了世界上第一所护理学校。1873年，美国的琳达·理查兹（Linda Richards）在伊利诺伊州市立精神病医院制订出一项精神科护理计划。她主张对精神障碍患者与躯体疾病患者提供同样完善的照顾，强调病区的环境、个人卫生、新鲜空气和运动，注意患者的饮食和睡眠，以及对患者的服务态度等，确定了精神科护理的基础模式，被称为"美国第一位精神科护士"。此阶段的精神科护理以看护、照顾及改善患者的生活环境为主。1882年，美国马萨诸塞州的马克林医院建立了第一所培养精神科护士的学校，2年的护理课程主要学习保护患者和管理病房的技巧，精神专科护理方面的课程很少。

20世纪三四十年代，随着精神医学研究的飞速发展，许多治疗方法如胰岛素休克治疗、睡眠治疗、电痉挛治疗、药物治疗等先后被精神医学界广泛应用。这从根本上改变了精神疾病治疗手段的困境，住院患者增加，治疗效果明显提高，需要更有经验的精神卫生护理人员负责做更直接的护理。精神卫生护理的职能越来越大，护士角色也得到了肯定。1954年，苏联医生普普金撰写的《精神病护理》详细阐述了精神科病房的组织管理、医护人员的要求、精神障碍患者的基础护理和症状护理，强调尊重患者、爱护患者、恢复患者的权利、废除约束、改善生活、开展文娱活动和劳动等，从此，精神卫生护理走上了正轨，开始步入新的历程。1963年，在社区精神卫生运动的推动下，精神卫生护理的功能逐步由院内封闭的护理，开始走向社区、家庭和精神障碍的预防保健及康复。

20世纪80年代，美国乔治梅森大学袁剑云博士提出了中国的护理模式，使中国的护理事业不断发展，对外交流越来越多，从而推动了我国精神卫生护理的发展。随着社会的进步和科学的发展，人民群众对心理健康需求水平的提高，精神卫生护理的功能发生了重要的改变，其工作内容由过去仅仅承担对重性精神障碍患者的安全护理、生活护理及治疗方面的护理，延伸到为提高精神障碍患者的生活质量而进行的心理护理、康复护理、健康教育和社区护理。同时，服务的对象扩展到一般的心理障碍者和健康人群。整体护理观念和理论的应用，不仅增强了护理工作的科学性，而且使护理的服务更加完善。精神卫生护理不仅涉及住院患者，还拓展到社区、家庭中有现存和潜在心理障碍和心理问题的人群，因此发挥着预防疾病、减轻痛苦、恢复健康的巨大作用。同时，精神卫生护理人员的知识层次和业务水平迅速提高。中华护理学会在1990年成立了全国精神科护理专业委员会，区域间和国际间的学术交流活跃，大大促进了我国精神卫生护理的发展。

2013年5月1日，《中华人民共和国精神卫生法》实施。2017年10月，党的十九大报告提出："加强社会心理服务体系建设，培育自尊自信、理性平和、积极向上的社会心态。"2022年10月，党的二十大报告提出："重视心理健康和精神卫生"。国家重视心理健康和精神卫生的系列政策，一是有利于发展精神卫生事业，促进全国心理健康和精神卫生防治体系不断健全，维护精神障碍患者的合法权益；二是有利于改善公众心理健康水平，促进社会心态稳定和人际和谐，提升公众幸福感；三是有利于培养良好道德风尚，促进经济社会协调发展，实现国家长治久安。

目前，精神卫生护理发展现状如下：① 社区-家庭一体化护理。大力发展社区精神卫生，使精神障碍患者回归社会、回归家庭。② 开放型护理。精神障碍患者住院期间，根据病情状态不同，可实行周末或节假日回家，与社区接触，与家人团聚，以促进患者社会功能的恢复。③ 康复护理。训练患者的生活、学习、工作和社交技能是减少精神残疾的重要方法，护士在患者康复过程中发挥着重要作用，通过开展形式多样的康复训练，促进精神障碍患者的康复。④ 培养精神心理专科护理人员。通过培养专业能力强、专业素质高的精神专科护理人员，提高精神卫生护理质量，促进患者康复。

任务二　了解精神卫生护理工作任务与特点

一、精神卫生护理工作任务

精神卫生护理工作主要包括以下九项。

1. 研究和实施对临床精神障碍患者科学和人性化的组织管理方法，确保医疗任务的完成和防止意外事故的发生；为患者创造良好的休养环境，确保患者在安静、舒适、安全的环境中生活。

2. 研究和实施与精神障碍患者有效沟通的技巧。探索精神障碍患者的心理活动，作出正确的护理评估，制订合适的护理计划，实施有效的护理措施，开展有针对性的心理护理。

3. 从护理学的角度去研究和探索精神障碍患者病态行为的发生发展规律及各种治疗的护理。

4. 研究和实施严密的护理观察和记录工作。精神障碍患者临床症状的观察和记录是精神科护理人员的重要职责，其目的是协助诊断和开展有针对性的治疗和护理措施，同时为医疗、科研、教学、预防等工作积累资料并作为法律和劳动能力鉴定的参考依据。

5. 根据马斯洛的需要层次论，了解和分析患者的需要，设法满足其合理的需求。纠正和淡化患者病态所致的不正常、不合理的需求。

6. 研究和实施精神障碍患者的康复护理，积极开展各种康复活动，恢复患者的生活自理能力及社交功能，促进患者回归社会。

7. 研究和实施社区人群心理健康教育和咨询。积极开展精神卫生知识宣教工作，对患者及其亲属和社区群众等开展宣传、教育及精神障碍的预防工作，包括普查、培训、随访及家庭护理等。

8. 研究与精神卫生护理相关的伦理和法律问题，尊重精神障碍患者的人格和尊严，维护患者的利益和权利，保障患者的正常生活待遇和权利。

9. 研究如何提高精神卫生护理人员的教学和科研能力，不断提高其专业学术水平和科研能力。

二、精神卫生护理工作的特点

精神卫生护理既是护理学科的一个组成部分，又有其独特的专业性，这是由精神障碍患者的特殊性决定的。

1. **良好的沟通交流是开展护理工作的前提**　绝大多数急性期的患者在精神症状的支配下，会表现出被动、不合作、敌意、敏感多疑、纠缠不休，甚至有攻击性暴力行为，这些表现会不同程度地影响患者与护士之间的关系，甚至使护士难以对患者开展护理工作。因此，良好的沟通是一切护理工作的前提。护士必须运用专业理论和技术与患者建立积极的、治疗性的人际关系，只有这样，患者才能接受护士的照顾，护理效果才能显现出来。

2. **保证患者的安全是护理工作的重要内容**　安全护理一直被视为精神科临床护理工作中至关重要的环节，这是因为患者在精神症状和现实环境中应激性因素的双重影响下，会发生危害自身或周围环境安全的行为，如自杀、伤人、毁物等。因此，护理人员要对患者的情况了如指掌，随时注意观察病情变化，防患于未然，如有意外发生，应及时采取有效的应对措施。

3. **护士应十分重视患者药物治疗的落实**　当前精神障碍的主要治疗方法是药物治疗，但是有相当一部分患者不能主动接受治疗，甚至表示抗拒。护士需要有高度的责任感和丰富的护理经验，才能保证患者药物治疗的实施。部分患者在病情痊愈之后还需要维持治疗一段时间，短则2~3年，长则需要终身服药，这也要求护士做好患者及其家属的健康教育工作，使他们知晓长期服药的必要性，增强其对治疗的依从性，巩固治疗效果，降低复发率和再住院率。

4. **康复训练是促使患者回归社会的手段**　精神障碍病程比较长，部分患者有发展为慢性化的趋势。慢性精神障碍患者的临床特点是孤僻、退缩、冷漠、懒散，社会功能减退。因此，在使用药物治疗的同时应辅以康复训练，包括院内和社区的康复训练。作为护理工作的一部分，康复训练的目的在于帮助患者恢复自理生活、学习和工作的能力，促使患者回归社会。

任务三　了解精神科护士的职业素质和角色功能

一、精神科护士的职业素质

精神科护士的职业素质包括以下三方面。

1. **同情、关爱患者的道德素质**　精神科护士不应以患者的仪表、年龄、贫富、职业作为好恶的标准，也不应以患者的言语、行为是否得当来评价其品德的优劣。不管面对的患者是何种情况，护士都应以谨慎而有理智的态度尊敬、理解和接纳他。虽然患者的部分精神活动暂时或永久性地存在异常,但是护士必须认识到患者与正常人一样受到法律的保护,同样是有社会价值的人,绝不容许对其持有鄙视的态度。即使遭受到患者的攻击,护士也要以宽容的胸怀冷静地处理好各种事件。

2. 扎实的业务素质　扎实的专业知识是指导护士全面评估护理对象的健康状况和需求、确定护理问题、制订和实施护理计划的基础。此外,为了与患者建立良好的治疗性人际关系,还应学习、知晓一些心理学和社会学知识。同时,护士还应有广泛的兴趣,了解或擅长一些运动健身、音乐舞蹈、美术、手工制作等技能,以便指导患者进行康复训练。

3. 良好的心理素质　精神科护士所需要的良好的心理素质包括积极稳定的情绪、敏锐的观察力、灵活的注意力和果断的意志力。具有这些心理素质的护士易与患者建立良好的护患关系,在护理工作中能够对患者产生积极的心理影响,帮助患者缓解症状,有利于减少意外事件的发生。培养这些心理素质既需要护士自觉地完善和塑造自己的性格,也需要护理管理人员的影响和教育。

二、精神科护士的角色

精神科护理工作的性质决定了精神科护士的角色功能,只有较好地扮演以下这些角色,才能成为一名合格的精神科护士。

1. 管理者　护士要对精神科病房硬件和软件进行管理。硬件管理包括对病房环境和设施的管理。软件管理包括对患者的组织管理和病房管理制度的制定等。

2. 父母亲替代者　患者在患病期间多表现为敏感、软弱,似乎回到婴儿时期那样依赖于照顾者。这时护士应该像父母那样给他们理解、忍让和细致的照顾,使他们获得安全感,帮助他们恢复健康。

3. 治疗者　精神科护士除了可以参与药物治疗和康复治疗以外,也可以从事一些简单的心理治疗,如良好护患关系的建立、支持性的心理治疗、行为矫正治疗等。

4. 辅导者　主要体现在对患者的康复治疗当中,其主要工作内容就是帮助患者矫正其病态行为,恢复正常的生活和社会交往功能。

5. 咨询者　精神科护理的发展使护士的工作发生了以下变革:工作场所从单纯在精神病院内逐步向社区发展;工作对象从单纯面向患者和家属逐步向兼顾健康人群发展;工作内容从单纯的治疗、护理向维护人的心理健康发展。因此,解答人们关于保持心理健康、促进精神康复等方面的知识问题,使护士承担着咨询者的角色。

思考题

1. 简述精神障碍与精神卫生护理的概念。
2. 简述现代精神卫生护理的工作任务和工作特点。

文字编写：董丽芳

数字资源：杨宝琴

在线测试：
项目一

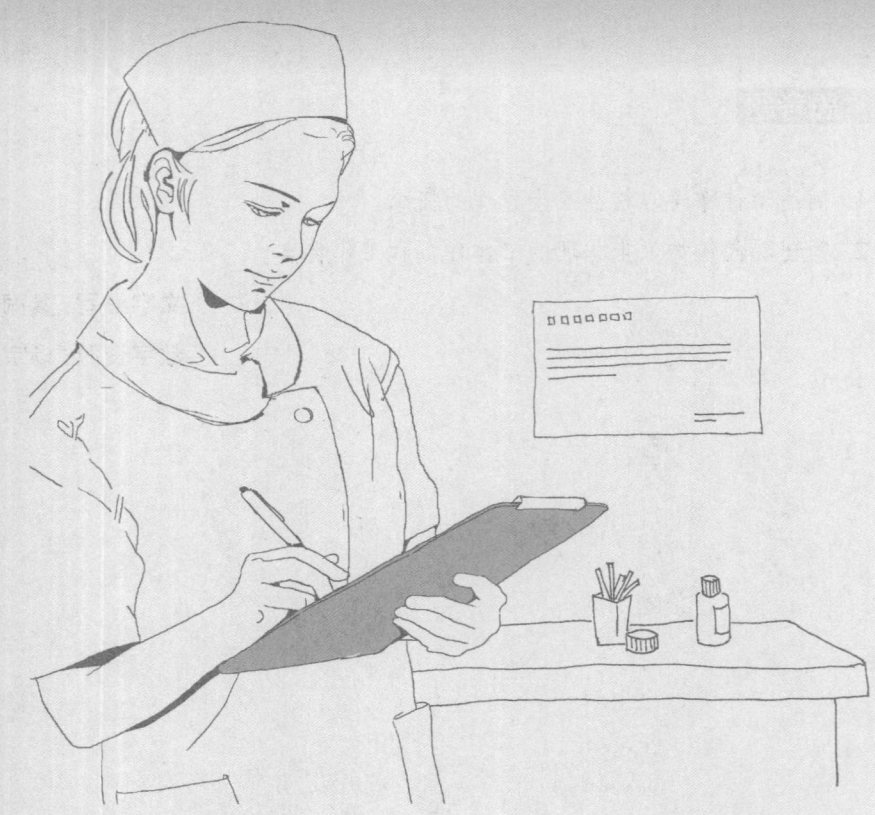

项目二　人的正常心理活动

学习目标

1. 知识目标：了解人的正常心理活动；熟悉人格发展的阶段特点；掌握心理活动的内涵。

2. 能力目标：能根据遗忘规律提升学习效率。

3. 素质目标：培养自觉、果断、自制和坚韧的意志品质和稳定的情绪。

正常心理活动是具备正常功能的心理活动,不包含有精神病症状的心理活动。正常的心理活动具有以下功能:能保障人作为生物体顺利地适应环境;能保障人作为社会实体正常地进行人际交往,在家庭、社会团体、机构中正常地肩负责任;能使人正确地认识客观世界的本质及其规律性,以便创造性地改造世界。

任务一 认知

认知过程是个体对客观世界的觉察和认识,包括感觉、知觉、记忆、思维、想象和表象、意识与注意等。

一、感觉

感觉是人脑对直接作用于感觉器官的当前客观事物的个别属性的反映。比如,看到某种颜色,听到某种声音等。

(一)感受性与感觉阈限

感觉器官对适宜刺激的感觉能力称为感受性。感觉能力强,感受性就高;感觉能力弱,感受性就低。能引起感觉的最小刺激量称为感觉阈限。感觉阈限低者,感受性高;感觉阈限高者,感受性低。感受性是用感觉阈限的大小来度量的,两者成反比。根据上述原理,应妥善处理护理工作中不同患者的疼痛问题。

(二)感觉现象

1. 感觉适应　在外界刺激的持续作用下,感受性发生变化的现象称为感觉适应,如"入芝兰之室,久而不闻其香""入鲍鱼之肆,久而不闻其臭"。

2. 感觉后像　外界刺激停止作用后,还能暂时保留一段时间的感觉形象称为感觉后像。例如,灯灭了,眼中还保留着亮灯泡的形象;又如,声音停止后,耳中还有其余音在萦绕。

3. 感觉对比　不同刺激作用于同一感觉器官,使感受性发生变化的现象称为感觉对比。例如,吃完苦的再吃甜的,甜的显得更甜了;又如,摸过冷的再摸热的,觉得热的更热了。

4. 联觉　看到橙色会觉得温暖,看到蓝色会觉得清凉……一种刺激能引起一种感觉的同时引起了另一种感觉,这种现象称为联觉。成年人的病房多为白色,儿童病

视频:心理过程——记忆

视频:心理过程——思维

房多为粉色或淡蓝色，就是基于联觉原理。

（三）感觉的类型

视觉的适宜刺激是波长为380~780 nm的电磁波。听觉的适宜刺激是16~20 000 Hz的空气振动。嗅觉是最古老的感觉，嗅觉的适宜刺激是能挥发、有气味的物质。味觉的适宜刺激是能溶解的、有味道的物质，最基本的味觉有甜、酸、苦、咸四种。皮肤觉包括触觉、压觉、振动觉、温觉、冷觉和痛觉。平衡觉又称静觉，其感受器是人体内耳中的前庭器官。运动觉又称动觉，反映身体各部分的位置、运动及肌肉的紧张程度。内脏感觉又称机体觉，包括饥饿、饱胀和渴的感觉，窒息的感觉，疲劳的感觉。痛觉是机体受到伤害时产生的感觉，对机体有保护作用。

二、知觉

知觉是人脑对直接作用于感觉器官的当前客观事物整体属性的反映。感觉是知觉产生的基础，知觉是对各种感觉信息的有机整合。例如，医护人员通过分析患者的X光片判断病变。

（一）知觉的基本特性

包括整体性、选择性、恒常性、理解性。

1. 整体性　知觉的整体性是指人根据自己的知识经验把直接作用于感觉器官的客观事物的多种属性整合为统一整体的组织加工过程（图2-1A）。

2. 选择性　人在知觉客观世界时，有选择地把少数事物当成知觉的对象，把其他事物作为知觉的背景，以便能清晰地感知事物（图2-1B）。

3. 恒常性　在不同的距离看同一个人时，他在视网膜上形成的视像的大小是不同的，离得近时视像大，离得远时视像小。但是，不管视像大小，人们都会把他知觉为同样的高矮，这就是知觉的恒常性。除大小知觉具有恒常性外，颜色、明度、形状、运动也都具有恒常性（图2-1C）。

4. 理解性　知觉的理解性是指人以知识经验为基础对感知的事物进行加工处理，并用语词加以概括说明的组织加工过程。由于有着不同的知识经验，对于同一刺激，不同的人会做出不同的解释（图2-1D）。

（二）知觉的种类

1. 空间知觉　对物体的大小、形状、距离、方位等空间特性的知觉称为空间知觉,空间知觉包括大小知觉、形状知觉、距离知觉和方位知觉。

2. 时间知觉　时间知觉是对物质现象的延续性和顺序性的反映。时间知觉的产生可以借助的线索,包括计时器提供的信息,自然界昼夜的交替、四季周期性的变化,人体生理活动、心理活动周期性的变化等。

3. 运动知觉　运动知觉是对物体在空间中的位移产生的知觉。运动知觉的产生需要物体有一定的运动速度,物体运动的速度太慢或太快,人们都不能知觉到运动。例如,能看到手表上秒针的运动,却看不到分针和时针的运动;光的速度是每秒30万千米,人们却看不到它的运动轨迹。

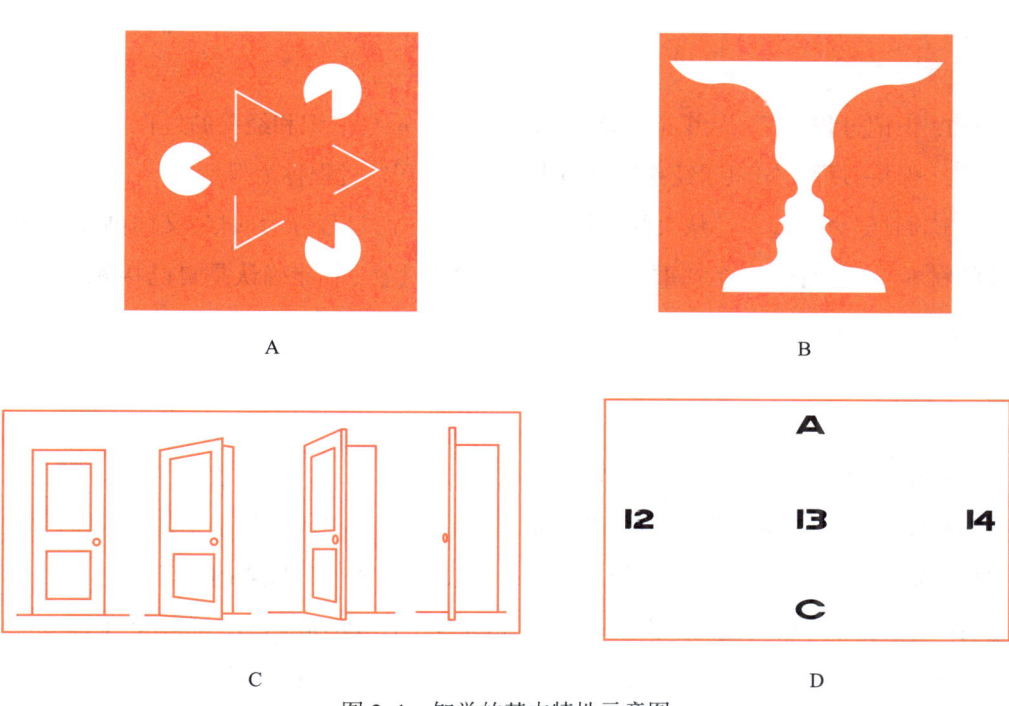

图 2-1　知觉的基本特性示意图

三、记忆

记忆是头脑中积累和保存个体经验的过程,即过去经验在人脑中的反映。

(一) 记忆的种类

根据不同的标准可以将记忆分成不同的种类。按照记忆内容不同,可以将记忆分为形象记忆、语词逻辑记忆、情绪记忆和运动记忆。

1. 形象记忆　是以感知过的事物的具体形象为内容的记忆,如想起曾经看到过的某个场景。

2. 语词逻辑记忆　是以概念、公式、规律等为记忆内容的记忆,如对护理基本理论知识的记忆。

3. 情绪记忆　是以体验过的某种情绪、情感为内容的记忆,如痛苦、愉悦的记忆。

4. 运动记忆　是以做过的动作为内容的记忆,如熟练应用护理操作就是依靠运动记忆。

根据记忆储存的时间长短来划分,可以把记忆分为瞬时记忆、短时记忆和长时记忆。瞬时记忆时间为1秒左右。短时记忆处于瞬时记忆与长时记忆之间,短时记忆广度为7±2个组块。长时记忆是信息在大脑中储存1分钟以上的记忆。

(二) 记忆的过程

1. 识记过程　记忆从识记开始,识记是学习与取得知识和经验的过程。
2. 保持过程　知识和经验在大脑中储存和巩固的过程称为保持。
3. 回忆、再认过程　从大脑中提取知识和经验的过程称为回忆,又称再现;识记过的材料不能回忆,但在它重现时却能有一种熟悉感,并能确认是自己接触过的材料,这个过程称为再认。

(三) 遗忘规律

遗忘是指记忆的内容不能保持或提取失败。很多心理学家对遗忘进行了研究,其中影响最大的是德国心理学家艾宾浩斯的遗忘曲线(图2-2)。艾宾浩斯通过研究发现,习得的知识在一天后若不抓紧复习,就只剩下原来的33.7%。随着时间的推移,遗忘的速度减慢,遗忘的数量也就减少。此外,遗忘进程不仅受时间制约,也受其他因素的影响。遗忘最快的是没有重要意义、不感兴趣的材料。不熟悉的比熟悉的遗忘要早。对无意义音节的遗忘速度快于对散文的遗忘,而对散文的遗忘速度又快于韵律诗。因此,要让记忆更深刻、更持久,就要及时复习,把理解记忆、联想记忆等策略运用到学习中。

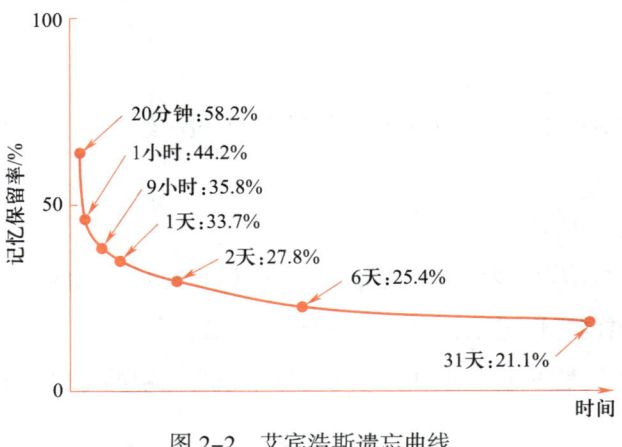

图2-2　艾宾浩斯遗忘曲线

四、思维

思维是人脑对客观事物间接的、概括的反映,反映的是客观事物共同的、本质的特征和内在的联系,通常借助语言、表象或动作来实现,是认识过程的高级形式。它具有间接性和概括性两个基本特征。思维的间接性是指通过借助一定的媒介和知识经验来认识事物的本质,例如,我们会通过一个人的外在行为大致推断出这个人的心理活动。思维的概括性是把同一类事物的共同特征和本质属性抽取出来加以概括,例如,由冠状动脉病变引起的疾病为冠状动脉性心脏病(简称冠心病)。

(一)思维过程

思维是大脑对外界事物的信息进行复杂加工的过程,分析、综合、抽象、概括是思维操作的基本形式。

(二)思维的种类

根据思维的形态不同,可以分为动作思维、形象思维和抽象思维。

1. 动作思维　是以实际动作为支柱的思维过程,主要见于婴幼儿,思维伴随着动作进行,动作停止,思维也就停止了。

2. 形象思维　是以直观形象和表象为支柱的思维过程。例如,护士在发明某项专利提升护理质量前,先在头脑中构思出新专利的图像,就是形象思维。

3. 抽象思维　也称推理思维,是运用抽象概念进行判断、推理,得出命题和规律。例如,护士对护理评估得到的信息进行分析、比较、推理,判断患者护理问题的过程。

此外,思维根据方向的不同,分为聚合思维和发散思维;根据创新程度的不同,分为常规思维和创造思维。

(三)思维的中介——语言与言语

思维离不开语言。正常成人的思维活动和相互间的思想交流,一般要借助语言才能实现。人们运用语言进行交际的过程称为言语。

五、想象和表象

(一)想象和表象的定义

想象是人脑对已有的表象进行加工改造,形成新形象的过程。表象是过去感知过的事物形象在头脑中的再现。

（二）想象的种类

1. 无意想象　是没有预定目的、不自觉的想象，多是由于外界信息的刺激使人情不自禁地想象某种事物的过程。梦和幻觉是两种特殊的无意想象。

2. 有意想象　是在一定目的、意图和任务的影响下，有意识地进行的想象。有意想象可以分为再造想象、创造想象和幻想。

（1）再造想象。是根据语言的描述或图形的描绘，在头脑中形成新形象的过程。如通过阅读《红楼梦》《西游记》等名著，人们在头脑中可以对林黛玉、孙悟空等形象进行想象。大部分人的想象属于再造想象。再造想象是人类接受新知识的重要途径。

（2）创造想象。是不依据现存的描述，在头脑中独立创造出新形象的过程。如科学家发明的新仪器、文学家创作的文学作品、服装设计师设计的新款服装等，都是创造想象的产物。

（3）幻想。是与个人愿望相联系、指向未来的想象。

六、意识与注意

（一）意识

意识是在觉醒状态下的觉知，觉知就是觉察。意识既包括对外界事物的觉知，也包括对自身内部状态的觉知；既涉及觉知时刻的各种直接经验，如知觉、思维、情感和欲望，也包括对这些内容和自身行为的评价。意识具有重要的心理机能，它对人的身心系统起着统合、管理和调节的作用。例如，人们可以有选择地注意，以适应感觉通道的容量；可以利用过去的经验，对现在输入的信息做出最佳的判断和解释，从而指导行为。

（二）注意

1. 注意的概念　注意是心理活动或意识活动对一定对象的指向和集中。注意能使所选择的对象处于心理活动或意识活动的中心，并加以维持，从而能够对其进行有效的加工。注意不是被动的，而是积极的、主动的，是人进行心理活动的一个必备条件。

2. 注意的种类

（1）无意注意。是没有预定目的，不需要付出意志努力就能维持的注意，又称不随意注意。你正在听讲，教室的门突然被人打开，"哐当"一声门响，你不由得看了一眼，这就是无意注意。

(2) 有意注意。是有预定目的,需要付出一定意志努力才能维持的注意,又称随意注意。

3. 注意的特征

(1) 注意广度。是指在同一时间内,意识所能清楚把握的对象的数量,又称注意范围。注意范围受制于刺激的特点和任务的难度等多种因素。简单的任务下,注意广度是 7±2,即 5~9 个项目。

(2) 注意稳定性。是指对选择的对象能稳定地保持多长时间的特性。注意持续的时间越长,注意越稳定。和注意稳定性相反的注意品质是注意分散,即平常所说的分心。

(3) 注意转移。是指由于任务的变化,注意由一种对象转移到另一种对象的现象。注意转移的速度和质量,取决于前后两种活动的性质和个体对这两种活动的态度。前后从事的两种活动性质上越相近,注意越容易转移;对前一种活动越投入,注意的转移越难。注意转移也受人格特点的影响,它反映了一个人神经过程灵活性的高低。

(4) 注意分配。是指在同一时间内,把注意指向于不同的对象,同时从事几种不同活动的现象。例如,护士在实施护理操作的同时与患者沟通交流。

任务二 认识情绪、情感

情绪、情感是人对客观事物是否满足自身需要而产生的主观态度体验。情绪是情感的表现形式,情感是情绪的本质内容。情绪、情感包括以下几类。

一、心境、激情、应激

按情绪发生的速度、强度和持续时间的长短,可以把情绪划分为心境、激情和应激。

心境是一种微弱、持久而又具有弥漫性的情绪体验状态,通常称为心情。

激情是一种强烈的、暴发式的、持续时间较短的情绪状态,这种情绪状态具有明显的生理反应和外部行为表现。在激情状态下,人的认识范围变得狭窄,分析能力和自我控制能力降低,甚至会产生鲁莽的行为。

应激是在出现意外事件或遇到危险情境时出现的高度紧张的情绪状态,例如,突然被告知患有严重疾病,被告知人可能会表现出强烈的激动情绪。强烈和持久的应激反应会降低人的工作效能,对健康产生不良影响。

二、道德感、美感

人的情感包括道德感、美感等。

道德感是按照一定的道德标准评价人的思想、观念和行为时所产生的主观体验，包括热爱祖国、热爱人民、热爱社会的情感。

美感是按照一定的审美标准评价自然界、社会生活和文学艺术作品时所产生的情感体验。美感体验的强度受人的审美能力和知识与经验的制约，对美感的培养和进行美的教育是社会主义精神文明建设的重要组成部分。

任务三　认识意志

意志过程是人在活动中自觉地确立目的、计划，为达到目标而克服困难，实现预定目标的心理过程。人的意志力的强弱是不同的。构成人的意志的某些比较稳定的方面，是人的意志品质，主要包括以下四方面内容。

1. 自觉性　意志的自觉性是指对行动的目的和意义有深刻的认识，能自觉主动地调节和支配自己的行动。自觉性是意志的首要品质，贯穿于意志行动的始终。与自觉性相反的意志品质是盲目性与独断性。

2. 果断性　意志的果断性是指根据变化的情况，迅速而合理地采取决定和执行决定的意志品质。与果断性相反的意志品质是优柔寡断和草率决定。

3. 自制性　意志自制性是指善于控制和管理自己行动方面的意志品质。自制性强的人，在意志行动中不受无关诱因的干扰，能控制自己的情绪，坚持完成意志行动。与自制性相反的意志品质是任性和怯懦。

4. 坚韧性　意志的坚韧性是指在意志行动中，能百折不挠地克服困难和障碍，完成既定目的的意志品质。"锲而不舍，金石可镂"说的就是意志坚韧性的作用。

任务四　认识人格

人格（personality）也称个性，原指演员所戴的面具，后来引申为人物、角色及其内心的特征或心理面貌。面对同一事件，有的人从容淡定，有的人焦虑不安……这些差异正是人格的具体体现。

一、人格的基本特征

人格的基本特征包括整体性、稳定性、独特性和社会性。

1. 人格的整体性　当一个人的人格结构的各方面和谐一致时,人们就会呈现出健康的人格特征,否则就会出现各种心理冲突,导致人格分裂。

2. 人格的稳定性　稳定性是指一个人的人格一旦形成,无论时间、地点和环境如何变化,都会表现出同样或相似的特征。

3. 人格的独特性　人格是在遗传、环境和教育等先天及后天因素相互作用下形成的,不同的遗传、成长及教育环境,塑造了各自独特的心理特征。

4. 人格的社会性　人既是生物实体又是社会实体,人格是个人各种稳定特征的综合体,显示出个人的思想、情绪和行为的独特模式。这种独特模式是个体社会化的产物,同时又影响着个体与环境的交互作用。

二、人格的结构

1. 人格倾向性　指人对社会环境的态度和行为的积极特征,包括需要、动机、兴趣、理想、信念、世界观等。其中,需要是源泉,动机、兴趣和信念等都是需要的表现形式。世界观属于最高指导地位,它指引和制约着人的思想倾向和整个心理面貌。

2. 人格心理特征　指人的多种心理特点的一种独特结合,其中包括:完成某种活动的潜在可能性的特征,即能力;心理活动的动力特征,即气质;对现实环境和完成活动的态度上的特征,即性格。

3. 自我意识　指个体对自己的各种身心状态的认识、体验和愿望,如自尊心、自信心等。自我意识是人格系统的自动调节结构,而心理过程是人格产生的基础。

三、人格的发展阶段

关于人格的发展阶段,不同的心理学派有不同的认识,其中最有影响力的是埃里克森的理论。埃里克森把人格的形成和发展划分为八个相互联系的阶段,每一阶段都有其代表性特征。

1. 婴儿期(出生到1岁)　学习信任的阶段　婴儿所面临的危机是要获得信任。如果婴儿得到适当的照顾、关心、爱抚,则会对照顾他(她)的父母或代理人产生信任,感到所处的环境是安全的,周围的人是可以信任的。

2. 幼儿期(1~3岁)　成为自主者阶段　此阶段开始有了独立的要求,开始去探索周围的世界,若父母允许他们独立地去做一些力所能及的事情,予以鼓励,则幼儿就能逐渐体会到自己的能力,养成自主的个性。

3. 学龄前期(3~6岁)　发展主动性阶段　此阶段开始对发展其想象力与自由地参加活动感兴趣。如果成人对儿童的好奇心及探索行为给予鼓励,让他们有更多机会自由地参加各种活动,耐心地解答他们的问题,则儿童的主动性就会得到进一步的发展,表现出很大的积极性和进取心。

4. 儿童期(6~12岁)　获得勤奋感而避免自卑感的阶段　这一阶段的儿童开始接受正规教育,他们开始追求各种活动成就及由此得到认可与赞扬,并为此而勤奋学习。如果儿童在学习过程中不断体验到成功,就会逐渐形成勤奋的品质。

5. 青少年期(12~18岁)　建立个人同一性阶段　同一性是指青少年对自己的本质、信仰和一生中的重要方面前后一致及较完善的意识,即个人的内部状态与外部环境的整合和协调一致。此时,青少年的意识分化为理想的自我和现实的自我,要建立起自我同一性就必须使理想自我和现实自我达到统一。为此,他们要么努力改变现实的自我,要么改变理想的自我,才能使之保持一致。

6. 青年期(18~35岁)　承担社会义务、建立家庭生活获得亲密感及避免孤独感阶段　亲密感是人与人之间的亲密关系,包括友谊和爱情。

7. 中年期(35~60岁)　获得创造感阶段　这一年龄阶段的职责,除关怀家庭成员、营造幸福的家庭之外,还包括在工作上勇于创造,追求事业的成功。

8. 老年期(60岁以后)　获得完美感、避免失望感的阶段　如果前面的七个阶段积极成分多于消极成分,就会在老年期汇集成完美感,回顾一生觉得过得很有价值,生活得很有意义。

四、人格形成和发展的因素

1. 遗传和身体因素　在日常生活中,人们会发现,子女与父母之间往往不只是容貌、体形相似,而且性格、智力、兴趣也有某些相似之处,这主要受遗传的影响。遗传不仅体现在身体外形方面的某种相似之处,而且体现在某些人格特征的相似性,这是由于子女会经常观察和模仿父母的行为。身体因素主要指一个人的身体外部条件和机体的功能对人的个性的影响。身体外部条件比较好的人容易产生愉快、满足之感,形成积极向上的个性;反之,身体外部条件不好的人可能产生自卑感,形成消极的个性。同样,机体的某一个或多个功能有障碍,如心血管系统有病变,也可能引起个性的变化,如思想压抑、行动迟缓等。当遗传或身体方面的因素对一个人产生消极影响时,应进行积极的引导,使之向积极、健康的方向发展。

2. 环境因素　包括家庭、学校、社会和自然环境等因素。

家庭因素对个性的影响是指家庭的经济与政治地位、父母的文化素养和言行、家庭成员之间的关系等因素对一个人个性的形成和发展的影响。"父母是孩子的第一任老师",就形象地说明了家庭因素对人的影响。

学校教育对人的世界观、人生观、道德理想、奋斗目标的确立具有重要的意义。学校对人的影响是系统、有目的、有计划地进行的,这些影响主要来自课堂教学、课外活动、班集体的风貌、师生关系与同学关系等。

社会文化对人格有重要影响。社会文化塑造了社会成员的人格特征,使其成员的人格结构朝着相似的方向发展,这种相似性具有维系社会稳定的功能,又使得每个人能稳固地"嵌入"整个文化形态中。社会文化对人格具有塑造功能,还表现在不同文化的民族有其固有的民族性格,例如中华民族是一个勤劳勇敢的民族,"勤劳勇敢"的品质便是中华民族共有的人格特征。

生态环境、气候条件、空间拥挤程度等自然环境因素也会影响人格的形成与发展,如天气炎热会使人烦躁不安等。

除上述因素以外,年龄也会对一个人的人格产生影响,不同年龄段,个性会有变化,这与思想的发展、知识面的扩大、经验的丰富有关。

总之,一个人的人格是在各种内外因素的影响下形成和发展变化的。在护理工作中,要根据不同患者的性格特点采取个性化护理措施,提高护理质量。

思考题

1. 根据艾宾浩斯的遗忘曲线规律,谈谈如何提升自己的学习效率。
2. 根据所学知识,谈谈如何塑造良好的性格。

文字编写:应宇辰
数字资源:戴佳宁

在线测试:
项目二

护考直击:
项目二

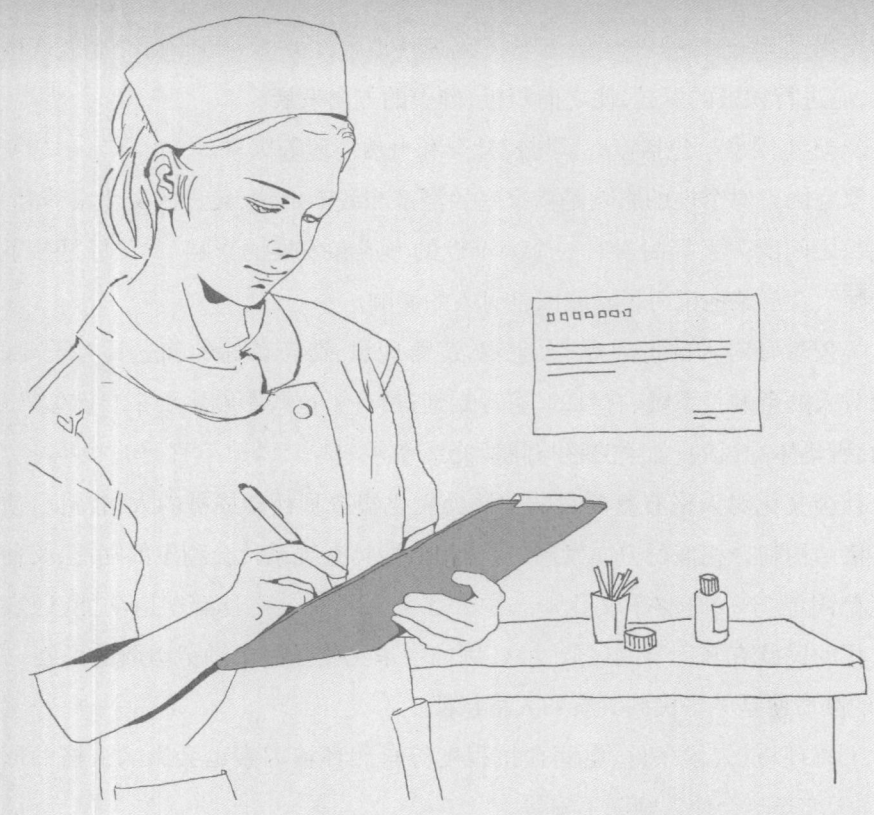

项目三 人的异常精神活动

学习目标

1. 知识目标：了解精神障碍的病因；熟悉常见的精神症状；掌握幻觉妄想的相关知识。
2. 能力目标：能识别幻觉妄想等常见精神症状。
3. 素质目标：具有维护自己和他人精神卫生的意识；对精神障碍患者有同理心。

精神障碍又称精神疾病,是指在各种生物学、心理学及社会环境影响下,大脑功能活动发生紊乱,导致认知、情感、意识和行为等精神活动不同程度障碍的疾病。

任务一　认识常见精神症状

异常的精神活动通过人的外显行为如言谈、书写、表情、动作行为等表现出来,称精神症状。研究精神症状及其产生机制的学科称为精神障碍症状学,又称精神病理学(psychopathology)。许多精神障碍至今原因未明,尚缺乏有效的诊断性生物学指标。目前临床诊断主要是通过病史和精神检查发现精神症状,进行综合分析和判断而得出。因此,精神障碍症状学是精神医学的重要基础,掌握精神症状在临床工作中具有非常重要的意义。

由于人的个体差异很大,精神活动的内容又非常丰富和复杂,故有些异常的精神活动较难识别。为了判定某一种精神活动属于病态还是正常范围,需要从三个方面进行对比分析:① 纵向比较,即与其过去一贯表现相比较,精神状态的改变是否明显。② 横向比较,即与大多数正常人的精神状态相比较,差别是否明显,持续时间是否超出了一般限度。③ 应注意结合当事人的心理背景和当时的处境进行具体分析和判断。

每一精神症状均有其明确的定义,并具有以下特点:① 症状的出现不受患者意识的控制。② 症状一旦出现,难以通过转移令其消失。③ 症状的内容与周围客观环境不相称。④ 症状会给患者带来不同程度的痛苦和社会功能损害。

在观察精神症状时,第一,应确定是否存在精神症状及存在哪些症状;第二,了解其出现频度、持续时间和严重程度;第三,应善于分析各症状之间的关系,确定哪些症状是原发的,哪些是继发的;第四,注意对出现的各种症状进行鉴别,减少误诊的机会;第五,在检查、发现和分析症状时,须考虑各种症状发生的可能诱因或影响因素,包括生物学、社会和心理因素,以便对具体情况做具体分析,以利于治疗和消除症状。

人的正常精神活动按心理学分为认知、情感和意志行为。为了便于对精神症状进行描述,以下按心理学的各个心理过程分别叙述。

视频:正常心理与异常心理的鉴别

一、感知觉障碍

(一)感觉和感觉障碍

感觉(sensation)是客观刺激作用于感觉器官所产生的对事物个别属性的反映,

如形状、颜色、大小、重量和气味等，是人类最初的心理过程。感觉障碍（abnormal sensation）多见于神经系统器质性疾病和癔症。

1. 感觉过敏（hyperesthesia） 感觉过敏是对外界一般强度的刺激感受性增高，如感到阳光特别刺眼，声音特别刺耳，轻微触摸皮肤感到疼痛难忍等。感觉过敏多见于神经症、围绝经期综合征等。

2. 感觉减退（hypoesthesia） 感觉减退是对外界一般刺激的感受性减低，感觉阈值增高，患者对强烈的刺激感觉轻微或完全不能感知（后者称为感觉缺失）。感觉减退多见于抑郁状态、木僵状态和意识障碍等。感觉缺失多见于分离障碍，称转换性症状，如失明、失聪等。

3. 内感性不适（senestopathia） 内感性不适又称体感异常，是躯体内部产生的各种不舒适和/或难以忍受的异样感觉，如牵拉、挤压、游走、蚁爬感等，性质难以描述，没有明确的局部定位，可继发疑病观念。内感性不适多见于神经症、精神分裂症、抑郁状态和躯体化障碍等。

（二）知觉和知觉障碍

知觉（perception）是一种事物的各种不同属性反映到脑中进行综合，并结合以往的经验在脑中形成的整体印象，是认识的初级阶段。孤立的感觉一般是很少的，人们以知觉的形式把客观事物反映到意识中来。

知觉障碍（disturbance of perception）是精神障碍患者最常见的症状，而且是许多精神障碍的主要症状。临床上常见的知觉障碍有错觉、幻觉和感知综合障碍。

1. 错觉（illusion） 错觉指对客观事物歪曲的知觉。正常人在光线暗淡、恐惧、紧张和期待等心理状态下可产生错觉，经验证后可以纠正认识。临床上多见错听和错视。如将地上的一条绳索看成一条蛇。病理性错觉常在意识障碍时出现，带有恐怖色彩，多见于器质性精神障碍的谵妄状态。如谵妄的患者把输液瓶标签上的一条黑线看成是蜈蚣在爬动。

2. 幻觉（hallucination） 幻觉指没有现实刺激作用于感觉器官时出现的知觉体验，是一种虚幻的知觉。幻觉可以在意识完全清晰时发生，也可以在有不同程度意识障碍时发生。在意识完全清晰时发生的幻觉是精神病性症状，常与妄想合并存在。幻觉的分类如下。

（1）按所涉及的感官分类，幻觉可分为幻听、幻视、幻嗅、幻味、幻触、内脏性幻觉。

幻听（auditory hallucination）：最常见。患者可听到单调的或复杂的声音。非言语性幻听属原始性幻听，如机器轰鸣声、流水声、鸟叫声，多见于脑局灶性病变。最多见的幻听是言语性幻听，常具有诊断意义。其中评论性幻听、议论性幻听和命令性幻听为诊断精神分裂症的重要症状。幻听见于多种精神障碍，出现时常影响患者思维、情感和行为，如表现出侧耳倾听状，甚至与幻听对话，破口大骂，也可能出现自杀及冲动毁物的行为。

幻视(visual hallucination)：为常见的幻觉形式。幻视的对象从单调的光、色、各种形象到人物、景象、场面等，内容也十分多样。在意识障碍时，幻视多为生动鲜明的形象，并常具有恐怖性质，多见于躯体疾病伴发精神障碍的谵妄状态。意识清晰时出现的幻视多见于精神分裂症。例如，一位精神病患者说："我家房顶上有一座闪光的十字架及一具可怕的骷髅头，十字架发出的光在我家中扫来扫去，他们在找死亡女神和希望女神……"

幻嗅(olfactory hallucination)：患者闻到一些难闻的气味，如腐败的尸体气味、化学物品烧焦味、浓烈刺鼻的药物气味及体内发生的异常气味等，往往令患者产生不愉快的情绪体验，常与其他幻觉和妄想结合在一起。如患者坚信他所闻到的气味是坏人故意释放的，从而加强了被害妄想，可表现为捏鼻动作或拒食，多见于精神分裂症。单一出现的幻嗅，需考虑颞叶癫痫或颞叶器质性损害。

幻味(gustatory hallucination)：患者尝到食物内有某种特殊的味道，因而拒食，常继发被害妄想，主要见于精神分裂症。

幻触(tactile hallucination)：也称皮肤与黏膜幻觉。患者感到皮肤或黏膜上有某种异常的感觉，如虫爬感、针刺感等，也可有性接触感，可见于精神分裂症或器质性精神障碍。

内脏性幻觉(visceral hallucination)：患者对躯体内部某一部位或某一脏器的一种异常知觉体验，如感到肠扭转、肺扇动、肝破裂、心脏穿孔、腹腔内有虫爬行等，常与疑病妄想、虚无妄想或被害妄想伴随出现，多见于精神分裂症及抑郁症。

(2) 按体验的来源分类，幻觉可分为真性幻觉和假性幻觉。

真性幻觉(genuine hallucination)：患者体验到的幻觉形象鲜明，如同外界客观事物形象一样，存在于外部客观空间，是通过感觉器官而获得的。患者常叙述这是他亲眼看到的、亲耳听到的，因而常常坚信不疑，并对幻觉做出相应的情感与行为反应。

假性幻觉(pseudo hallucination)：幻觉形象不够鲜明生动，产生于患者的主观空间如脑内、躯体内。幻觉不是通过感觉器官获得，如听到肚子里有说话的声音，可以不用自己的眼睛就能看到头脑里有一个人像。虽然幻觉的形象与一般知觉不同，但是患者往往非常肯定地认为他的确是听到了或看到了，并对此坚信不疑。

(3) 特殊形式的幻觉有思维鸣响和功能性幻觉。

思维鸣响，又称思维化声(audible thoughts)：患者思考时体验到自己的思想同时变成了言语声，自己和他人均能听到，多见于精神分裂症。

功能性幻觉(functional hallucination):是一种伴随现实刺激而出现的幻觉,指当某种感觉器官处于功能活动状态的同时出现涉及该器官的幻觉,即正常知觉与幻觉并存,常见功能性幻听。例如,患者在听到脚步声的同时听到议论自己的声音。前者是真实存在的声音,后者是幻觉,两者同时为患者感知,互不融合。功能性幻听多见于精神分裂症或心因性精神疾病等。

3. 感知综合障碍(psychosensory disturbance)　感知综合障碍指患者对客观事物能感知,但对某些个别属性如大小、形状、颜色、距离、空间位置等产生错误的感知。按照知觉反映的事物特性,可将感知综合障碍分为以下形式。

(1)视物变形症(metamorphopsia):患者感到周围的人或物体的大小、形状、体积等发生了变化。感到物体的形象比实际增大称作视物显大症,如看到自己的父亲变成了巨人,头顶着房顶;感到物体的形象比实际缩小称为视物显小症,如一成年男性患者感到自己睡的床只有儿童床那么大,认为床容纳不下自己的身体而坐着睡觉。

(2)空间感知综合障碍:患者感到周围事物的距离发生改变,如候车时汽车已驶进站台,而患者仍感觉汽车离自己很远。

(3)时间感知综合障碍:患者对时间的快慢出现不正确的知觉体验,如感到时间在飞逝,似乎身处于"时空隧道"之中,外界事物的变化异乎寻常地快;或者感到时间凝固了,岁月不再流逝,外界事物停滞不前。

(4)非真实感:患者感到周围事物和环境发生了变化,变得不真实,视物如隔一层帷幔,像是一个舞台布景,周围的房屋、树木等像是纸板糊成的,毫无生气;周围人似没有生命的木偶等。患者对此具有自知力。非真实感多见于抑郁症、神经症和精神分裂症。

不同精神障碍患者在知觉障碍的基础上可产生各种妄想、情感反应和行为,尤其当知觉障碍鲜明、生动、逼真时,患者会信以为真,对患者的影响就更加明显。例如,幻嗅和幻味的患者嗅到、尝到食物中有异味时,就会认为有人故意在食物中投毒对他进行谋害,从而产生被害妄想,表现愤怒进而拒食;幻听的患者听到赞扬声表现喜悦,听到咒骂声表示愤怒,同时在行为方面可以表现为凝视、倾听或堵住双耳、对骂、伤人、自伤、控诉等自卫行为。对患者行为影响最严重的是命令性幻听,患者常会无条件地执行幻听的命令,做出危害他人或自身的行为,如攻击他人、自杀、自伤等。

二、思维障碍

思维(thinking)是人脑对客观事物间接、概括的反映,是人类认识活动的最高形式。由感知所获得的材料经过大脑的分析、比较、综合、抽象和概括而形成概念

(conception),在概念的基础上进行判断和推理,这整个过程称为思维。思维通过言语或文字来表达。正常人的思维有以下几个特征:① 目的性,思维指向一定的目的,解决某一问题。② 连贯性,思维过程中的概念是前后衔接、相互联系的。③ 逻辑性,思维过程符合思维逻辑规律,有一定的道理。④ 实践性,正确的思维是能通过客观实践检验的。思维障碍的临床表现多种多样,主要包括思维形式障碍和思维内容障碍。

(一) 思维形式障碍

思维形式障碍(disorders of the thinking form)包括思维联想活动量和速度方面的障碍、思维联想连贯性方面的障碍、思维逻辑性方面的障碍和思维活动形式方面的障碍。常见的症状如下。

1. 思维联想活动量和速度方面的障碍

(1) 思维奔逸(flight of thought):又称观念飘忽,指联想速度加快、数量增多、内容丰富生动。患者表现为健谈,说话滔滔不绝、出口成章,感觉脑子变快、特别灵活,思维敏捷,概念一个接一个地不断涌现出来。说话增多,语速加快,说话的主题极易随环境而改变(随境转移),也可有音韵联想(音联)或字意联想(意联)。思维奔逸多见于躁狂发作。

(2) 思维迟缓(inhibition of thought):又称联想抑制,联想速度减慢、数量减少和困难。患者表现为言语缓慢,语量减少,语声甚低,反应迟缓。患者自觉脑子变笨,反应慢,思考问题困难。患者感到"脑子不灵了""脑子迟钝了"。思维迟缓多见于抑郁发作。

(3) 思维贫乏(poverty of thought):指联想数量减少,概念与词汇贫乏。患者体验到脑子空洞无物,没有什么东西可想。表现为沉默少语,谈话言语空洞单调或词穷句短,回答简单,严重的患者也可以什么问题都回答不知道。思维贫乏多见于精神分裂症、脑器质性精神障碍及精神发育迟滞。

(4) 病理性赘述(circumstantiality):思维活动停滞不前、迂回曲折,联想枝节过多,做不必要过分详尽的累赘描述,无法扼要,一定要按其原来的方式讲完。这种思维障碍在一定程度上反映了分析综合和概括推理能力的下降,以致分不清主次、抓不住事物的中心环节等,属于器质性精神障碍的特点。病理性赘述多见于各种脑损害所致的精神障碍,如癫痫、脑器质性及老年性精神障碍。

2. 思维联想连贯性方面的障碍

(1) 思维松弛或思维散漫(looseness of thought):指思维的目的性、连贯性和逻辑性障碍。患者思维活动表现为联想松弛,内容散漫,缺乏主题,一个问题与另外一个问题之间缺乏联系。说话东拉西扯,以致别人弄不懂他要阐述的是什么主题思想。对问话的回答不切题,以致检查者感到交谈困难。

(2) 思维破裂(splitting of thought):指概念之间联想的断裂,建立联想的各种概念内容之间缺乏内在联系。表现为患者的言语或书写内容有结构完整的句子,但各句含意互不相关,变成语句堆积,整段内容令人不能理解。严重时,言语支离破碎,个别词句之间也缺乏联系,成了语词杂拌(word salad)。思维破裂多见于精神分裂症。如在意识障碍的背景下出现语词杂拌,称之为思维不连贯(incoherence of thought)。

典型病例

思 维 破 裂

以下为一位住院的精神分裂症患者写给其单位领导的信。

李处长:当你接到我的信的时候,就可能将是你最倒霉的时候——大家对你的信任,请您不要灰心,人民永远支持您,我并未去世——四川日报。他是一个刽子手。他向您求婚,想盗窃国家机密,请您放心,是用钢笔写的,这种没有心肝的人我经常看到。我明白您的思想——喋血双雄——五万五千五百五角五分——张三淹——李四。执笔人:英国——美国。

(3) 思维不连贯(incoherence of thought):又称思维阻滞,指患者无意识障碍,又无外界干扰等原因,思维过程突然出现中断。表现为患者说话时突然停顿,片刻之后又重新说话,但所说内容不是原来的话题。若患者有当时的思维被某种外力抽走的感觉,则称作思维被夺(thought deprivation)。这两种症状均为诊断精神分裂症的重要症状。

(4) 思维插入(thought insertion)和强制性思维(forced thinking):思维插入指患者感到有某种思想不属于自己,不受自己的意志所支配,是别人强行塞入其脑中的。若患者体验到强制性地涌现大量无现实意义的联想,则称为强制性思维。这两种症状往往突然出现,迅速消失,对诊断精神分裂症有重要意义。

3. 思维逻辑性方面的障碍

(1) 病理性象征性思维(symbolic thinking):属于概念转换,以无关的具体概念代替某一抽象概念,如不经患者解释,旁人无法理解。例如,某患者经常反穿衣服,以表示自己"表里合一、心地坦白",常见于精神分裂症。正常人可以有象征性思维,以传统和习惯为基础,彼此能够理解,如以鸽子象征和平,但不会把象征当作现实的东西。

(2) 语词新作(neologism):指概念的融合、浓缩及无关概念的拼凑。患者自创一些新的符号、图形、文字或语言并赋予特殊的概念。如"犭市"代表狼心狗肺;"%"代表离婚。语词新作多见于精神分裂症青春型。

(3) 逻辑倒错性思维(paralogism thinking)：主要特点为推理缺乏逻辑性，既无前提也无根据，或因果倒置，推理离奇古怪，不可理解，可见于精神分裂症。

典型病例

逻辑倒错性思维

患者，男，22岁，精神分裂症。患者解释不吃肉的理由时说：自己想到进化时，觉得人是由动物进化来的，所以不应该吃肉；又想到动物是由植物进化来的，因此觉得吃蔬菜也不应该；以后又想，植物是从土里长出来的，所以觉得不应该站在地上；有时候觉得自己走了一万里路就比别人多进化了一些。

4. 思维活动形式方面的障碍

(1) 持续言语(perseveration)：指患者单调重复某一概念，对不同的问题总是以同样的内容来回答。如医生问："你多大了？"患者答："25岁。"以后医生又提出许多其他方面的问题，患者均是以"25岁"回答。持续言语多见于癫痫性精神障碍、脑器质性精神障碍。

(2) 重复言语(palilalia)：指患者常重复他所说的一句话的最末几个字或词，此时患者意识到这样是不必要的，但自己却不能克服，也不因当时环境影响而产生变化。如患者说："这是一个什么地方，地方，地方……"多见于脑器质性精神障碍及癫痫伴发的精神障碍。

(3) 刻板言语(stereotypy of speech)：指患者机械、刻板地重复某一无意义的词或句子。如患者重复讲"下雨了！……"

(4) 模仿言语(echolalia)：指患者模仿周围人的话，周围人说什么，患者就重复说什么。如医生问："你叫什么名字？"患者也同样说："你叫什么名字？"医生又问："你今年多大？"患者也跟着说："你今年多大？"上述刻板言语与模仿言语常同时存在，常见于精神分裂症紧张型。

(二) 思维内容障碍

1. 妄想(delusion) 妄想是一种病理性的歪曲信念，是病态推理和判断，有以下特征：① 信念的内容与事实不符，没有客观现实基础，但患者坚信不移。② 妄想内容均涉及患者本人，总是与个人利害有关。③ 妄想具有个人独特性。④ 妄想内容因文化背景和个人经历而有所差异，但常有浓厚的时代色彩。妄想是思维内容障碍中最常见、最重要的症状。

妄想按其起源与其他心理活动的关系可分为原发性妄想(primary delusion)和继发性妄想(secondary delusion)。原发性妄想是突然发生，内容不可理解，与既往经历、当前处境无关，也不是来源于其他异常心理活动的病态信念。原发性妄想是精神分裂症的特征性症状，对诊断精神分裂症具有重要价值。继发性妄想是发生在其他病理心理基础上的妄想，或在某些妄想基础上产生另一种妄想等，见于多种精神疾病。

视频：精神疾病之妄想

典型病例

妄　想

某患者访问他的一位朋友，走进院子时，一只狗用后肢站起来向他打招呼，患者立刻确信，这家人要害他。

分析：此症状为原发性被害妄想。患者看见狗向他打招呼，这是一个真实的知觉，既非错觉，也非幻觉，对知觉本身并无歪曲。患者承认，他确信人家要害他跟狗的站立"表面上"毫无关系。但他相信，被害的想法确实是受了狗站立打招呼这件事的启示。

按照妄想的结构可将其分为系统性妄想和非系统性妄想。系统性妄想是指妄想内容前后相互联系、结构严密、逻辑性较强的妄想，反之则称为非系统性妄想。临床上通常按妄想的主要内容归类，常见的有以下十种。

(1) 被害妄想(delusion of persecution)：是最常见的一种妄想。患者坚信他被跟踪、被监视、被诽谤、被隔离等。如某精神分裂症患者认为他吃的饭菜中有毒，家中的饮用水中也有毒，使他腹泻，邻居故意要害他。患者受妄想的支配可拒食、控告、逃跑或采取自卫、自伤、伤人等行为。被害妄想主要见于精神分裂症。

(2) 关系妄想(delusion of reference)：患者将环境中与他无关的事物都认为是与他有关的。如认为周围人的谈话是在议论他，别人吐痰是在蔑视他，人们的一举一动都与他有一定关系。关系妄想常与被害妄想伴随出现，主要见于精神分裂症。

(3) 物理影响妄想(delusion of physical influence)：又称被控制感，患者觉得他自己的思想、情感和意志行为都受到外界某种力量的控制，如受到电波、超声波或特殊的先进仪器控制而不能自主。如患者觉得自己的大脑已被电脑控制，自己已是机器人。此症状是精神分裂症的特征性症状。

(4) 夸大妄想(grandiose delusion)：患者认为自己有非凡的才智、至高无上的权力和地位、大量的财富和发明创造，或是名人的后裔。夸大妄想可见于躁狂症、精神分裂症及某些器质性精神疾病。

(5) 罪恶妄想(delusion of guilt)：又称自罪妄想，患者毫无根据地坚信自己犯了严重错误、不可宽恕的罪恶，应受严厉的惩罚，认为自己罪大恶极死有余辜，以致坐以待毙或拒食自杀；患者要求劳动改造以赎罪。罪恶妄想主要见于抑郁症，也可见于精神分裂症。

(6) 疑病妄想(hypochondriacal delusion)：患者毫无根据地坚信自己患了某种严重躯体疾病或不治之症，因而到处求医，即使通过一系列详细检查和多次反复的医学验证都不能纠正。如认为脑内长有肿瘤，全身各部分均被癌细胞侵犯，心脏已经停止跳动等。严重时患者认为"自己内脏腐烂了""脑子变空了""血液停滞了"，称为虚无妄想(delusion of negation)。疑病妄想多见于精神分裂症、更年期及老年期精神障碍。

(7) 钟情妄想(delusion of love)：患者坚信自己被异性钟情。因此，患者采取相应的行为去追求对方，即使遭到对方严词拒绝，仍毫不置疑，而认为对方在考验自己对爱情的忠诚，因此反复纠缠不休。钟情妄想主要见于精神分裂症。

(8) 嫉妒妄想(delusion of jealousy)：患者无中生有地坚信自己的配偶对自己不忠实，另有外遇。为此，患者跟踪监视配偶的日常活动或截留拆阅别人写给配偶的信件，检查配偶的衣服等日常生活用品，以寻觅"证据"。嫉妒妄想可见于精神分裂症、更年期精神障碍。

(9) 被洞悉感(experience of being revealed)：又称内心被揭露感，患者认为其内心所想的事，未经语言文字表达就被别人知道了，但是通过什么方式被人知道的则不一定能描述清楚。该症状对诊断精神分裂症具有重要意义。

(10) 释意妄想(interpretation delusion)：又称特殊意义妄想，多在关系妄想基础上产生。患者认为周围人的言行、一般的动作不仅与自己有关，而且赋予特殊意义。例如，当患者走进办公室时，有人正在唱"你就像冬天里的一把火"，患者便认为是在骂他勾引异性。释意妄想多见于精神分裂症。

2. 超价观念(overvalued idea)　超价观念是在意识中占主导地位的错误观念，其发生一般均有事实的根据。此种观念片面而偏激，带有强烈的情感色彩，明显地影响患者的行为及其心理活动。它的形成有一定的性格基础和现实基础，没有逻辑推理错误。超价观念与妄想的区别在于其形成有一定的性格基础与现实基础，内容比较符合客观实际，伴有强烈的情绪体验。超价观念多见于人格障碍和心因性障碍。

3. 强迫观念(obsessive idea)　又称强迫性思维，是指患者脑为反复出现某种观念或想法，患者明知这些想法是不必要的或荒谬的，虽力求摆脱但又无能为力，为此感到十分痛苦。如强迫性回忆、强迫性记数、强迫性思维，常伴有强迫动作，多见于强迫症。它与强制性思维不同，前者明确是自己的思想，反复出现，内容重复；后者体验到思维是异己的。

三、注意障碍

注意(attention)是指个体的精神活动集中地指向于一定对象的过程。注意的指向性表现出人的心理活动具有选择性和保持性。注意的集中性使注意的对象鲜明和清晰。注意过程与感知觉、记忆、思维和意识等活动密切相关。

注意有主动注意和被动注意。主动注意又称随意注意,是由外界刺激引起的定向反射。主动注意是对既定目标的注意,与个人的思想、情感、兴趣和既往体验有关。被动注意也称作不随意注意,它是由外界刺激被动引起的注意,没有自觉的目标,不需任何努力就能实现。通常所说的注意是指主动注意。注意障碍通常有以下表现。

(一)注意增强

注意增强(hyperprosexia)为主动注意的增强。如有妄想观念的患者,对环境保持高度的警惕,过分地注意别人的一举一动,认为是针对自己的;有疑病观念的患者注意增强,指向身体的各种细微变化,过分地注意自己的健康状态。注意增强见于神经症、偏执型精神分裂症、更年期抑郁症等。

(二)注意涣散

注意涣散(aprosexia)为主动注意的不易集中,由注意稳定性降低所致,多见于神经衰弱、精神分裂症和儿童多动综合征。

(三)注意减退

注意减退(hypoprosexia)指主动及被动注意兴奋性减弱。注意的广度缩小,注意的稳定性也显著下降。注意减退多见于神经衰弱、脑器质性精神障碍及伴有意识障碍时。

(四)注意转移

注意转移(transference of attention)主要表现为主动注意不能持久,注意稳定性降低,很容易受外界环境的影响而使注意的对象不断转换,可见于躁狂症。

(五)注意狭窄

注意狭窄(narrowing of attention)指注意范围的显著缩小,当注意集中于某一事物时,不能再注意与之有关的其他事物,见于意识障碍或智能障碍患者。

四、记忆障碍

记忆(memory)为既往事物经验的重现。记忆是在感知觉和思维基础上建立起来的精神活动,包括识记、保持、再认或回忆3个基本过程。识记是事物或经验在人脑中留下痕迹的过程,是反复感知的过程;保持是使这些痕迹免于消失的过程;再认是现实刺激与以往痕迹的联系过程;回忆是痕迹的重新活跃或复现。识记是记忆保存的前提,再认和回忆是某种客体在记忆中保存下来的结果和显现。对既往感知的事物不能回忆称作遗忘。人们感知的事物不可能都能回忆起来,所以正常人也存在遗忘。根据里伯特定律(Ribot),越是新近识记的事物越是遗忘得快,遗忘的发展总是由近事记忆逐渐发展到远事记忆。临床上常见的记忆障碍如下。

(一) 记忆增强

记忆增强(hypermnesia)指病态的记忆增强,对病前不能够且不重要的事都能回忆起来,主要见于躁狂症和精神分裂症患者。

(二) 记忆减退

记忆减退(hypomnesia)是指记忆的3个基本过程普遍减退,临床上较多见。轻者表现为回忆的减弱,如记不住刚见过面的人、刚吃过的饭。严重时远记忆力也减退,如回忆不起个人经历等。记忆减退可见于较严重的痴呆患者,也可见于正常老年人。神经衰弱患者记忆减退较轻,只是记忆困难。

(三) 遗忘

遗忘(amnesia)指部分或全部地不能回忆以往的经验。一段时间的全部经历的丧失称作完全性遗忘,仅仅是对部分经历或事件不能回忆称作部分性遗忘。顺行性遗忘(anterograde amnesia)即紧接着疾病发生以后一段时间的经历不能回忆,遗忘的产生是由于意识障碍而导致识记障碍,不能感知外界事物和经历,如脑震荡、脑挫伤的患者回忆不起受伤后一段时间内的事。逆行性遗忘(retrograde amnesia)指回忆不起疾病发生之前某一阶段的事件,多见于脑外伤、脑卒中发作后,遗忘阶段的长短与外伤的严重程度及意识障碍的持续时间长短有关。界限性遗忘(circumscribed amnesia)指对生活中某一特定阶段的经历完全遗忘,通常与这一阶段发生的不愉快事件有关,见于癔症,又称为癔症性遗忘。

(四) 错构

错构(paramnesia)是记忆的错误,对过去曾经历过的事件,在发生的地点、情节、特别是在时间上出现错误回忆,并坚信不移,多见于老年性、动脉硬化性、脑外伤性阿尔茨海默病和酒精中毒性精神障碍。

(五) 虚构

虚构(confabulation)是指由于遗忘,患者以想象的、未曾亲身经历过的事件来填补自身经历的记忆缺损,多见于各种原因引起的痴呆。由于虚构患者常有严重的记忆障碍,因而虚构的内容自己也不能记住,所以其叙述的内容常常变化,且容易受暗示的影响。当虚构与近事遗忘、定向障碍同时出现时称作科尔萨科夫综合征(Korsakoff syndrome),又称遗忘综合征,多见于慢性酒精中毒性精神障碍、颅脑外伤后所致精神障碍及其他脑器质性精神障碍。

五、智能障碍

智能(intelligence)指一个人既往获得的知识、经验及运用这些知识和经验来解决新问题、形成新概念的能力。一个人智能的高低可以从解决实际问题中反映出来,临床上常常通过一些简单的提问与操作,了解患者的理解能力、分析概括能力、判断力、一般常识的保持、计算力、记忆力等,从而对智能是否有损害进行定性判断。另外,通过智能测验方法得出智商(IQ),可对智能进行定量评价。智能障碍可分为精神发育迟滞及痴呆两大类型。

(一) 精神发育迟滞

精神发育迟滞(mental retardation)是指先天、围生期或生长发育成熟以前(18岁以前),由于各种致病因素,如遗传、感染、中毒、头部外伤、内分泌异常或缺氧等因素,使大脑发育不良或受阻,智能发育停留在一定的阶段。随着年龄增长其智能明显低于正常的同龄人。

(二) 痴呆

痴呆(dementia)是一种综合征,是后天获得的智能、记忆和人格的全面受损,但没有意识障碍。其发生具有脑器质性病变基础。临床主要表现为创造性思维受损,抽象、理解、判断、推理能力下降,记忆力、计算力下降,后天获得的知识丧失,工作和学习能力下降或丧失,甚至生活不能自理,并伴有行为精神症状,如情感淡漠、行为幼稚及本能意向亢进等。根据大脑病理变化的性质和所涉及范围大小的不同,可分为全面性痴呆及部分性痴呆。

1. 全面性痴呆　大脑的病变主要表现为弥散性器质性损害,智能活动的各个方面均受到损害,从而影响患者全部精神活动,常出现人格的改变、定向力障碍及自知力缺乏。可见于阿尔茨海默病和麻痹性痴呆等。

2. 部分性痴呆　大脑的病变只侵犯脑的局部,如侵犯大脑血管的周围组织,患者只产生记忆力减退、理解力削弱、分析综合困难等,但其人格仍保持良好,定向力完整,有一定的自知力,可见于脑外伤后以及血管性痴呆的早期。但当痴呆严重时,临床上很难区分是全面性或部分性痴呆。临床上,在强烈的精神创伤后可产生一种类似痴呆的表现,而大脑组织结构无任何器质性损害,称之为假性痴呆。假性痴呆预后较好,可见于癔症及反应性精神障碍。

（1）刚塞综合征(Ganser syndrome)：又称心因性假性痴呆,即对简单问题给予近似但错误的回答,给人以故意做作或开玩笑的感觉。如一位20岁的患者,当问到她一只手有几个手指时,答"4个";对简单的计算如"2+3=？",给予近似回答"4"。患者能理解问题的意义,但回答内容不正确。行为方面也可错误,如将钥匙倒过来开门,但对某些复杂问题反而能正确解决,如能下象棋、打牌,一般生活问题都能解决。

（2）童样痴呆(puerilism)：以行为幼稚、模拟幼儿的言行为特征,即成人患者表现出孩童般的稚气,如学着幼童讲话的声调,自称自己才3岁,逢人就称阿姨、叔叔。

（3）抑郁性假性痴呆(depressive pseudodementia)：指严重的抑郁症患者在精神运动性抑制的情况下,出现认知能力的降低,表现为痴呆早期的症状,如计算力、记忆力、理解判断能力下降,缺乏主动性。抑郁消失后智能可完全恢复。

六、定向力障碍

定向力(orientation)指一个人对时间、地点、人物及自身状态的认识能力。对时间、地点和人物的认识能力称为对周围环境的定向力,对自身状态的认识能力称为自我定向力。时间定向包括对当时所处时间如白天或晚上、上午或下午的认识,以及年、季、月、日的认识;地点定向或空间定向是指对所处地点的认识,包括所处楼层、街道名称;人物定向是指辨认周围环境中人物的身份及其与患者的关系;自我定向包括对自己姓名、性别、年龄及职业等状况的认识。对环境或自身状态的认识能力丧失或认识错误称为定向力障碍(disorientation)。定向力障碍多见于意识障碍、器质性精神障碍,也可见于精神分裂症患者。定向力障碍是意识障碍的一个重要标志,但有定向力障碍不一定有意识障碍,如酒精中毒性脑病患者可以出现定向力障碍,而没有意识障碍。双重定向,即对周围环境的时间、地点、人物出现双重体验,其中一种体验是正确的,而另外一种体验与妄想有关,是妄想性的判断或解释。如一患者认为医院既是医院又是监狱,或认为这里表面上是医院而实际上是监狱等。

七、情感障碍

情感(affection)和情绪(emotion)在精神医学中常作为同义词,它是指个体对客观事物的态度和因此而产生的内心体验。心境(mood)是指一种较微弱而持续的情绪状态。情感障碍必定涉及情绪和心境。在精神疾病中,情感障碍通常表现为3种形式,即情感性质的改变、情感波动性的改变及情感协调性的改变。

(一)情感性质的改变

情感性质的改变可表现为躁狂、抑郁、焦虑和恐惧等。正常人在一定的处境下也可表现上述情感反应,因此只有当此种反应持续1周以上,并且不能依据其处境及心境来解释时方可作为精神症状。

1. 情感高涨(elation)　情感高涨指情感活动明显增强,表现为不同程度的病态喜悦,自我感觉良好,有与环境不相符的过分的愉快、欢乐,语音高昂,眉飞色舞,喜笑颜开,表情丰富。可以表现为可理解的、带有感染性的情绪高涨,而且易引起周围人的共鸣,常见于躁狂症;也可以表现为不易理解的、自得其乐的情感高涨状态,称为欣快(euphoria),多见于脑器质性疾病或醉酒状态。

2. 情感低落(depression)　情感低落指患者表情忧愁、唉声叹气、心境苦闷,觉得自己前途灰暗,严重时悲观绝望而出现自杀观念及企图,常伴有思维迟缓、动作减少及某些生理功能的抑制,如食欲缺乏、闭经等。情感低落是抑郁症的主要症状。

3. 焦虑(anxiety)　焦虑指在缺乏相应的客观因素情况下,患者表现为顾虑重重、紧张恐惧,以致搓手顿足似有大祸临头,惶惶不可终日,伴有心悸、出汗、手抖、尿频等自主神经功能紊乱症状。严重的急性焦虑发作,称惊恐发作(panic attack),患者常体验到濒死感、失控感,伴有呼吸困难、心搏加快等自主神经功能紊乱症状,一般发作持续数分钟至十数分钟。焦虑多见于焦虑症、恐怖症及更年期精神障碍。

4. 恐惧(phobia)　恐惧指面临不利的或危险处境时出现的情绪反应,表现为紧张、害怕、提心吊胆,伴有明显的自主神经功能紊乱症状,如心悸、气急、出汗、四肢发抖,甚至尿便失禁等。恐惧常导致逃避。对特定事物的恐惧是恐怖症的主要症状。恐惧亦可见于儿童情绪障碍及其他精神障碍。

(二)情感波动性的改变

1. 情绪不稳(emotional instability) 情感不稳表现为情感反应极易变化,从一个极端波动至另一极端,显得喜怒无常,变幻莫测。与外界环境有关的轻度的情感不稳可以是一种性格的表现;与外界环境无相应关系的情感不稳则是精神疾病的表现,常见于脑器质性精神障碍。

2. 情感淡漠(apathy) 情感淡漠指对外界刺激缺乏相应的情感反应,即使对与自身有密切利害关系的事情也如此。患者对周围发生的事物漠不关心,面部表情呆板,内心体验贫乏。情感淡漠可见于单纯型及慢性精神分裂症。

3. 易激惹性(irritability) 易激惹性表现为极易因小事引起较强烈的情感反应,持续时间一般较短暂,常见于疲劳状态、人格障碍、神经症或偏执型精神障碍患者。

(三)情感协调性的改变

1. 情感倒错(parathymia) 情感倒错指情感表现与其内心体验或处境不相协调。如听到令人高兴的事时,反而表现伤感;在描述他自己遭受迫害时,却表现愉快。情感倒错多见于精神分裂症。

2. 情感幼稚(affective infantility) 情感幼稚指成人的情感反应如同小孩,变得幼稚,缺乏理性控制,反应迅速而强烈,没有节制和遮掩,见于癔症或阿尔茨海默病患者。

八、意志障碍

意志(will)是指人们自觉地确定目标,并用自己的行动克服困难,实现目标的心理过程。意志与认识活动、情感活动及行为紧密相连而又相互影响。认识过程是意志的基础,而人的情感活动则可能成为意志行动的动力或阻力。在意志过程中,受意志支配和控制的行为称作意志行为。常见的意志障碍有以下五种。

(一)意志增强

意志增强(hyperbulia)指意志活动增多。在病态情感或妄想的支配下,患者可以持续坚持某些行为,表现出极大的顽固性,例如,有嫉妒妄想的患者坚信配偶有外遇,长期对配偶进行跟踪、监视、检查;有疑病妄想的患者到处求医;有夸大妄想的患者可以夜以继日地从事无数的发明创造等。

(二)意志减弱

意志减弱(hypobulia)指意志活动减少。患者表现出动机不足,常与情感淡漠或情感低落有关,缺乏积极主动性及进取心,对周围一切事物无兴趣以致意志消沉,不愿活动,严重时日常生活都懒于料理。工作学习感到非常吃力,即使开始做某事也不能坚持到底,甚至不能工作,整日呆坐或卧床不起,患者一般能意识到,但总感到做不了。意志减弱常见于抑郁症及慢性精神分裂症。

(三) 意志缺乏

意志缺乏 (abulia) 指意志活动缺乏,表现为对任何活动都缺乏动机、要求,生活处于被动状态,处处需要别人督促和管理。严重时本能的要求也没有,行为孤僻、退缩,且常伴有情感淡漠和思维贫乏。意志缺乏多见于精神分裂症晚期精神衰退时及痴呆。

(四) 矛盾意向

矛盾意向 (ambitendency) 表现为对同一事物,同时出现两种完全相反的意向和情感。例如,碰到朋友时,一面想去握手,一面却把手马上缩回来。犹豫不决多见于精神分裂症。

(五) 意向倒错

意向倒错 (parabulia) 指患者的意向要求与一般常情相违背或为常人所不允许,以致患者的某些活动或行为使人感到难以理解。例如,患者伤害自己的身体,食用正常人不能食用或厌恶的东西,如肥皂、脏土、大便、草木、虫等(又称异食症)。意向倒错多见于精神分裂症青春型和偏执型。

九、动作与行为障碍

简单的随意和不随意行动称为动作。有动机、有目的进行的复杂随意运动称为行为。动作行为障碍又称为精神运动性障碍。精神疾病患者由于病态思维及情感的障碍,常可导致动作及行为的异常。常见的动作行为障碍如下。

(一) 精神运动性兴奋

精神运动性兴奋 (psychomotor excitement) 指动作和行为增加,可分为协调性精神运动性兴奋和不协调性精神运动性兴奋两类。

1. 协调性精神运动性兴奋　指患者动作和行为的增加与思维、情感活动协调一致,和环境密切配合。患者的行为是有目的的、可理解的,整个精神活动是协调的。

此类型多见于躁狂症。

2. 不协调性精神运动性兴奋　指患者动作和行为的增加与思维、情感活动不相协调。患者动作单调杂乱，无动机及目的性，使人难以理解，所以精神活动是不协调的，与外界环境也是不配合的。如紧张型精神分裂症的兴奋、青春型精神分裂症的愚蠢淘气行为和装怪相、扮鬼脸等。谵妄时也可出现明显的不协调性行为。

（二）精神运动性抑制

精神运动性抑制（psychomotor inhibition）指行为动作和言语活动减少。临床上包括木僵、蜡样屈曲、缄默症和违拗症。

1. 木僵（stupor）　木僵指动作行为和言语活动完全抑制或减少，并经常保持一种固定姿势。严重的木僵称为僵住，患者不言、不动、不食、面部表情固定，大小便潴留，对刺激缺乏反应，如不予治疗，可维持很长时间；见于精神分裂症，称为紧张性木僵（catatonic stupor）。轻度木僵称作亚木僵状态，表现为问之不答，唤之不动，表情呆滞，但在无人时能自主进食，能自主大小便。木僵见于严重抑郁症、反应性精神障碍及脑器质性精神障碍。

2. 蜡样屈曲（waxy flexibility）　蜡样屈曲是在木僵的基础上出现的。患者的肢体任人摆布，即使是不舒服的姿势，也较长时间似蜡塑一样维持不动。如将患者头部抬高似枕着枕头的姿势，患者也不动，可维持很长时间，称之为"空气枕头"，此时患者意识清楚，病好后能回忆。蜡样屈曲见于精神分裂症紧张型。

3. 缄默症（mutism）　患者缄默不语，也不回答问题，有时可以手示意，见于癔症及精神分裂症紧张型。

4. 违拗症（negativism）　患者对于要求他做的动作，不但不执行，而且表现抗拒及相反的行为。患者的行为反应与医生的要求完全相反时称作主动违拗（active negativism），例如要求患者张开口时他反而将口紧闭。若患者对医生的要求都加以拒绝而不作出行为反应，则称作被动违拗（passive negativism）。违拗症多见于精神分裂症紧张型。

（三）刻板动作

刻板动作（stereotyped act）指患者机械刻板地反复重复某一单调的动作，常与刻板言语同时出现，多见于精神分裂症紧张型。

（四）模仿动作

模仿动作（echopraxia）指患者无目的地模仿别人的动作，常与模仿言语同时存在,见于精神分裂症紧张型。

(五) 作态

作态(mannerism)指患者做出古怪的、愚蠢的、幼稚做作的动作、姿势、步态与表情,如表情怪异等,多见于精神分裂症青春型。

(六) 离奇行动、古怪动作

患者的行为离奇古怪、不可理解,常无故做些挤眉弄眼、装怪相、扮鬼脸等奇怪的表情和动作。如患者突然钻到床下,满地乱爬,学猫叫,拿痰盂扣在头上,脸上不断装扮许多古怪的模样。

(七) 强迫性动作

强迫性动作(compulsive act)是一种违反本人意愿、反复纠缠出现的动作,患者清楚地意识到做这些动作完全没有必要,努力设法摆脱,但徒劳无益。例如,患者很长时间反复洗手,甚至把手洗破了也无法控制。又如,患者把门关上了,却总是觉得没有关好,几次三番回去检查,明知无此必要,但无法摆脱。患者往往为此感到非常痛苦,对治疗的要求也很迫切。强迫性动作多见于强迫症,也可见于精神分裂症早期。

十、意识障碍

在临床医学上,意识(consciousness)是指患者对周围环境及自身的认识和反应能力。大脑皮质及网状上行激活系统的兴奋性对维持意识起着重要作用。当意识障碍时精神活动普遍抑制,表现为:① 感知觉清晰度降低、迟钝,感觉阈值升高。② 注意力难以集中,记忆减退,出现遗忘或部分性遗忘。③ 思维变得迟钝、不连贯。④ 理解困难,判断能力降低。⑤ 情感反应迟钝、茫然。⑥ 动作行为迟钝,缺乏目的性和指向性。⑦ 出现定向障碍,对时间、地点、人物定向不能辨别,严重时自我定向力障碍,如对姓名、年龄、职业也不能辨认。定向障碍是意识障碍的重要标志,但仍应根据以上几点综合判断有无意识障碍。意识障碍可表现为意识清晰度的降低、意识范围的缩小及意识内容的变化。临床上常见的意识障碍包括以意识清晰度降低为主的嗜睡、意识混浊、昏睡、昏迷,以及意识范围缩小或意识内容变化等。

(一) 嗜睡

嗜睡(drowsiness)者意识清晰度水平降低较轻微,在安静环境下经常处于睡眠状态,但接受刺激后可以立即醒转,并能进行正常的、比较简单的交谈,刺激一旦消失,患者又入睡。嗜睡见于功能性及脑器质性疾病。

(二) 意识混浊

意识混浊(confusion)指意识清晰度轻度受损,患者反应迟钝、思维缓慢,注意、记忆、理解都有困难,有周围环境定向障碍,能回答简单问题,但对复杂问题则茫然不知所措。此时吞咽反射、角膜反射、对光反射尚存在,也可出现原始动作如舔唇、伸舌、强握、吸吮和病理反射等。意识混浊多见于躯体疾病所致精神障碍。

(三) 昏睡

昏睡(sopor)者的意识清晰度水平较意识混浊者更低,环境意识及自我意识均丧失,言语消失。患者对一般刺激没有反应,只有强痛刺激才引起防御性反射,如以手指压患者眶上缘内侧时,可引起面肌防御反射。此时角膜反射、睫毛反射等减弱,对光反射、吞咽反射仍存在,深反射亢进,病理反射征阳性。昏睡时可出现不自主运动及震颤。

(四) 昏迷

昏迷(coma)意识完全丧失,以痛觉反应和随意运动消失为特征,对任何刺激均不能引起反应,吞咽反射、防御反射甚至对光反射均消失,可引出病理反射。昏迷多见于严重的脑部疾病及躯体疾病的垂危期。

(五) 朦胧状态

朦胧状态(twilight state)指患者的意识范围缩窄,同时伴有意识清晰度的降低。患者在狭窄的意识范围内,可有相对正常的感知觉及协调连贯的复杂行为,但除此范围以外的事物都不能进行正确感知判断。表现为联想困难,表情呆板或迷惘,也可表现为焦虑或欣快的情绪,有定向障碍,片段的幻觉、错觉、妄想及相应的行为。常忽然发生,突然中止,反复发作,持续数分钟至数小时,事后遗忘或部分遗忘。朦胧状态多见于癫痫性精神障碍、脑外伤、脑缺氧及癔症。

(六) 谵妄状态

谵妄状态(delirium state)在意识清晰度降低的同时出现大量的错觉、幻觉,以幻视多见,视幻觉及视错觉的内容多为生动而鲜明的形象性情境,如见到昆虫、猛兽等。有的内容具有恐怖性,患者常产生紧张、恐惧的情绪反应,出现不协调性精神运动性兴奋。患者的思维不连贯，理解困难，有时出现片段妄想。患者的定向力全部或部分丧失，多数患者自我定向力保存而周围环境定向力丧失。谵妄状态往往昼轻夜重，持续数小时至数日，意识恢复后可有部分遗忘或全部遗忘，多见于躯体疾病所致精神障碍及中毒所致精神障碍。

（七）梦样状态

梦样状态(oneiroid state)指在意识清晰程度降低的同时伴有梦样体验。患者完全沉湎于幻觉幻想中，与外界失去联系，但外表好像是清醒的，对其幻觉内容过后并不完全遗忘，持续数日或数月。梦样状态常见于感染性、中毒性精神障碍和癫痫性精神障碍。

十一、自知力障碍

自知力(insight)又称领悟力或内省力，指患者对自己精神障碍的认识和判断能力。临床上一般以精神症状消失并认识到自己的精神症状是病态的作为判断自知力恢复的指标。神经症患者有自知力，主动就医诉说病情，但精神障碍患者一般均有不同程度的自知力缺失，他们不认为自己有病，更不承认自己有精神病，因而拒绝治疗。临床上将有无自制力及自知力恢复的程度作为判定病情轻重和疾病好转程度的重要指标。自知力完整是精神病病情痊愈的重要指标之一。自知力缺乏是精神障碍特有的表现。

十二、精神障碍的常见综合征

精神障碍的症状并不是完全孤立的，不少症状内部具有一定的联系或某种意义上的关联性，它们可以同时或先后出现和消失，这些具有特征意义的症状总称为精神障碍综合征，对精神障碍的诊断具有重要意义。常见的精神障碍综合征有以下几种。

（一）幻觉症

幻觉症是在意识清晰时出现大量的幻觉，而妄想不明显。幻觉以言语性幻听为主，其他幻觉较少见。患者一般并无个性特征改变，常可保持良好的劳动能力。幻觉症多见于慢性酒精中毒性精神障碍，也可见于感染及中毒性精神障碍、反应性精神障碍、精神分裂症等。

（二）幻觉妄想综合征

幻觉妄想综合征是以幻觉为主，在幻觉背景上继发妄想。幻觉多为幻听、幻嗅等，妄想多为被害妄想、关系妄想等。此综合征的主要特征是：幻觉与妄想之间密切结合、相互依存、相互影响，一般幻觉消失后，妄想也逐渐淡化、消失。幻觉妄想综合征多见于精神分裂症偏执型，也可见于器质性精神障碍等其他精神障碍。

（三）精神自动症综合征

精神自动症综合征是在意识清晰时，以假性幻觉、强制性思维、被控制感、被揭露感及系统妄想为主要特征的一种综合征。此综合征的典型表现是：患者感到自己的精神活动失去控制，而完全由某种外力操纵。概括地说，该综合征的三个主要临床特征为存在异己感、强制感和不自主感。多见于精神分裂症，也可见于感染性、中毒性精神障碍。

（四）遗忘综合征（又称科尔萨科夫综合征）

遗忘综合征是一组以遗忘、错构症、虚构症及定向障碍为主要特征的综合征，多见于慢性酒精中毒性精神障碍，也可见于脑器质性精神障碍及中毒、内分泌疾病引起的精神障碍等。

（五）紧张综合征

紧张综合征是在意识清晰状态下，以紧张性木僵和紧张性兴奋为主要特征的综合征。此综合征最突出的特点是全身肌张力显著增高，因而得名。另外，紧张性木僵和紧张性兴奋之间可无原因地相互转换。紧张综合征最多见于精神分裂症紧张型，也可见于症状性精神病、中毒性精神障碍、抑郁症、脑器质性精神障碍等。

（六）情感综合征

情感综合征是以情感活动的兴奋性过高或过低为主要障碍的综合征，常见于躁狂症和抑郁症。前者主要表现为情感高涨、思维奔逸、意志活动增多三大主症；后者则表现为情感低落、思维迟缓、意志减退三大主症。情感综合征多见于情感性精神障碍。

（七）脑衰弱综合征（又称神经症样症状、类神经衰弱症状）

脑衰弱综合征是以患者的精神活动易兴奋、易疲劳为主要特征的一类临床综合征，多表现为易疲倦、注意力不集中、感觉过敏、思维迟钝、情绪不稳或脆弱，伴有自主神经功能紊乱，如头晕、头痛、心悸、出汗及睡眠障碍等。此综合征多见于脑器质性疾病、慢性器质性疾病的初期及恢复期。

(八)谵妄综合征(又称为急性脑病综合征)

谵妄综合征是一组表现为广泛的认知障碍尤以意识障碍为主要特征的综合征,常因脑部弥漫、暂时的急性病变引起,故又称急性脑病综合征(acute brain syndrome)或急性错乱状态(acute confusional state)。谵妄综合征是在综合性医院中最为常见的精神障碍,占内科、外科患者的5%~15%,多数可随原发病的好转而恢复。临床主要表现为起病急、病程短暂、病变发展迅速、症状明显,并具有昼轻夜重的特点。此综合征多见于应激状态,也可继发于急性器质性疾病。

(九)阿尔茨海默病综合征(又称慢性脑病综合征)

阿尔茨海默病综合征是在意识清晰状态下,以遗忘、智力减退、人格障碍为主要特点的一类临床综合征,可伴有类情感综合征、类精神分裂症样表现。因起病缓慢,病程较长,故又称慢性脑病综合征。此综合征多见于慢性器质性疾病,也可由急性脑病综合征患者在意识恢复正常后迁延所致,其中以脑组织变性引起的阿尔茨海默病最为常见。

知识拓展

精神分裂症患者的自知力也像该病一样丰富多彩、变化多端。有些患者坚信其幻听是客观的、真实存在的,同时又感到幻听的语声跟普通听到的说话声有所不同。他们"心里知道"这差别却不能言传。有些患者既相信幻听有客观的来源,却又主动要求医生给他们用药以控制"讨厌的说话声",似乎他们懂得服药可以控制别人不说话或少说话——这里暴露了患者的思维出了问题。有些患者对一个一个的症状都能分析批判,但却不认为自己有精神病,用做梦跟精神病状态相比拟,似乎有助于理解这种情况。

例如,我们处于特殊的梦境里,知道某些荒唐的事物是在做梦,但颠来倒去却还是在梦中。我们对梦中的事物感到惶惑(这意味着一定的批判性),却不知道这惶惑本身只不过是梦中体验的一部分。待到一觉醒来,连惶惑也一扫而光,才对惶惑感到可笑。这说明个别事物引起的情感反应和评价可以因理智的干顶而发生改变。但做梦和觉醒这两种完全不同的背景体验却不受理智的影响。同样,医生的解释和患者的理智可以改变精神分裂症患者对个别症状的评价和态度,却不能使精神分裂症状态变成正常状态,因为两者有不同的背景体验。

一位躁郁症患者说:"你们说什么都没病,可是我一讲话就说我有病,说多了是躁狂,说少了是抑郁,你们说我有病没病。"

从描述的角度说,自知力有两种,一种叫作症状自知力,另一种叫作人格自知力。显然,只有确实患有精神障碍的人才谈得上症状自知力,但我们每一个人都要面对人格自知力好不好的问题。人格自知力属于心理治疗的领域。一般地说,人格偏离常态愈甚,当事人愈是难有较好的人格自知力。

"知人者智,自知者明。胜人者有力,自胜者强。"(《道德经》第三十三章)

任务二 了解精神障碍的病因

精神障碍与其他躯体疾病一样,均是生物、心理、社会(文化)因素相互作用的结果。对于某些精神疾病而言,生物学易感性是必要因素,而对于另一些疾病而言,心理、社会因素可能是必要因素。

一、生物因素

影响精神健康或精神疾病的主要生物学因素大致可以分为遗传与环境、感染、化学物质、脑和内脏器官疾病、年龄和性别因素等。

(一)遗传与环境

基因是影响人类和动物行为的主要因素之一。对所谓的"功能性精神障碍"(如精神分裂症、情感障碍、儿童孤独症、神经性厌食症、儿童多动症、惊恐障碍等)进行家族聚集性研究得到的共同结论是:这些精神障碍具有遗传性,是基因将精神障碍的易感性代代相传。

慢性进行性舞蹈病(Huntington 舞蹈病)等单基因遗传性疾病,突变的基因使疾病代代相传;但目前绝大多数的精神障碍不能用单基因遗传来解释,而是多个基因相互作用的结果。从这一意义上讲,基因的相互作用增加了疾病的危险性,但每一单个基因所起作用有限,这给我们找到确切的致病基因带来很大困难。

目前,基因与环境的相互作用导致疾病或行为问题已经成为人们的共识。研究发现,低单胺氧化酶 A 活性的个体在童年期受到严重虐待较易出现反社会行为;5-羟色胺转运体 s/s 基因型个体,在遭受生活事件后,较易发生抑郁症。找到与精神障碍发生关系最为密切的环境因素似乎较容易。因此,改变导致精神障碍的环境因素,将会是当前预防精神障碍的重点。

借助高科技手段找到致病基因,有可能找到问题的症结所在,从而为我们的干预提供有利的时机。另外,遗传学的研究将为我们研究环境因素的致病作用提供帮助。

(二)感染

全身性,特别是累及中枢神经系统的感染均可直接或间接损害人脑的正常结构与功能,引起精神障碍。

最常引起精神障碍的感染性疾病有:败血症、流行性感冒、伤寒、斑疹伤寒、肺炎、脑膜炎、神经梅毒及获得性免疫缺陷病等。病原体可为寄生虫、螺旋体、立克次体、细菌、病毒等。对于儿童精神障碍的研究发现,突然的强迫观念、强迫行为和肌肉或声音抽动的表现与链球菌性咽喉炎有关。其发生机制可能是感染引发自身免疫性反应,导致基底神经节的病变。基底神经节是大脑控制动作和肌肉运动的区域。

随着人类急性传染病被控制,由急性传染病引起的精神障碍已经很少见。但近年来,性传播和注射毒品引起的感染扩散迅速,由这类病原体侵袭中枢神经系统引起的精神障碍受到关注。例如,梅毒螺旋体进入脑内可致神经梅毒,主要表现为神经系统的退行性变,如智力减退、精神分裂症状及麻痹。人类免疫缺陷病毒(HIV)进入脑内可产生进行性的认知行为损害,早期表现为记忆损害、注意力不集中及情绪淡漠等。随着时间的推移,患者出现更为广泛的损害,如缄默症、尿便失禁、截瘫等。15%~44%的HIV感染者出现阿尔茨海默病表现。

(三)化学物质

各种对中枢神经系统有害的物质都可引起精神障碍。最常使用的成瘾物质,如海洛因、吗啡、苯丙胺、大麻等,已成为全球性公害;酒精滥用对中枢神经系统可造成严重损害,也是全球非常常见的精神问题之一;有机磷农药使用不当,一氧化碳浓度过高,大量进食小美牛肝蕈等蕈类食物,苯、有机汞和四乙基铅等易挥发性物质,重金属等工业毒物及阿托品、异烟肼、利血平、皮质类激素等药物均可引起急性或慢性精神障碍的发生。

(四)脑和内脏器官疾病

颅脑损伤、脑血管疾病、颅内肿瘤、脑变性疾病等是引起脑器质性精神障碍的主要原因;循环系统、消化系统、泌尿系统、内分泌系统等内脏器官疾病是引起精神障碍的常见原因,如慢性肺功能不全、高血压、动脉粥样硬化、心功能不全、肝功能不全、慢性胃肠功能紊乱、糖尿病、卟啉病、铜代谢障碍所致肝豆状核变性、红斑狼疮等均可引发精神障碍。

（五）年龄和性别

年龄和性别虽然不是精神障碍的致病因素，却是某些精神障碍的重要发病条件和影响因素。

童年和少年期脑发育不全，特别容易受到损害，出现发育障碍，引发精神和行为问题；40~55岁，进入更年期，一些精神障碍可以出现第二个高峰期；65岁以后，进入老年期，随着年龄的增长，阿尔茨海默病的发病率迅速增加。

女性在月经、妊娠、分娩及产褥期，容易发生抑郁症、焦虑症等；物质依赖、慢性酒精中毒、反社会人格等精神问题的发病率男性远高于女性。形成这种差异的原因除生物因素外，还应考虑社会因素对两性的不同影响。

二、心理因素

人格是个体心理素质的体现，特别是气质可以反映个体的先天素质。艾森克（Eysenck）人格测验的结果表明：神经质特征突出的人容易产生神经症性等精神障碍；而精神质特征突出者容易产生精神分裂症精神障碍。

心理应激，一般是指某事件或处境对个人心理产生的压力或不利影响。适当的应激可以鼓舞斗志、动员机体潜力、应付各种困难作业。但对于心理素质不健全的人，过度强烈的应激常导致应激反应或创伤后应激障碍。例如，具有某些精神障碍易感素质的人，在一些不强烈的应激影响下也会发生精神障碍或心身疾病；当事人在毫无思想准备的情况下遭遇亲人意外亡故，发现恶性肿瘤等急性应激事件，有可能立即产生心源性休克或分离反应；限期完成困难任务、高强度流水线作业、经济极度困难、长期承受暴力威胁及持久的学习、工作或生活压力等，则常引起抑郁、焦虑和物质滥用。

三、社会（文化）因素

社会因素是指对心理健康产生良好或不良社会影响的因素。良好的社会因素对心理健康产生保护作用，不良的社会因素对心理健康产生致病作用或为致病因素发挥作用提供有利条件。

（一）社会环境和文化

大气污染、噪声、交通混乱、居住拥挤、人际关系紧张、社会的巨大变动等因素，可增加心理和躯体应激，使人们长期处于烦闷、紧张或焦虑、抑郁等状态下，易患心身疾病、神经症或其他精神障碍。

民族文化、社会风俗、宗教信仰、生活习惯等与精神障碍的发生也有着密切的关系。例如，分离障碍、恍惚状态和附体状态在文化程度偏低、迷信色彩浓厚的地区多见；偏执型精神障碍、妄想性精神分裂症、强迫症、神经衰弱、疑病症则在文化程度较高的地区多见；在某些特定民族、文化和地域，可出现一些特殊的精神障碍，即所谓的特殊文化症候群，如马来西亚等东南亚国家或地区的缩阳症、加拿大森林地区的冰神附体、澳大利北部的灵魂附体等。

（二）社会变迁

城市化、工业化、人口迁徙都会对精神障碍的疾病谱产生重大的影响。20世纪五六十年代，我国是犯罪率很低的国家；70年代以后不仅犯罪率有所增加，而且犯罪者的年龄具有明显年轻化倾向；80年代末受到国际社会的影响，毒品依赖和获得性免疫缺陷综合征的患病率急剧上升。另一方面，随着社会生活的普遍改善，人均寿命延长，老年阿尔茨海默病和抑郁症的患病率增加，而感染诱发的精神障碍明显减少。

（三）社会压力和社会支持

来自战争、种族、暴力犯罪、政治迫害及贫困等方面的社会压力，可以对心理健康造成严重损害。如纳粹集中营幸存者的集中营综合征，越南战争退伍军人中的创伤后应激障碍，强奸受害者的急性应激障碍和后遗精神障碍等。

社会支持是指人际关系对应激的有害影响所起到的保护作用。近代的许多研究表明，社会支持能够减轻应激对健康的影响。我国传统的家族观念和家庭结构也被普遍认为具有良好的社会支持作用。有研究显示，没有知心朋友的女性处于应激情况下，40%的人发生抑郁症，而有知心朋友的妇女在同样情况下只有4%的人发生抑郁症；另有研究表明，在个人出现生活危机，如丧偶、失业等重大变故时，社会支持系统及时给予干预一方面有利于对生活危机的适应，避免对健康造成重大伤害。另一方面，有利于应对危机所产生的一系列问题。

思考题

1. 如何判断精神活动正常与否？
2. 请根据以下病例描述，写出相应的精神症状。

患者因工作与单位领导发生一些矛盾后逐渐出现精神异常，主要表现为上班注意力不集中、夜间失眠，近半年来患者常说领导和同事说话是在议论他，关门重了是故意摔给他看，走在街上认为别人吐口水、讲话都是针对他，是给他造谣，为此曾动手打人。

近2个月患者不能上班,甚至不敢出门,说自己能听到男女讲话的声音,说要杀他,有时还能看见有人藏在自家窗下,认为家里被安了摄像机,电话也被人窃听了,甚至称妻子做的饭菜都有怪味,是妻子和单位领导勾结要害自己。患者认为别人知道了他的内心活动,毫无秘密可言,常有自语,不与周围人接触,对家人冷漠,拒绝就诊。

文字编写:赵　蓓

数字资源:陈文波

护考直击:
项目三

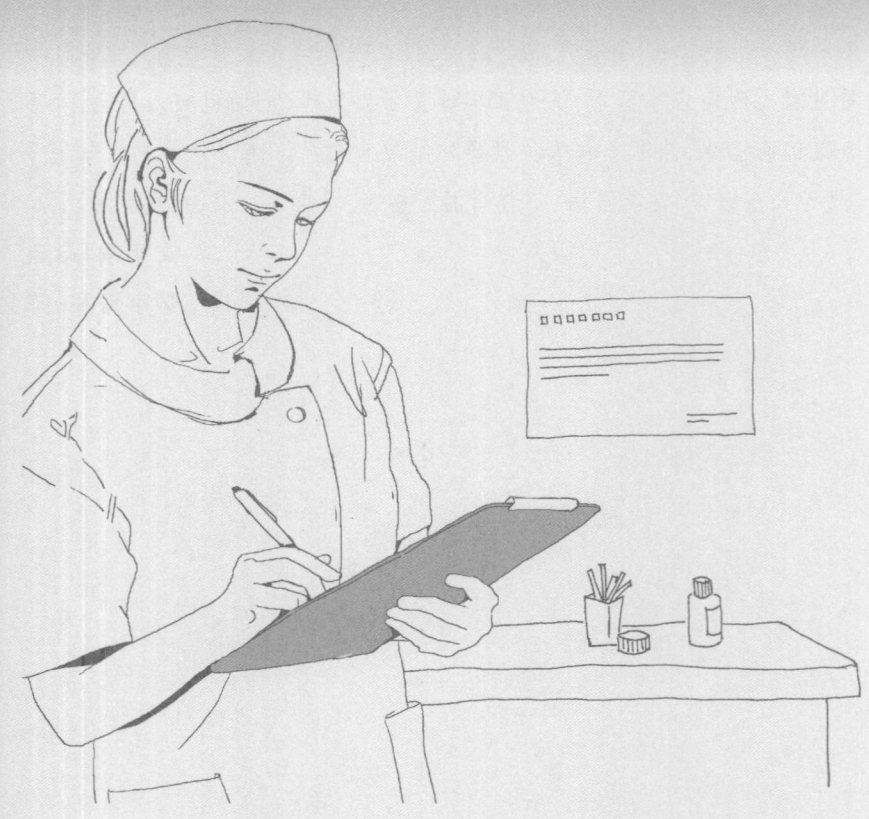

项目四　精神卫生护理基本技能

学习目标

1. 知识目标：了解精神科护理记录书写要求；熟悉精神症状的护理评估方法；掌握精神障碍患者的安全护理知识。

2. 能力目标：能通过观察、交谈、心理测验等方法评估精神症状。

3. 素质目标：具有细心观察、耐心倾听、爱心护理等职业素养。

任务一　精神障碍患者的护理评估

严密观察病情，及时掌握病情变化是护理工作的重要内容之一。精神障碍患者由于受精神症状的影响，可能难以准确客观地反映自己的思维和情感，还会出现一些怪异的、令人难以琢磨的言语和行为，甚至出现冲动伤人、毁物行为；有些患者可能出现淡漠，不愿与人交往等表现。因此，对患者精神症状的评估尤为重要，通过细致观察、有效交谈、心理测验等，及时掌握患者的病情变化，适时地进行各项护理和治疗，避免意外事件的发生。

一、观察法

（一）观察的内容

1. 一般状况的观察　观察内容包括：患者的仪容、修饰、衣着与个人卫生情况；步态及生活自理程度；睡眠、进食、排泄、月经情况等；与周围人群接触交往的态度，如主动或被动、热情或冷淡、合群或孤僻等；参加工娱等活动时的情况，如有无兴趣、主动性、持久性，注意力是否集中，完成的效果等；对住院及治疗护理的态度，是否安心住院，是否配合治疗护理。

2. 躯体状况的观察　观察患者的躯体状况如体温、脉搏、呼吸、血压等是否正常，有无躯体疾病，有无意识障碍。

3. 精神症状的观察　观察患者感知觉及思维活动有无幻觉、妄想，情感活动是否稳定和协调，有无意志行为障碍，有无自杀、自伤、冲动毁物及逃跑企图，有无自知力等。

4. 心理状况的观察　包括患者个性、心理问题和需求、急需解决的问题及心理护理的效果。

5. 检查治疗的观察　观察患者在接受检查治疗前对检查治疗项目是否了解，是否同意，有何顾虑，在检查治疗过程中是否合作，结果如何，是否出现不良反应如皮疹、锥体外系反应等。在精神科病区可能引起患者恐惧的治疗如无抽搐电休克治疗，更应作为重点观察。

6. 环境安全的观察　观察患者床单位是否安全，病区是否存有安全隐患，还要注意观察病区环境是否整齐、清洁、安静、舒适。确保患者在住院期间的安全是精神科护理人员重要的职责。

(二) 观察的方法

在实际观察中,护理人员应注意针对不同的患者、不同的病情、不同的时间和环境合理地运用感官,以获取最全面、最可靠、最有意义的信息。一般可分为直接观察法和间接观察法。

1. 直接观察法　与患者直接接触,面对面进行交谈,进一步了解患者的思想情况和心理状态,是精神科护理工作中最常用的观察方法,获得的资料相对客观、真实、可靠,对制订符合患者自身特点的护理计划非常重要。这种方法常用于意识清晰、愿意交谈合作的患者。可根据疾病特点进行观察。例如,新入院患者一般对住院不安心,应重点观察其对治疗的态度;住院患者病情突然反复或药量较大,但无任何不良反应,应观察有无藏药现象;如果患者常在门口徘徊,或跟随护理人员,往往有伺机外走的可能,应认真交班,提高警惕;如果患者表情紧张、恐惧,或是侧身倾听、双目圆睁,应提示患者有幻听,注意防止幻听支配下的意外事件发生;如果患者拒食,应注意是否有被害妄想,疑食物有毒;若抑郁患者一反常态,病情突然好转,情绪豁然开朗,恢复期患者情绪突变,往往有意外发生的可能,都要细致观察。

2. 间接观察法　是指护理人员从侧面观察患者,即从患者的文字资料中,或从患者所熟识的人那里获得信息,从而了解患者的精神症状、心理状态的方法。具体而言,可以从侧面观察患者独处或与人交往时的精神状态,也可以通过询问知情人或熟识患者的人,或借助于患者的信件、日记、手工作品、舞蹈动作等了解患者的病情变化和心理状态。这种观察方法是直接观察法的重要补充,对于了解那些不肯暴露内心活动、不合作、情绪激动或言行冲动的患者,间接观察法是十分重要的手段。

(三) 观察的要点

第一,确定是否存在精神症状及存在哪些症状;第二,了解其出现频度、持续时间和严重程度;第三,分析各症状之间的关系,确定哪些症状是原发的,哪些是继发的;第四,注意对出现的各种症状进行鉴别,降低误诊的几率;第五,在检查、发现和分析症状时,应考虑各种症状发生的可能诱因或影响因素,包括生物、心理和社会因素,以便对具体情况做具体分析,以利于治疗和消除症状;第六,精神症状对患者的影响及患者的应对方式。

二、交谈法

由于对精神障碍患者缺乏可靠的客观诊断指标,护理工作的开展在很大程度上依赖完整、真实的病史和全面、有效的症状评估,因此,护患之间建立彼此信任、支持性的关系尤为重要。

（一）交谈的原则

1. 尊重和接纳　　患者的精神症状是精神疾病的一部分，护士应设身处地地理解患者的痛苦和困扰，不做出任何带有歧视或偏见的行为；对患者的合理需求尽量予以满足，不能满足的做好解释；征求患者的意见，邀请患者参与病房管理，采纳患者提出的优秀方案，及时改进科室管理与医护工作的不足之处，使患者感到被重视、接纳，减轻患者的心理负担。

2. 持续与一致　　持续地、有计划地交谈有利于对患者病情的掌控、风险的评估、治疗的推进，更能获得患者的信任与配合；一致性原则要求不同护理人员对待同一患者态度一致，确保交谈内容、信息传递一致，避免给患者带来困扰和不安，尤其是被害妄想患者，交流时的一致性可以避免妄想泛化，预防意外事件的发生。

3. 支持与希望　　认真倾听患者诉说，鼓励患者表达自己的感受和想法，即使患者所述内容不合逻辑与不切实际；在患者面临困境和挑战时，提供安慰和帮助，与患者一起探讨解决问题的方法，减轻患者的负面情绪；向患者提供关于病情、治疗计划和预期结果的信息，鼓励患者参与到治疗决策中，帮助患者建立合理的期望；协助患者设定短期和长期的目标，让患者感受到自己对治疗过程的控制力和影响力；通过微暗示行为和言语表达对患者积极行为、进步行为进行肯定与表扬，增强患者的自我价值感。

4. 安全与隐私　　确保沟通环境的安全性，使患者感到放心和舒适；保护患者的隐私和信息安全，不在公共区域讨论、不对外泄露患者的个人信息、症状和治疗细节；进行团体活动时要注意"最小化信息披露原则"，保护患者隐私。

5. "五不"原则　　交谈时做到不否定、不批评、不指责、不命令、不威胁，避免刺激患者。在交谈过程中，关注患者的情绪变化，确保交流不会对患者造成心理压力或伤害，尤其是抑郁患者和人格障碍患者；尊重患者拒绝交流的权利；面对患者不符合管理要求的行为，护士应注意调整自身情绪，不采用指责、批评等方式，可直接告知合适的行为方式，避免发生冲突；与冲动高风险患者接触时，态度要温和，注意保持安全距离，不能站于患者正面，做好安全防护，如果遇到患者有不适当的行为或言论，应及时寻求帮助。

（二）交谈的方法

1. 开始阶段

（1）环境要求：环境要安静，谈话的内容保证无外人听见，使患者感到自己的隐私受到尊重。交谈被频繁打断（无论是工作人员还是通信工具）会令患者不安。

(2) 自我介绍与称谓：对于初次就诊者，护理人员应简单介绍自己的背景状况，如工作经验、专长等，为护患关系定下一个平等的基调。同时，根据患者的年龄身份，确定对患者的称谓。最好的办法是询问患者希望护理人员怎么称呼他。

2. 深入阶段　最初的一般性接触结束后，面谈检查逐渐转入实质性内容。护理人员希望了解患者的精神状况，以及存在哪些精神症状，精神症状的起因和演变等。在深入交谈阶段应注意的问题如下。

(1) 以开放式交谈为主：对于意识清楚、合作的患者可以提一些开放性的问题，如"谈谈你现在的感受"等，与封闭式提问相比（患者对封闭式的问题只能以"是"或"否"来回答），开放式交谈可以启发患者的内心体验，通过交谈可以了解其主要的病态体验及其发生发展过程，并通过观察，掌握患者的表情、情绪变化及异常行为动作的表现。

(2) 主导谈话：在谈话进行过程中，护理人员不但要使患者感到轻松自然，还应该主导谈话，使患者的注意力集中在相关话题上，不可过多纠缠于细节，避免引起患者情绪波动，必要时护理人员可以打断患者，直接询问关键性问题，但这种方式尽量少用。

① 询问异常感知。对令人为难的话题，最佳晤谈方式是坦诚的、直截了当的、不显尴尬的。如果交谈良久仍无法引导出精神障碍症状，护理人员应开始提问以下问题：

护："你曾听到一些噪声或者说话声，但周围没人说有声音吗？"（患："有"）护："声音来自何处？""你当时完全清醒吗？""声音频率如何？""声音是什么时候听到的？""如果是说话声，具体说什么？你能辨认是谁的声音吗？声音不止一个人吗？声音如何称呼患者（如"你"或"他/她"）？你对声音所说的内容能举出例子吗？"

"你曾见到任何不寻常的形象或幻象吗？"（如患者回答"有"，则应进一步澄清：何时出现及是否频繁出现？具体情境如何？是否通过内部"心灵之眼"就能看见或感知为存在于外部空间？和周围事物能明显分开，还是看起来像是墙纸或窗帘图案的一部分？）

"你曾闻到或尝到一些怪味，同时其他人没有注意到吗？"（如患者回答"有"，则如上法澄清细节）。注意区分嗅幻觉（体验有异味）和恶臭妄想（患者认定自己身体有恶臭）。

② 询问异常信念。妄想性信念在疾病发生过程中，在细节程度和强度上均有较大变异。在精神障碍的发展过程中，患者常有一种"某些事情不对头"的困惑感，并且不完整地构成症状，如隐约感到自己被某些人以某种方式跟踪或迫害。当妄想变得更为结构完整时将支配患者的思维，并变得更为精确，即更加细节化，具有更多支持证据。通过治疗，妄想对患者的重要性减退，患者开始认识到信念是错误的，或者即使坚守其开始阶段的真实性，也认为它对自己不再重要。

开始提问类似以下问题：

"现在你有任何特别的担心在心里折磨你吗？"

"你感到有人在注视你或对你的所作所为特别注意吗？"

"当你看电视或读报纸时，你感到里面的内容与你有直接关系，或与你一直在做的事情有联系吗？"（如患者回答"有"，请患者进一步讲述细节以弄清信念的详情，寻求其发生时的实例。）

"你感到有人正在试图以任何方式伤害你吗？"

"你感到你因为什么事情被谴责，要对做错的什么事负责吗？"

"你担心自己的身体出了问题或者得了重病吗？"

③ 询问焦虑症状。在询问焦虑症状时，除了询问性质、严重程度、加重因素外，很重要的是对所有患者都要询问症状对其生活的影响。记录患者回避哪些具体的活动和情境；对于强迫症状，要记录患者花多长时间在上面。

开始提问类似以下问题：

"你是说自己是个焦虑的人吗？"

"最近你曾感到尤其地焦虑吗？"（如患者回答"是"，请患者描述症状何时开始，是否有促使症状加剧的任何特定事件或创伤。）

"某一情况比其他情况更加令你焦虑吗？"

"你曾有过突然的恐惧发作吗？"

"有任何想法或担心，即使你试图赶它们走，但它们还是总回到你的脑海里吗？"

"你是否发现自己花很多时间一遍又一遍地重复做同一件事情——诸如反复检查某件事或清洁某物——即使你已经做得够好了？"

（3）非言语交流：护理人员可以通过手势鼓励或制止患者的谈话，可以采取身体前倾、眼神凝视、频频点头等动作鼓励患者讲出需要了解的重要内容，对于大多数患者，护患间的肢体接触能缓解患者的焦虑紧张情绪，如握手或轻轻拍肩，可迅速缩短人际距离。

3. 结束阶段　深入交谈时间视问题的复杂性而定，一般持续20~45分钟，询问患者是否还有未提及的重要事情，对患者的疑问做出适当的解释。

三、标准化量表法

标准化量表包括心理测验量表和精神症状评定量表。心理测验量表有智力测验量表、人格测验量表，主要用于了解人的心理状态。精神症状评定量表主要用于评估精神障碍症状的严重程度，而非诊断精神障碍。常用的心理测验和评定量表如下。

阳性与阴性症状量表（PANSS）

汉密尔顿抑郁量表（HAMD）

汉密尔顿焦虑量表（HAMA）

症状自评量表（SCL-90）

视频：心理测验——SCL-90

（一）智力测验量表

韦氏成人智力测验（WAIS）适用于16岁以上人群，包括11个分测验，分为言语测验和操作测验两部分。言语测验包括知识、领悟、算术、相似性、数字广度、词汇共6个分测验。操作测验包括数字符号、图画填充、木块图、图片排列、图形等5个分测验。分数越高，智商越高。

（二）人格测验量表

明尼苏达多相人格测验（MMPI）共有399题，包含14个分量表，既可以了解受评者的个性特征，也可以对精神科诊断起到一定的提示作用。

（三）精神症状评定量表

1. 阳性与阴性症状量表（PANSS） 共30项，采用1~7分的评分方法。评分越高，精神障碍症状越重。

2. 汉密尔顿抑郁量表（HAMD） 是临床上评估成人抑郁症状应用最为广泛的评定工具，有17项、21项、24项三种版本。大部分项采用0~4分的5级评分，少数项目采用0~2分的3级评分。评分越高，抑郁症状越重。

3. 汉密尔顿焦虑量表（HAMA） 是临床上评估成人焦虑症状应用最为广泛的评定工具，共14项，采用0~4分的5级评分。评分越高，焦虑症状越重。

4. 症状自评量表（SCL-90） 包括90个项目，可以全面评定受评者的精神状态，如思维、情感、行为、人际关系、生活习惯及精神分裂症状等。

任务二　精神障碍患者的护理记录

护理记录是护理人员在护理活动中，通过对患者的观察、护理，将患者动态的病情变化、心理活动及实施治疗护理措施等，以文字的形式客观地反映在病历中。它不仅为医生提供有效的诊断和治疗依据，而且具有法律效力。

一、护理记录书写原则与要求

（一）护理记录书写原则

1. 客观、真实　客观描述患者躯体症状和体征、精神症状、护理措施等，如对卧床患者采取的定时翻身、按摩骨隆突处、健康教育等。

2. 准确　从患者陈述的病史中找出与本次患病有关的内容,加以分析归纳,准确地描述患者的表现。

3. 及时　护理人员在诊疗护理过程中,按照法律法规的时限,采用时点记录法完成护理记录。因抢救不能及时记录的,也应在抢救完毕后6小时之内完成补记。

4. 完整　医护人员了解病史要全面,除了直接向患者了解外,还应向其亲属或朋友了解有关患者的情况。

5. 规范　护理记录必须按照书写规范进行,如重量、长度、化验值等单位书写规格应统一。

(二) 护理记录书写要求

纸质护理记录使用蓝黑或碳素墨水笔书写,文字书写应工整,字迹清楚,不能涂改,记录完成后签全名。电子护理记录由当班护士用本人的工号登录进行书写,避免复制、粘贴现象,修改应设权限,由专人负责。护理记录应使用中文,通用的外文缩写和无正式中文译名的症状、体征、疾病名称等可以使用外文。护理记录应语句通顺,表述准确,标点正确,尽量使用描述性的语言,避免单纯使用医学术语。

二、精神科护理记录的方式和内容

护理记录的种类、方式多样,临床上采用何种记录方式可由各家医疗机构决定,主要有以下几种。

(一) 入院评估单

主要是收集患者入院时的资料。一般应在入院24小时内完成,内容包括一般资料、简要病史、既往史、过敏史、生命体征、精神症状、心理社会情况、日常生活和自理程度,有无自杀、冲动、出走行为等。

(二) 护理记录单

1. 一般护理记录　指护理人员根据医嘱和病情对一般患者住院期间护理过程的客观记录。一般患者是指一级护理患者、新入院患者、病情变化的患者、有特殊治疗或处理的患者、出院患者。内容包括患者姓名、科别、住院病历号(或病案号)、床号、页码、记录日期和时间、病情观察情况、护理措施和效果、签名等。

(1) 精神症状:思维、言语、行为、情感等表现,特别是有无消极、冲动、出走等情况。

(2) 躯体症状:睡眠、进食、排泄、发热、腹泻等。

(3) 生活料理情况。

(4) 特殊情况：有无药物不良反应及保护性约束、静脉滴注、鼻饲、特殊检查等。

(5) 护理措施：书写内容应简化，尽量采用表格式、时点记录法进行记录。

2. 危重护理记录　指护理人员根据医嘱和病情对病危、病重患者住院期间护理过程的客观记录。病危、病重患者护理记录应当根据相应专科的护理特点书写。内容包括患者姓名、科别、住院病历号（或病案号）、床号、页码、记录日期和时间、出入液量、体温、脉搏、呼吸、血压、药物治疗、病情观察、护理措施和效果、护理人员签名等。

(1) 病情变化，生命体征（包括体温、脉搏、呼吸、血压）及其他躯体情况。

(2) 抢救中采取的主要急救措施和效果。

(3) 患者如抢救无效应写明死亡时间。危重护理记录采用时点记录法，记录时间应准确，具体到分钟，记录频次视病情而定。

（三）护理风险评估表

常用的护理风险评估表包括精神科风险因素评估表、坠床/跌倒风险评估表、噎食（窒息）风险评估表和压力性损伤（压疮）风险评估表，患者入院当天完成首次评估，如分值显示有意外风险，要在入院评估单和护理记录单中进行记录，并按照各种风险评估表要求进行每日或每周的评估，同时给予针对性护理措施。

（四）健康教育评估单

患者的健康教育贯穿住院的全过程。入院时的健康教育包括病房环境、安全知识、探视制度及防坠床/跌倒、防噎食、防压力性损伤等；住院期间的健康教育包括药物的作用和不良反应、特殊检查和治疗的意义等；出院的健康教育包括出院后服药、饮食、作息、复发预防和复诊时间等。健康教育应结合患者个体情况采取定时与随时教育相结合的方式，记录教育时间、内容、方式和效果，受教育对象应在宣教单上签名。

任务三　精神障碍患者的安全管理

精神障碍患者因受精神症状的支配，可出现自伤、自杀、冲动、伤人、外走等意外，且其危机意外情况贯穿整个治疗过程。因此，安全管理在精神卫生护理中占有举足轻重的地位，要求护理人员在工作时，以高度的责任心，经常巡视，掌握患者特点，对一切可能发生的不安全因素有预见性，并采取积极的措施，防止意外事件发生。

一、患者的安全管理

1. 建立风险评估和防范措施　将精神障碍患者风险管理纳入护理工作流程。根据风险评估确定安全管理重点对象,密切观察,班班交接,使每位护理人员对重点对象做到心中有数,有目的地防范,患者的活动应在工作人员的视线范围内。

2. 多与患者沟通交流　尊重、关心、理解患者,主动倾听患者的诉说,关注他们的情绪变化,发现异常情况及时与医生联系,采取积极有效的措施,防患于未然。

3. 加强重点环节管理　特别是重点时段和重点场所,尤其是厕所、隐蔽角落等处要特别注意。中午、夜间、节假日、交接班时是意外事件的高发时段,要加强巡视力度。不要让患者摸索到护理人员的巡查规律,防止乘机自杀或出走。医护人员出入病房门,不要让患者站在门边,以防开门时冲出或抢夺钥匙。

4. 患者外出检查和治疗时的安全管理　必须由工作人员陪同,并视患者数量配备适量陪送人员,护送和等候检查及治疗时患者必须在工作人员的视线内,陪送途中应前后照应,特别在分岔路口、转弯处要有人看管,注意患者动态。

二、环境设施的安全管理

1. 病房设施要安全简洁　卫生洁具等物品应放置于固定地方,防止患者将其作为攻击工具。病室内插座应暗埋,不可暴露在外。

2. 定期检查门、窗、锁的安全性　如发现有损坏,应及时维修。

3. 随手关门　病区进出通道门、办公室、治疗室、配餐室等工作区域应做到随手关门。

4. 提供温度适宜的饮用水和洗澡水　防止患者烫伤和伤人。

三、危险物品的安全管理

1. 危险物品(如保护带、剪刀、注射器等)应严格管理,定量、定点放置,班班清点并交班。

2. 患者使用指甲钳、剃须刀等物品,应在护理人员看护下进行并及时收回。

3. 护理人员执行护理操作时,不能将针头、锐器、皮管等物品遗漏在病室内。危险物品使用前后都应仔细清点数量,一旦缺少应立即向科室领导汇报,并组织人员积极寻找,防止意外事件发生。

4. 患者入院、探视、外出返回病房时,当班护理人员应仔细检查患者所带的物品,危险物品和贵重物品应交家属带回。

四、家属的安全管理

1. 做好家属安全宣教工作,告知精神障碍症状的特殊性,危险物品管理制度和意义,要求家属探视时不带入危险物品。
2. 告知家属探视制度和意义,避免其在患者治疗和休息时间来探视。
3. 每次探视都应做好安全检查,因为探视的人员可能为不同人群,有将危险物品带入病房的可能。
4. 指导家属疾病相关知识、疾病可能带来的风险,避免刺激患者或对患者过度保护。

五、护理人员的安全管理

1. 护理人员应加强安全管理意识,严格执行各项规章制度,认真履行岗位职责,规范操作。
2. 密切观察病情,如患者情绪不稳,幻觉妄想症状加重,应及时报告医生,并采取相应的措施。
3. 加强自我防范意识接触患者要有警惕性,与患者保持一定距离,不可与患者单处一室,不要站于角落,以防患者冲动时无处可退。注意接触的方法,避免激惹患者。
4. 建立良好的护患关系,多与患者沟通交流,了解患者的心理需求,关心、理解患者。

视频:基础护理

任务四 精神障碍患者的分级护理

分级护理制度是护理工作中一项重要的管理制度,是合理安排护理人力资源的重要依据,是检验护理工作能否诚信服务于患者的试金石。规范落实分级护理有利于提高护理质量,提高患者满意度,降低护理风险。

精神科分级护理是根据患者病情轻重,对自身、他人及周围环境安全的影响程度和生活自理能力来分级的,分为特级护理、一级护理、二级护理、三级护理。

一、特级护理

(一) 护理对象

1. 精神障碍患者伴有严重躯体疾病,病情危重,生活完全不能自理者。
2. 具有严重暴力、消极行为,受伤或自杀未遂后果严重,生命体征不稳定,需要重点监护,可能需要抢救的患者。
3. 严重的药物不良反应者。

(二) 护理要点

1. 严密观察病情,监测生命体征,随时做好护理记录。
2. 认真落实基础护理及各项治疗和护理措施,严防并发症。
3. 予以封闭式管理,患者应在工作人员视线内活动。
4. 随时做好抢救准备。

二、一级护理

(一) 护理对象

1. 尚不需特级护理的重症患者。如中毒、脱水、自杀、癫痫大发作或持续发作、木僵、谵妄、昏迷、瘫痪、外伤患者;心、肝、肾衰竭,或身体极为衰弱,或需严格卧床休息,生活不能自理者。
2. 严重的消极和极度紧张兴奋者,或有严重的被害妄想、自罪妄想、幻觉,导致消极、冲动、拒食者。
3. 特殊治疗需要严密观察病情和加强监护的患者。如无抽搐电休克治疗(MECT)者,以及大剂量使用精神药物治疗出现严重药物反应者。
4. 新入院患者。

(二) 护理要点

1. 安置在易于观察的病室内,每半小时巡视 1 次,床旁交接班。
2. 患者外出必须由工作人员陪护,物品由工作人员管理,洗漱用品应上锁保管。
3. 根据医嘱实施各项治疗与护理,进行健康教育和心理护理。
4. 有病情变化及时报告医生处理,并做好护理记录。

三、二级护理

(一)护理对象

1. 一级护理患者病情好转且稳定,精神障碍症状不危害自己和他人。
2. 生活自理尚有一定困难需协助者,或年老体弱、儿童患者等。
3. 有轻度自杀、出走念头的流露,但能听劝说且无行为者。

(二)护理要点

1. 患者可在病室内自由活动或在工作人员陪护下参加各种户外活动。
2. 每小时巡视一次,评估病情及治疗反应,如有异常随时做好记录。
3. 根据医嘱实施各项治疗。
4. 根据病情实施针对性护理,防止意外和并发症发生。
5. 有计划地安排患者参加康复活动。
6. 进行针对性的健康教育,加强心理护理。

四、三级护理

(一)护理对象

1. 症状缓解、病情稳定的康复期患者。
2. 即将出院的患者。

(二)护理要点

1. 每2小时巡视患者一次。
2. 评估病情,了解患者出院前的心理状态,加强心理护理并帮助解决心理社会问题,如有异常随时做好记录。
3. 根据医嘱实施各项治疗。
4. 根据病情实施针对性护理,防止意外和并发症发生。
5. 组织患者开展康复活动,如参加休养员座谈会,与其商讨制订劳动技能训练计划,鼓励其每天参加院内工娱及体育活动,为出院恢复工作、学习等做适应性准备。
6. 提供相关的健康教育和出院指导。

思考题

病房来了一位蓬头垢面、全身脏乱的男人,他自言自语、双手乱舞。假如你是值班护士,如何对其进行精神状况评估?

文字编写:栾　娜

数字资源:包盈晶

在线测试:
项目四

护考直击:
项目四

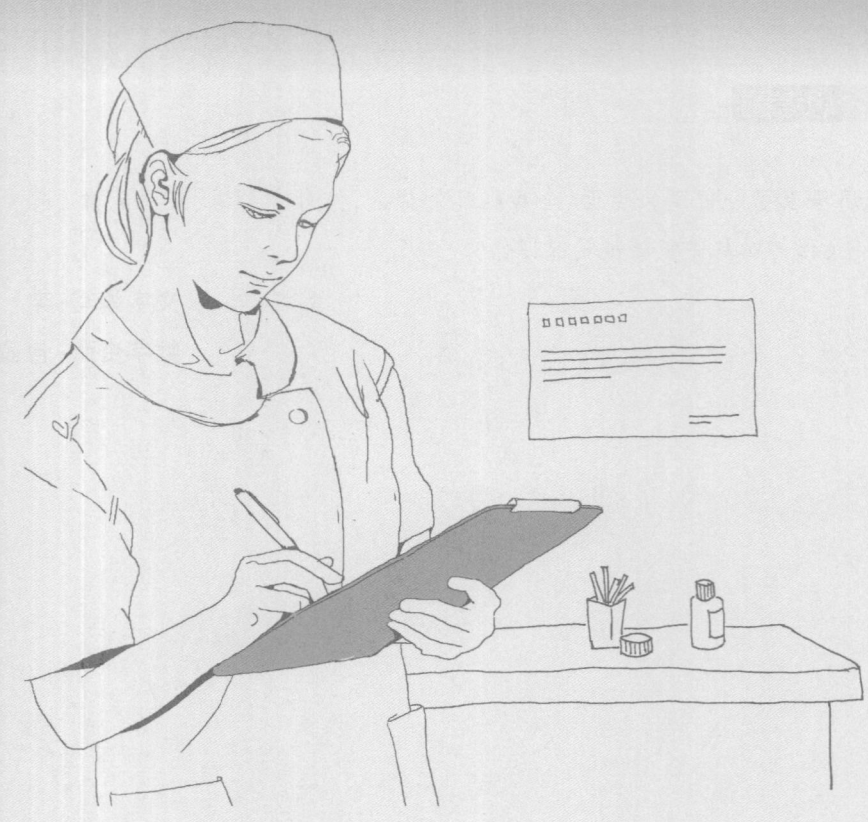

项目五 精神科急危状态的防范与护理

学习目标

1. **知识目标**：了解精神科急危状态的原因；熟悉精神障碍急危状态的外在表现；掌握精神科急危状态的防范与护理知识。

2. **能力目标**：能早期识别精神科急危状态并进行有效防范与护理。

3. **素质目标**：具有安全防范意识，严格执行规章制度，认真履行岗位职责，规范操作。

精神科急危状态是指患者在精神症状或其他原因的影响下,突然发生难以自控的,可能危及物品、自身及他人安全,需要立即干预的状态,如暴力行为(violence)、自杀行为(suicidal behavior)、出走行为(run away)、噎食(choke feed)、吞服异物(swallowing a foreign body)等。这些急危状态会导致严重后果。对此的预防与护理直接关系到患者预后与医疗护理质量。因此,护理人员必须要有高度的责任感和安全意识,掌握应急事件的处理能力,做到早期识别、有效防控,减少对患者和他人的伤害。

任务一 暴力行为的防范与护理

暴力行为是精神科病房急危事件中最为常见的,是指精神障碍患者在精神症状或社会心理因素影响下,突然发生的威胁人身安全或毁物的破坏性行为。由于精神科护士接触患者的时间较多,面对暴力行为的机会也相对较多,所以对于这种急危状态必须严格预防、及早控制。

视频:保护性约束

典型病例

暴 力 行 为

患者,男,21岁,初中文化,未婚。诊断"精神分裂症"。于2018年5月因中考压力大而急性起病,表现大声吵闹、无故哭泣、到处乱跑,曾于当地精神病院门诊就诊,服用"氯丙嗪、利培酮"等药物后病情好转,能胜任工作。2022年7月因阑尾炎手术停用抗精神病药物导致旧病复发,在家乱蹦乱跳,一下拍电灯,一下放水,有时突然跪在地上烧香拜佛。因家人劝其服药便要动手打家人。家人无法管理,故将其送入医院治疗。患者入病房后表现兴奋,大吵大闹,不肯住院,故予以保护性约束。第二天晨起患者要求上厕所,护士见其情绪尚稳定,予以解除保护。但患者排尿后在厕所内到处泼水,并将自己锁在里面,情绪激动,不听劝说,不让工作人员进入,在厕所内踢门。医院保安到场后,患者情绪更加激动,喊道:"你们如果进来,我就砸玻璃!"随即动手砸玻璃,之后突然冲出厕所冲向护士办公室乱砸,见人就打,并大声叫喊:"我要出院,我没有精神病!"其他工作人员赶到后,一组工作人员在远处劝说患者,分散其注意力,另一组工作人员迅速将患者控制,约束于床上。

一、护理评估

(一) 暴力行为发生的原因

1. 精神障碍症状所致　暴力行为多发生在急性期症状较为活跃时,如有被害妄想症状的患者,认为自身安全受到威胁时,可能对他人怀有敌意,甚至对其进行攻击;命令性幻听可使患者攻击他人;谵妄状态的患者,常因恐怖性的错觉、幻觉而突然发生伤人、毁物行为。此外,精神运动性兴奋、违拗、情感障碍、焦虑、智力低下、人格障碍、精神活性物质所致精神障碍等都可能导致暴力行为的产生。有的患者否认自己有病,且经常觉得难以离开医院,于是产生恐惧、焦躁情绪,并通过暴力行为宣泄。

2. 心理社会因素　某些不良刺激也会导致暴力行为的发生。如环境嘈杂、拥挤、天气炎热、家属或医护人员态度不冷静、言语动作伤害患者自尊、患者间的摩擦冲突、封闭管理、强制入院等。另外,患者的不合理要求遭到拒绝时也会以暴力行为相威胁。

(二) 暴力行为的临床表现

1. 暴力行为的征兆
(1) 言语特征:声音大,语速快,内容具有威胁性或有侮辱性言语,无理要求多。
(2) 情绪特征:激动、愤怒、不满。
(3) 行为特征:表情凶恶、双眼直视、紧握双拳、敲击或捶打物品、来回踱步、坐立不安,或突然拒绝配合治疗与护理,有明显违反病房制度的倾向或行为。

2. 暴力行为的表现　如摔砸物品、破坏室内设施、对他人进行人身攻击,甚至持有凶器危害他人安全。

暴力行为评估量表见本项目附表5-1。

二、护理诊断

有对他人施行暴力行为的危险　与患者的精神障碍症状和某些精神因素有关。

三、护理目标

1. 患者住院期间能够通过适当的方式宣泄和表达情绪。
2. 病人能控制暴力行为,不发生冲动伤人毁物行为。

四、护理措施

（一）预防暴力行为发生的护理措施

对有暴力倾向患者的护理，重在预防，尽快控制症状，避免刺激因素，做好安全护理与心理护理。

1. 创设治疗性环境，减少不良刺激　提供安静舒适的治疗环境，保持室内通风良好，温度适宜，物品摆放有序、陈设简单，避免环境拥挤而增加激惹患者情绪的概率。护理人员举止文明，不因自身言行和秩序忙乱而激惹患者。在患者情绪激动时，应暂缓执行可能加重患者不安的护理操作。

2. 密切监护，加强安全护理　护理人员要强化自身的安全意识，严格执行病房安全管理制度，加强检查，防止患者获取或私藏危险物品。重点患者重点交接班，对有暴力倾向的患者要密切监护了解病情，必要时将其安置在隔离病房，由专人护理，限制其活动范围，可遵医嘱实施保护性约束。对此类患者实施护理操作时，应至少由2名护理人员同时进行，并保持足够的安全距离。当患者出现暴力行为征兆时，积极使用降温技术稳定患者情绪。

3. 加强心理护理　护理人员要用镇定的语气与患者沟通，这样对其激动情绪可起到安抚作用，切忌流露紧张、激动的态度，以免激惹患者。在接触此类患者时，主动关心和理解患者，做好风险评估，针对患者的具体情况进行正面劝导，做好健康教育，可以选择性地告知暴力行为可能引起的后果，鼓励患者主动控制自己的冲动行为。对患者提出的合理要求，如打电话、散步等要尽量满足，对于有不合理要求且态度强硬的患者，则要善于因势利导，婉言拒绝，不宜正面冲突和一口回绝。在实施保护性约束期间，要告知患者这样做的目的是协助他控制不适当的行为，有利于他的康复。

4. 治疗护理　治疗是控制症状最有效的措施。对兴奋躁动无法自控的患者，护士可遵医嘱给予有关药物，如镇静剂可迅速控制患者情绪，催眠药物可保证患者夜间睡眠，从而控制症状进一步发展，无抽搐电休克治疗可有效控制患者的精神症状，这些均有利于患者的治疗与康复。

5. 基础护理　做好日常护理的观察与记录，做好患者约束期间的营养供给和个人卫生清洁。

（二）发生暴力行为时的护理措施

当患者发生伤人毁物行为时，护理人员要保持沉着冷静，切忌慌乱地叫嚷，可以通过温和、镇定的语言稳住患者，并设法争取更多的支援以控制场面，可由一组护理人员正面劝说以分散其注意力,创造解救时机,另一组护理人员找准时机夺下患者所持器械,以适当的方式制服患者并予以约束,遵医嘱给予镇静药物,如肌内注射氟哌啶醇、地西泮等。要充分考虑到现场的安全,最大限度地保证患者、医护人员及其他人员的安全。

暴力行为控制后,要一如既往地关心患者,诚恳、友善地与患者交流,倾听患者的感受,充分了解原因,了解患者心理的动态变化。当患者病情控制后,可以与其共同协商以后的应对方法,提供求助的技巧或适当的发泄情绪的途径,如击打沙袋等,鼓励患者按照可自我控制、别人能接受的方式宣泄不良情绪,避免暴力行为的再次发生。

五、护理评价

1. 患者能否对自己的行为做出正确判断和选择。
2. 患者的情绪是否趋于稳定,是否发生暴力行为。
3. 患者的人际关系是否改善。

任务二　自杀行为的防范与护理

世界卫生组织对自杀的定义是:一个人有意识地企图伤害自己的身体,以达到结束自己生命的行为。目前国际上将自杀分为成功自杀、自杀未遂和自杀意念三类。有自杀行为且导致死亡者,称为自杀成功;有自杀行为但未导致死亡者,称为自杀未遂,有自杀想法但未付诸行动,称为自杀意念。本任务内容中仅研究精神障碍患者的自杀行为,防范患者产生自杀行为是护理人员的重要任务。

典型病例

自 杀 行 为

患者,女,57岁,小学文化,已婚,被诊断为"复发性抑郁障碍"。某日10:50左右患者在吃完午饭后要求到楼下收衣服,当时患者未穿病号服,情绪稳定,护士要求患者穿好病号服后再出去,患者拒绝并态度强硬,并讲:"我只是出去收一下衣服,马上就会上来的。"因属于三级护理,故护士开门让其出去,但5分钟后未见返回,护士立即打电话到门卫要求不要放任何人出医院大门,并派其他护士在院内寻找,之后又派人到周边寻找患者,一直未找到。11:40护士再次到医院附近河边时,见桥上有很多群众围观,还有警察,才得知河面上有漂浮物,疑似尸体,打捞上岸后经病区护士、家属确认为该患者。

一、护理评估

(一) 自杀行为的原因评估

精神障碍患者的自杀行为与多方面因素有关,既有本身疾病状态的影响,也受到患病前的不良人格、家族史、既往史及患病后经受创伤性事件、认知改变等多方面因素的影响。

1. 精神障碍症状所致　资料显示,精神障碍患者数占自杀总人数的30%,其中自杀风险最高的精神障碍是抑郁障碍。精神分裂症患者也是自杀的高危人群。近年来研究发现,神经症、适应障碍与创伤后应激障碍的自杀率也较高,并且当上述疾病彼此共患或有既往史,或共患精神物质滥用、人格障碍等精神障碍时,自杀的风险增加。这些疾病的自杀行为常由抑郁情绪、幻觉、妄想等精神症状所致。

2. 心理社会因素　严重、突发的生活事件常会引起患者自杀意念,如患者住院期间家中发生变故、经济来源中断、被遗弃、与家人发生争吵等等。此外,患者患病后精神压力增加,疾病痛苦感难以承受,尤其是即将康复出院时想到重返社会可能要面对诸多困难、挫折、压力,或者认知评价发生了改变,也可能选择自杀以求解脱。

(二) 自杀行为的征兆评估

多数患者在实施自杀行为时会比较隐蔽,但患者多会在自杀前通过以下方式暴露出自己的自杀意念。

1. 言语特征　有些患者会在言谈中涉及与自杀、死亡有关的内容,或谈论自杀的手段、方法,甚至公开表达"不想活了"。有的患者则会刻意回避有关自杀的讨论。

2. 情绪特征　患者常流露出失望、无助、厌世,表现悲观、绝望、情绪低落、哭泣,或对人冷淡、疏远。还有的患者故作轻松愉悦来掩饰内心的矛盾与痛苦。当产生自杀意念后,患者可能会因为强烈的内心冲突而紧张、焦虑、易激惹。在情感方面各种突然的、难以解释的变化均可能是企图自杀的危险信号。

3. 行为特征　如写遗书,立遗嘱,嘱托未尽事宜,清点个人物品,将多年珍藏赠予他人等。有的患者表现出一反常态的行为变化,如原本配合治疗的患者突然拒绝任何治疗,或原本被动接受治疗的患者突然过分地合作,等等。还有的患者会搜集刀、剪等锐利物品,或积存药物,等等。

4. 其他　如失眠、食欲缺乏、体重减轻等。

(三) 自杀行为的时间与方式评估

患者经常伺机寻找和利用独处的时间来实施自杀行为,如家属外出、护理人员暂离病房、夜间、工作人员交接班时。自杀的方式有自缢、割腕、触电、吞食异物等,以自缢较为多见。

自杀行为评估量表见本项目附表 5-1。

二、护理诊断

1. 有自杀的危险　与精神疾病病情和创伤性因素有关。
2. 绝望　与无用感、无助感、无希望感有关。
3. 应对无效　与缺乏社会支持系统有关。

三、护理目标

1. 患者住院期间情绪稳定,不发生自杀行为。
2. 患者住院期间能主动诉说痛苦体验,有效应对问题。

四、护理措施

(一) 预防自杀行为的护理措施

1. 加强安全护理　护理人员对病区内的消极患者要做到心中有数,密切观察其病情变化,防止意外事件发生。重点患者重点交接班,加强巡视,加强安全检查,不让患者活动时离开护士视线,严防患者获取危险物品,如药物、玻璃碎片、绳子等。对家属要加强教育,防止带入刀、剪等危险物品。如患者情绪突然好转,可能意味着将实施自杀计划,所以不能仅凭患者情绪的好转而放松警惕。

2. 重视心理护理　护理人员要理解患者的病态心理,倾听患者诉说内心痛苦,鼓励患者表达真实想法,甚至可以鼓励患者表达一些涉及自杀意念的内容,如是否有厌世的念头等。这种开诚布公的交谈,能帮助护理人员与患者建立起信任的治疗性关系,有助于护理人员及早发现自杀的征兆,开导患者,从而降低自杀的风险。

患者常持有负向的认知和情感,护理人员要帮助患者树立面对生活的勇气和信心,表扬其优点,设法提升患者的自我价值感,例如安排一些有益的活动,让患者积极参与,或是向患者请教一些知识,使其感到自己没有被忽视。还可以为患者提供发泄负性情感的机会和途径,与患者共同探讨如何应对挫折。在对患者实施监护时要充分尊重患者人格,不要给患者以"被监视"的感觉。

此外,护理人员还要评估患者的压力来源,帮助患者有效解决一些实际问题,例如护理人员可以联系家属增加探视次数,与患者加强沟通交流,这样有利于稳定患者情绪,减少患者与外界的隔绝感。

3. 做好睡眠护理　激烈的内心冲突常常会影响到睡眠,患者可能出现入睡困难、早醒等。对这类患者,除了解其睡眠障碍的原因,进行心理疏导外,还可遵医嘱给予催眠药物,保证其睡眠时间和质量,避免在夜深人静时发生意外。

4. 加强节假日、值班期间对患者的管理　节假日、值班期间护理人员相对较少,有消极念头的患者往往会抓住这个时间点,实施自杀行为,故在此期间护理人员应以高度责任心加强安全防范措施,严格执行交接班和病区安全管理制度,以防范意外事件发生。

5. 治疗护理　护理人员要做好给药护理,防止患者藏药或蓄积药物,确保患者遵医嘱服药以控制病情。对于有强烈自责自罪、强烈自杀企图的患者,其自杀行为可能防不胜防,可在排除禁忌证后配合医生实施无抽搐电休克治疗,并做好相应的护理工作。鼓励患者积极参加适合的工娱治疗,通过从事一些有积极意义的活动来兴奋精神、释放紧张,如浇花、散步、手工制作等,以增强其价值感、成就感和归属感。

6. 基础护理　做好日常护理的观察与记录,保证患者营养与水分的正常摄入,督促患者随天气变化增减衣物,保持良好的个人卫生。

(二)发生自杀行为时的护理措施

1. 一旦发现患者自杀,应立即使患者脱离危险情境并实施抢救,例如,对自缢患者,护理人员应托住其身体后再松解或剪断绳索,防止坠地跌伤;对心搏骤停的患者要立即安置好体位,实施心肺复苏术,对症维持生命体征的平稳;对服毒者应立即评估患者生命体征,了解所服毒物的种类、性质、服药时间,通过催吐、洗胃、灌肠、导泻、应用解毒药物等措施抢救患者生命;对有外伤出血的患者,应迅速清创、止血、包扎,维持生命体征的平稳。

2. 做好患者自杀后的心理护理,对其自杀行为不要断然评价和批评指责,要了解其心理的动态变化,以制订有针对性的护理措施,防止自杀行为的再次发生。

五、护理评价

1. 患者是否产生自杀行为。
2. 患者是否形成积极的自我概念、对自杀有正确认识。

任务三　出走行为的防范与护理

精神障碍患者住院期间，在精神症状或其他因素影响下，未经允许擅自离院的行为，称为出走行为。患者一旦离院出走，会使系统治疗中断，原有病情加重，而且可能遭受意外伤害，也可能肇事肇祸，危及社会安全，所以在精神科病房中要严防患者走失。

典型病例

出 走 行 为

患者，女，57岁，小学文化，已婚，诊断"精神分裂症"。患者住院5月余，经过治疗病情基本稳定，但患者思家心切，经常追问什么时候可以让其出院。因家中子女忙于工作，一直没有接她回家。某日上午，患者在送检查途中，跟在其他病友后面，趁陪送人员不注意时偷偷溜走，并将病号服脱下扔在角落，从医院大门口走出。护士发现后即积极寻找，但未发现患者行踪，立即与家人联系并报警，中午时其家人来电称该患者已安全到家。接到电话后，医院立即安排车辆将患者从家中接回。

一、护理评估

（一）出走行为的原因评估

1. **精神障碍症状所致**　例如，躁狂状态的患者活动增多，伺机出走；有幻觉妄想症状的患者受症状支配，认为医院威胁到了自身安全而出走；患者缺乏自知力时，认为自己没有病，无须住院而出走；有自杀企图的患者因医院防范严密，无法实施自杀计划而伺机离院出走实施自杀；有人格障碍、病态心理的患者想离开医院去上访、告状；其他如意识蒙眬状态、智力障碍的患者，会漫无目的地出走。

2. **精神因素的影响**　例如，不习惯单调、封闭的住院生活，或对住院治疗感到恐惧，思念亲人，惦念工作，觉得自己被冷落、被欺负或与人发生口角等，这些因素都可能促使出走行为的发生。

3. **其他因素**　例如，由于护理人员工作疏忽，患者趁外出检查或工娱活动时擅自出走；病房设施损坏后未及时维修等。

（二）出走行为的征兆评估

1. 言语特征　经常提及出走的方式、时间，特别关心工作人员的作息规律，对疾病诊断与治疗有质疑、不信任。

2. 情绪特征　焦虑、烦躁、不安心住院，也有的患者对护理人员过分热情，企图骗取医护人员的信任。

3. 行为特征　坐立不安、东张西望，经常在病房出入口处徘徊、窥探情况，或寻找不结实的门窗；出现睡眠障碍；过分合作、配合或热心助人，以取得护理人员的信任。

二、护理诊断

1. 有走失的危险　与精神障碍症状、对疾病认知、护理人员工作失误有关。
2. 焦虑　与缺乏对住院治疗的认识和某些心理社会因素有关。
3. 恐惧　与缺乏对住院治疗的认识有关。
4. 有受伤害的危险　与自我防御能力下降有关。

三、护理目标

1. 患者住院期间情绪稳定，配合治疗与护理，不发生出走行为。
2. 患者能理解住院的重要性，对疾病有正确的认识，能安心接受治疗。

四、护理措施

（一）预防出走的护理措施

1. 创造治疗性环境，加强安全护理　严格执行病房的安全管理制度和交接班制度，每班交接时必须清点患者数；患者进出病区时，也应清点患者数；护送患者外出检查时，患者须在护理人员视野内，护理人员要密切注意患者的动向；对有出走企图的患者，必须重点监护，重点交接班，严密观察其病情动态，限制其活动范围；对损坏的门窗要及时修理，病区钥匙要妥善保管，严防出走行为发生。

2. 建立良好的护患关系，做好心理护理　护理人员要主动与患者交流，了解其心理变化，耐心地进行心理疏导，消除其出走的念头。例如，指导患者如何正确看待治疗、如何妥善处理人际关系，对思念家人的患者可联系家属增加探视次数并协助劝说。

3. 治疗护理　对有出走企图的患者要尽快控制症状,降低出走发生的概率。还要设法丰富住院疗养生活,安排患者参加适当的工娱治疗项目,转移患者出走的意念,消除患者的焦虑和恐惧,增强患者对治疗的依从性。

(二) 发生出走行为时的护理措施

患者一旦出走,应立即上报并组织人力寻找,防止患者离开医院,同时应及时通知患者家属和其他相关人员,必要时可请公安部门予以协助,最大限度地降低发生意外的概率。对出走后归院的患者,不要批评指责,而要诚恳地与其交流,了解出走的原因及心理变化,帮助患者分析和解决促使患者出走的问题,以便做好下一步的监护工作,防止出走行为的再次发生。

五、护理评价

1. 患者住院期间是否发生出走行为。
2. 患者的精神障碍症状是否得到控制,自知力是否恢复,能否安心接受住院治疗。

任务四　噎食的防范与护理

凡在进食时发生食物堵塞咽喉部或卡在食管的狭窄处,甚至误入气管,引起呼吸抑制,甚至危及生命的情况可判断为噎食。

典型病例

噎　食

患者,女,37岁,被诊断为"精神分裂症"。某日 6:39 吃早餐时被馒头噎住,面色发绀,用手在工作人员面前比画(告诉工作人员咽喉部有东西卡住,当时患者已不能发出声音),一位护士立即上前清除口腔异物,另一位护士紧急呼叫其他护理人员,同时给予刺激咽反射、拍背、腹部冲击,仍无效,6:43 在赶到现场的护理人员帮助下进行倒立拍背,患者吐出约核桃大小的馒头块后,面色很快转红润,患者自诉:"好了,人舒服了。"

一、护理评估

（一）噎食发生的原因评估

1. 精神症状因素　因精神症状导致不知饥饱而出现抢食或暴食时发生噎食；有研究发现癫痫患者进食时发生抽搐也可导致噎食。

2. 药物因素　服用抗精神障碍药物出现锥体外系反应，使咽喉肌功能失调，抑制吞咽反射，导致噎食的发生。

3. 病理因素　脑器质性疾病、假性延髓性麻痹常可引起吞咽反射迟钝，当进食过快或过多时易发生噎食。

4. 生理因素　老年人由于牙齿脱落或咀嚼、吞咽功能下降，加之精神药物引起吞咽功能下降，如食团过大或进食过快，在咀嚼不够细的情况下易发生噎食。

（二）噎食的临床表现

1. 患者进食时突然不能说话，并出现窒息的痛苦表情。
2. 患者通常用手按住颈部或胸前，并用手指口腔。
3. 患者可出现剧烈的呛咳、呼吸困难、面色发绀、目光发直、痉挛，甚至出现意识丧失、全身瘫软、四肢发凉、大小便失禁、呼吸停止等。

二、护理诊断

1. 有噎食的可能　与抗精神障碍药物的使用和器质性疾病有关。
2. 有窒息的危险　与患者的疾病发作和抗精神障碍药物的使用有关。
3. 营养失调：低于机体需要量　与锥体外系反应所致吞咽困难有关；与生理因素所致牙齿松脱和咀嚼功能不良有关。

三、护理目标

1. 患者住院期间不发生噎食。
2. 密切观察，及时发现并根据医嘱处理药物引起的锥体外系反应。
3. 保证营养物质的摄入。

四、护理措施

(一) 预防噎食的发生

1. 提高责任心　护理人员应掌握病情不同时期的表现,多观察巡视。在进餐护理时认真观察,不催促患者进食,及时发现并阻止抢食和暴食现象。注意观察药物的副作用,发现异常或病情变化应及时报告并协助医生进行处理。

2. 饮食护理

(1) 对于智力低下的重度精神发育迟滞患者和自理能力低下的老年阿尔茨海默病患者,应由护理人员给予喂饭,喂食时每口不宜过量,速度不宜过快。同时应嘱咐老年患者进食时注意力集中,不要讲话、看电视。

(2) 自行进食的患者应集体用餐,有利于护理人员进行观察。就餐结束后不要让患者将馒头糕点等食物带出餐厅独自食用,以免引发噎食。

(3) 癫痫患者进餐时要给予安静的环境,注意态度和语气,避免患者情绪激动引发抽搐导致噎食。

(4) 吞咽困难患者要给予半流质软食,必要时打成糊状再进行喂食,这样既不易引起误咽,也能保证患者的营养摄入。

(5) 卧床患者喂食时注意体位,以半卧位为佳,同时颈部略向前倾,这样容易引起咽反射,可以减少误吸。

(6) 躯体疾病伴意识障碍者,可通过输液或鼻饲等补充营养,意识清醒后以流质开始训练进食,逐步恢复。

(7) 有呛咳的患者须防止食物误入气道引发吸入性肺炎,为防止食管反流引起误吸,餐后应保持坐位半小时以上。

(8) 约束患者进食时要解除约束。

(二) 噎食的急救处理

1. 发现噎食者,就地急救,分秒必争,立即有效清除口咽部食物,保持呼吸道通畅,同时通知医生。具体可采取"一抠二置"的方法或海姆立克(Heimlic)手法。

(1) 一抠:用中指、示指从患者口腔中抠出异物。

(2) 二置:将患者拦腰抱住,头朝下并用掌拍其背部,借助震动使食物松动、向喉部移动后抠出。

(3) 海姆立克手法:立于患者后方,双手环绕患者腰间,左手握拳并用拇指突起部顶住患者上腹部,右手握住左拳,向后上方冲击、挤压。

2. 遵医嘱给予对症处理,如开放静脉通道或心肺复苏,观察生命体征。在心肺复苏的同时,应注意及早进行脑复苏。

五、护理评价

1. 患者是否了解发生噎食的原因,能否较好地应对处理,有无发生噎食现象。
2. 患者能否改变不良进食习惯,是否做到有规律、细嚼慢咽地进餐,既保证营养的供给,也避免噎食的发生。
3. 发生噎食后抢救是否及时,有无并发症发生。

知识拓展

吞服异物的防范与护理

精神障碍患者吞服异物的现象并不少见,如吞服体温计、硬币、戒指、玻璃片、手表、牙刷、纽扣等物品,多见于有自杀企图者、住院不安心者、对抗行为者或阿尔茨海默病患者。吞服异物的危险视异物的性质而有所不同,如吞服的异物为锋利的金属或玻璃片可损伤消化道黏膜,引起出血。因此,应做好吞服异物的防范和护理。

防范:病区环境应保持清洁、简化;危险品严加保管,班班清点,做好交接班;患者外出返回时应做好安全检查;对有食异物史的患者要加强看护;对伴有严重消极的患者应密切观察,及时处理。

护理:专人看护患者,稳定其情绪,劝慰患者,使其说出吞服异物的种类、大小、数量及身体的不适感等。同时报告医生,利用 X 线和 B 超检查异物的种类及对身体伤害的程度。如咬碎体温计并吞服了汞,应立即给患者吞服蛋清或牛奶;如吞服的是锐利物品且表面较光滑,可尽快给患者多食粗纤维蔬菜,还可以同时使用缓泻剂,促进肠蠕动以利于异物排出。这期间须对患者的每次粪便进行检查。××医院精神科风险因素评估表及噎食风险因素评估表见附表 5-1 及附表 5-2。

附表 5-1:××医院精神科风险因素评估表

项目	内容	分值	日期				
暴力行为风险评估	1. 混乱:出现明显的混乱和定向力丧失。如分不清时间、地点、人物等	5					

续表

项目	内容	分值	日期					
暴力行为风险评估	2. 易怒:容易生气或恼怒,无法容忍别人的存在等	3						
	3. 喧闹:行为明显大声或吵闹。如摔门、说话时大声喊叫等	1						
	4. 肢体攻击:有明显用肢体威胁他人的意图。如摆出攻击的姿势、拽别人衣服、挥动手臂、抬腿、握紧拳头或做出要用头顶人的样子等	1						
	5. 语言攻击:说话声音突然提高并有恐吓和威胁他人的明确意图。如语言攻击、说粗话、漫骂、以咆哮、攻击的方式表达中立看法等	2						
	6. 物品攻击:攻击对象为物品但不是人。如乱扔物品、砰砰的敲打或砸窗户、踢、敲打或用头撞击物品、砸家具等	1						
	得分:							
自杀行为风险评估	1. 绝望感	3						
	2. 近期负性生活事件	1						
	3. 被害妄想和有被害内容的幻听	1						
	4. 情绪低落和/或兴趣丧失或愉快感缺乏	3						
	5. 人际和社会功能退缩	1						
	6. 言语流露自杀意图	1						
	7. 计划采取自杀行动	3						
	8. 自杀家族史	1						
	9. 近亲死亡或重要关系丧失	3						
	10. 精神病史	1						
	11. 丧偶	1						
	12. 自杀未遂史	3						

续表

项目	内容	分值	日期							
自杀行为风险评估	13. 社会-经济地位低下	1								
	14. 饮酒史或酒精滥用史	1								
	15. 罹患晚期疾病	1								
	得分：									
出走行为风险评估	1. 曾有出走史	5								
	2. 有记忆障碍或定向障碍者	2								
	3. 无自知力、强制住院	1								
	4. 有明显的幻觉妄想	1								
	5. 对住院治疗感到恐惧	1								
	6. 有寻找出走机会的表现	2								
	得分：									

结果分析：
1. 暴力行为风险评估：=0 分为低风险；1~2 分为中度风险；>2 分为高风险。
2. 自杀行为风险评估：≤5 分为低风险；6~8 分为中度风险；9~11 分为高风险；≥12 分为极度高风险。
3. 出走行为风险评估：≤2 分为低风险；3~4 分为中度风险；≥5 分为高风险。

附表 5-2：××医院噎食风险因素评估表

项目			分值	日期							
精神症状		兴奋、话多	1								
		暴饮暴食、抢食	1								
		进食速度过快	1								
药物因素	药物副作用	锥体外系反应	1								
		唾液分泌减少、口干	1								
	药物	服用镇静催眠药物	1								
病理因素		轻、中、重度阿尔茨海默病	3								
		脑血管意外后遗症	1								
		有癫痫发作史	1								
生理因素		年龄≥65 岁	1								
		牙齿脱落影响咀嚼功能	1								
		咳嗽、吞咽反射减退	2								

续表

项目	分值	日期					
既往发生过噎食现象	1						
合计	16						
评估者							

评估说明：

1. 每一个入院患者都要进行噎食评估；病情变化时（如出现药物副作用、暴饮暴食等）应随时评估；高危患者应每天评估。

2. 轻、中、重度阿尔茨海默病评分依次为1分、2分、3分。

3. 咳嗽、吞咽反射减退使用洼田饮水试验进行评分：患者端坐，饮30 mL温开水，观察所需时间和呛咳情况。

1级（优）：能顺利地1次将水咽下；

2级（良）：分2次以上，能不呛咳地咽下；

3级（中）：能1次咽下，但有呛咳；

4级（可）：分2次以上咽下，但有呛咳；

5级（差）：频繁呛咳，不能全部咽下。

折叠评定：1级，5秒之内，为正常（0分）；

　　　　　1级，5秒以上或2级为可疑（1分）；

　　　　　3~5级，为异常（2分）。

4. 低、中、高危的分界：低危，≤3分；中危，4~6分；高危，≥7分。

5. 低、中危患者均列为噎食危险者，高危患者须制订相应护理措施以防范意外发生，并记录在护理记录单上。

6. 噎食风险因素评估表保管时间为2年。

思考题

1. 患者，女，67岁，被诊断为"阿尔茨海默病"。某日早餐进食馒头时被噎住，面色发绀，用手在工作人员面前比画（告诉工作人员咽喉部有东西卡住，当时患者已不能发出声音）。作为值班护士，如何抢救？

2. 凌晨2:00查房时发现一位患者悬挂于窗边，你作为值班护士如何进行抢救？

文字编写：孔得宇

数字资源：许国达

在线测试：项目五

护考直击：项目五

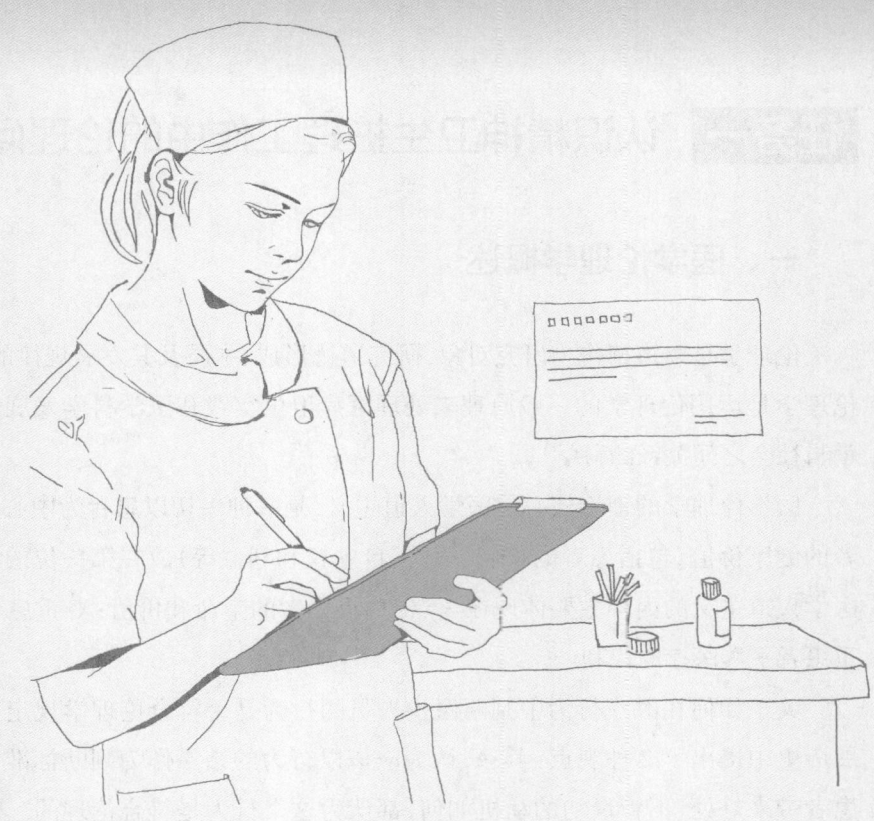

项目六 精神卫生护理相关的伦理与法律问题

学习目标

1. 知识目标：了解精神卫生护理工作中的伦理与法律问题；熟悉精神障碍患者的权利与义务；掌握精神卫生护理工作中的伦理与法律对策。

2. 能力目标：能在精神卫生护理工作中遵守相关法律规定，维护患者利益并保护自身权益。

3. 素质目标：具有遵守职业规范，依法从事精神卫生护理工作的职业素养。

任务一　认识精神卫生护理工作中的伦理问题

一、医学伦理学概述

伦理学是以道德作为研究对象,研究道德形成、本质及其发展规律的科学。医学伦理学是运用伦理学的一般原理来处理医疗卫生实践和医学科学发展中人与人、医学与社会之间关系的科学。

医学伦理学的理论核心是医学人道主义,是一种一切以患者为中心,把患者和患者的健康价值(包括患者的权利、尊严、自主权和利益等)放在第一位的思想和观点。医学人道主义的内容主要体现在3点:尊重患者的生命和价值;尊重患者的人格;尊重患者平等医疗的权利。

关于如何在医疗行为中判断医护人员的行为是否符合伦理学规定,在伦理学发展历史中提出了2种观点:其一,认为应该以行为的结果作为判断标准,如果行为对患者带来好处,不管最初的动机如何,都认为这个行为是符合伦理的。例如,对精神障碍患者采取的强制医疗,虽然在治疗初期侵犯了患者的自主权,但对精神障碍患者的治疗是有帮助的,因此是符合伦理的。其二,认为应该以医护人员行为的动机作为判断标准。例如,医生将某一病人的自杀企图告知家人,虽然这违背了尊重患者的隐私权原则,但医生的动机是出于患者安全考虑,因此仍然是符合伦理的行为。由此可见,在医疗实践活动中,结合医护人员行为的动机和结果来进行双重判断才是科学的伦理判断。

二、医学伦理学原则及其具体应用

(一) 医学伦理学原则

在解决医疗道德难题的过程中,医学伦理学得到了逐步完善,形成了系统的医学伦理学原则,此原则是根据医学伦理学理论核心和主要内容,为医护人员制定的行为准则,主要有以下4条。

1. 生命神圣与价值原则　其含义主要包括两点:一是尊重他人的生命,二是尊重生命的价值。

2. 有利无伤原则　其含义是医疗行为的动机与结果均应对患者有利,而且应避免对患者的伤害,在伤害难以避免的情况下,应当以最小的代价获取患者最大的利益。这些伤害包括技术性伤害、行为性伤害及经济性伤害。例如，两种检查都能用于同一种疾病，应该选择对患者伤害小而且经济的检查。

3. 尊重与自主原则　基本含义是对人应该尊重，承认每个成年的、具有健全思维能力的人有权决定其自身的行为，包括知情同意权及隐私保密权。

4. 公正与公益原则　公正的含义是对同样需要的人同样对待，而公益原则是要将对患者的责任与对社会、他人、后代的责任统一起来。公正不等于公平，例如，医院只有一张床位，在两位患者都需要住院的情况下，应按照哪个患者更需要立即住院来决定。

（二）医学伦理学原则的具体应用

医学伦理学原则在实际应用中可能面临冲突。例如，对有暴力倾向的精神障碍患者，不能一味地保护该患者的隐私权，要考虑到他人的生命安全和社会公益原则。在具体应用中一般要遵循以下方法。

1. 原则的主次序列　一般首先考虑生命价值原则，其次是有利无伤、尊重自主及公正公益原则。例如，临床研究虽然有利于社会公益，但必须对患者的伤害不大于临床常规的处理，必须知情同意后才能进行。

2. 双重效应原则　在许多利弊兼存的行为中，医护人员行为的目的必须是有利的，患者在医护人员的行为中得到的利也必须大于弊。

三、精神卫生护理工作中常见的伦理问题

精神障碍的治疗历史中，一直存在伦理学的问题。在神学思想占统治地位的西方，精神障碍患者曾经被认为是魔鬼缠身而用火焚烧；在文化闭塞的落后地区，仍有人使用"巫术"来治疗精神障碍患者。随着精神病学的发展，对精神障碍的治疗与护理有了长足的进步，但在精神科医疗工作中，仍然存在较多的伦理学问题。

（一）限制性医疗与患者自主权的冲突

由于大部分精神障碍患者缺乏疾病自知力，不愿意住院或治疗，因此封闭式住院模式仍是重性精神障碍患者的主要治疗模式，但这种住院模式实质上已经干涉了患者的自主权与人身自由权。住院的管理中，被一般人群视为极其普通的一件物品，都可能作为攻击或自杀的工具而被限制使用。例如，住院患者必须解除皮带和鞋带，不允许使用尖柄的牙刷。在治疗及护理过程中，知情同意原则在精神障碍患者中执行也存在一定的伦理问题。例如，阿尔茨海默病患者及严重精神障碍患者失去了正常成人的行为能力，不能作出对自己的健康负责的有利选择，此时知情同意权一般是由其家人代理完成

的。经过一段时间治疗，患者疾病缓解，有能力作出知情同意时，应该由谁来决定进一步的治疗与护理选择？在精神科护理工作中，还有一个突出的伦理问题是如何执行保护性约束，对有攻击、自杀、自伤行为及行为紊乱的患者，保护性约束的目的是保护患者自己或他人免受伤害，但这实际上高度限制了患者的人身自由，甚至影响到了患者的尊严。

（二）护理需要与患者隐私权的冲突

为患者保密是尊重原则的重要体现，保密内容包括患者的疾病信息与个人信息。由于精神障碍患者有强烈的病耻感，对精神科护理人员来说，保护患者的隐私尤为重要。但在护理实践中，常常因为工作要求，无法做到隐私的保护。例如，护理人员在接触某一精神疾病患者后，了解到该患者产生了被害妄想，并有可能采取伤人行为，此时保护患者隐私权与社会公益原则及尊重他人生命原则出现了明显的冲突；重症精神障碍患者在发作期常常失去生活自理能力，需要护理人员完成基础护理工作；为了保证安全，在精神科病区，甚至厕所也安装了摄像头。如何在保证病区安全及完成生活护理的同时保护患者的隐私，是精神科病房管理中长期探索的问题。另外，在护理研究、护理查房和护理带教工作及按照政府要求对重症精神障碍进行社区管理的工作中，都会涉及患者个人信息等隐私的保护问题。

（三）精神科护理人员素质与伦理要求的冲突

重症精神障碍患者常常被误解为没有正常意识或思维的人，有些医务人员习惯性地认为与精神障碍患者是无法进行有效沟通交流的，在工作中难免出现漠视患者情感和正常需求的态度、语言和行为。有些护理人员会把精神障碍患者的攻击或紊乱行为理解成故意使坏，采取非医疗目的的惩罚或辱骂患者的行为。还有些护理人员在工作之余谈论精神障碍患者发病时的表现，不注意保护患者的隐私。这些行为不仅是对精神障碍患者人格的不尊重，也有可能对其造成精神及躯体方面的伤害。

四、精神卫生护理工作中的伦理对策

在精神科护理工作中不注意伦理问题有可能造成护患矛盾，甚至造成医疗纠纷。针对精神科护理工作中的伦理冲突，护理人员不但要提高自身素质，而且要熟悉相应法律法规，熟悉医学伦理学原则并在临床工作中熟练运用。

（一）提高精神科护士的职业素质和个人素质

精神科护理人员要具有人道主义的同情心和爱心，尊重患者的人格，满足患者的合理需求,例如,维护患者住院期间的通信权,绝不允许谩骂、体罚、羞辱等侵权行为的出现。在与患者的沟通交谈中,首先要树立将患者当作正常人的无病假设,认为患者是可以交流沟通的,才能真正做到对精神障碍患者人格的尊重。精神科护理人员必须认真学习专业知识,了解患者的行为是受精神症状支配,而非个人意愿,不对精神障碍患者采取非医疗目的的惩罚、辱骂和殴打等行为。精神科护理人员要站在患者角度,体谅他们的疾苦,不在工作之余谈论患者的隐私和发病时的愚蠢可笑行为。

(二) 强制医疗及保护约束的伦理原则与应用

精神障碍患者实施强制医疗、隔离及保护约束,在一定程度上侵犯了患者的自主权,只有当患者的行为可能危及他人及本人的安危,或对社会造成破坏时才能实施。《中华人民共和国精神卫生法》(以下简称《精神卫生法》)第四十条规定:"精神障碍患者在医疗机构内发生或者将要发生伤害自身、危害他人安全、扰乱医疗秩序的行为,医疗机构及其医务人员在没有其他可替代措施的情况下,可以实施约束、隔离等保护性医疗措施,实施保护性医疗措施应当遵循诊断标准和治疗规范,并在实施后告知患者的监护人。"护理人员要注意规范操作保护约束,在事前事后告知患者,做到尊重患者的人格,必须在执业医师开具医嘱后才能实施,并认真评估,在患者病情改善后及时解除约束。

(三) 精神障碍患者知情同意的伦理原则与应用

严重精神障碍患者在疾病发作期丧失自知力,不能对自己的健康负责并作出恰当的治疗护理选择时,护理人员要耐心向家属及患者解释,尊重患者及家属的知情权和健康权,履行自己的告知义务。对重性精神疾病缓解后及轻度精神障碍,要认真(重新)评估患者的行为能力,耐心向患者本人告知每项护理操作的目的、操作过程,提高护理依从性。

(四) 精神障碍患者隐私权的伦理原则及应用

在不影响他人及本人生命安全,不影响社会公益的前提下,要尽可能保护患者的隐私,尊重患者,获得患者的信任。在护理科研、护理带教等工作中,首先要取得患者或家属的知情同意,在获得许可后才能使用患者个人信息及疾病信息,并且要向患者及家属保证,这些信息使用仅仅局限在相关的工作范围。精神科护理人员必须学习新的精神科病房管理理念,根据不同病情状态和个人隐私保护要求,尽可能分级管理。例如,在患者疾病缓解期,在生活护理及护理观察过程中应给予更大的隐私权。

任务二 认识精神卫生护理工作中的法律问题

精神卫生护理工作与法律之间关系密切，精神科护理人员在从事临床护理工作过程中，应该对相关法律知识有所了解并严格遵守各项法律法规要求，从而达到更好地维护患者利益及保护自身权益的目的。

一、相关概念

（一）民事行为能力

民事行为能力是民事主体独立地以自己的行为为自己或他人取得民事权利和承担民事义务的能力。

（二）刑事责任能力

刑事责任能力指行为人辨认和控制自己行为的能力。辨认能力是指一个人对自己行为的性质、意义和后果的认识能力。控制能力是指一个人按照自己的意志支配自己行为的能力。

《刑法》第十七条，对刑事责任年龄作出如下规定：已满十六周岁的人犯罪，应当负刑事责任。已满十四周岁不满十六周岁的人，犯故意杀人、故意伤害致人重伤或者死亡、强奸、抢劫、贩卖毒品、放火、爆炸、投放危险物质罪的，应当负刑事责任。已满十二周岁不满十四周岁的人，犯故意杀人、故意伤害罪，致人死亡或者以特别残忍手段致人重伤造成严重残疾，情节恶劣，经最高人民检察院核准追诉的，应当负刑事责任。

精神病人的刑事责任能力：① 完全无刑事责任能力的精神病人。《刑法》第十八条第一款规定：精神病人在不能辨认或者不能控制自己行为的时候造成危害结果，经法定程序鉴定确认的，不负刑事责任，但是应当责令他的家属或者监护人严加看管和医疗；在必要的时候，由政府强制医疗。② 完全有刑事责任能力的精神病人。《刑法》第十八条第二款规定：间歇性的精神病人在精神正常的时候犯罪，应当负刑事责任。③ 限制刑事责任能力的精神病人。《刑法》第十八条第三款规定：尚未完全丧失辨认或者控制自己行为能力的精神病人犯罪的，应当负刑事责任，但是可以从轻或者减轻处罚。

二、精神障碍患者的权利与义务

（一）精神障碍患者的权利

《精神卫生法》在总则中宣示：精神障碍患者的人格尊严、人身和财产安全不受侵犯。精神障碍患者的教育、劳动、医疗以及从国家和社会获得物质帮助等方面的合法权益受法律保护。有关单位和个人应当对精神障碍患者的姓名、肖像、住址、工作单位、病历资料以及其他可能推断出其身份的信息予以保密；但是，依法履行职责需要公开的除外。任何组织或者个人不得歧视、侮辱、虐待精神障碍患者，不得非法限制患者的人身自由。同时，《精神卫生法》还对保障患者权利作了一些具体规定。

1. 保障患者获得救治、康复的权利　医疗机构接到送诊的疑似精神障碍患者，不得拒绝为其诊断；不得因就诊者是精神障碍患者，推诿或者拒绝为其治疗属于本医疗机构诊疗范围的其他疾病；有关方面应当为严重患者免费提供基本公共卫生服务，提供精神科基本药物维持治疗，按照规定对家庭经济困难的严重患者参加基本医疗保险给予资助；患者通过医保支付医疗费用后仍有困难或者不能通过医保支付医疗费用的，应当优先给予医疗救助；社区康复机构应当为需要康复的患者提供场所和条件，对患者进行生活自理能力和社会适应能力等方面的康复训练，监护人应当协助患者进行康复训练。

2. 保障患者接受教育和就业的权利　政府及有关部门应当采取有效措施，保证患有精神障碍的适龄儿童、少年接受义务教育，扶持有劳动能力的患者从事力所能及的劳动，并为已经康复的人员提供就业服务。

3. 保障患者知情同意等权利　医疗机构及其医务人员应当将患者在诊疗过程中享有的权利和治疗方案、方法、目的及可能产生的后果告知患者或者其监护人；实施导致人体器官丧失功能的外科手术等治疗措施，应当取得患者书面同意并经医疗机构伦理委员会批准；除在急性发病期或者为了避免妨碍治疗可以暂时性限制外，不得限制患者的通信和会见探访者等权利；自愿住院治疗的患者可以随时要求出院，医疗机构应当同意。

4. 保障患者申请救济的权利　对有危害他人安全行为或者危险的严重患者实施住院治疗，患者或者其监护人对需要住院治疗的诊断结论有异议的，可以要求再次诊断；对再次诊断结论有异议的，可以自主委托依法取得执业资质的鉴定机构进行精神障碍医学鉴定。为保障患者的司法救济权利，还明确患者或者其监护人、近亲属认为有关单位和个人侵害患者合法权益的，可以依法提起诉讼。

此外，《精神卫生法》还对故意将非精神障碍患者作为精神障碍患者送入医疗机构、医疗机构未以精神健康状况为依据将就诊者诊断为精神障碍患者以及司法鉴定人出具虚假鉴定意见等违反法律规定的行为设定了严格的法律责任。

(二) 精神障碍患者的义务

1. 有如实陈述病情的义务。
2. 有配合医疗机构和医务人员进行检查治疗的义务(遵守医嘱的义务)。
3. 有尊重医务人员的劳动及人格尊严的义务。
4. 有遵守医疗机构规章制度的义务。
5. 有接受强制性治疗的义务。

三、精神卫生护理涉及的法律问题

(一) 损害患者健康权

大部分精神障碍患者缺乏自知力,不能对自己的行为作出理性的判断,加之精神障碍患者的反应迟钝,主诉不准确,如果护理人员不认真履行职责,使护理与治疗措施不能及时正确落实,这实质上是损害了患者的生命健康权。

(二) 侵害患者隐私权

由于诊断、治疗、护理的需要,患者会将一些个人的隐私,如家庭、个人的挫折与不幸,恋爱婚姻生活,包括身体缺陷、不正常的性心理、生活资料等和盘托出,这是对护理人员的特殊信赖。如果护理人员未保守秘密,将患者的隐私和秘密不经意泄露或当作笑料传播和扩散,则属于侵害患者隐私权。

(三) 忽视患者安全权

精神障碍患者是一个特殊群体。精神科病房常有意外情况发生,若护理人员对患者的反常行为不采取防范措施或防范措施不当,造成患者逃跑、自伤、自缢及肢体损伤等现象发生,是忽视了患者的安全权。

(四) 侵害患者人身权

对可能伤害自身或他人的精神障碍患者,使用保护性约束或隔离措施是必要的。如果仅因患者顶撞护士或其病态行为使护士遭受言语性伤害,便将患者约束起来以示惩罚,则是严重的侵权行为。

四、精神卫生护理工作中的法律对策

（一）强化法律意识

护理人员要学法、懂法，在护理操作工作中守法。只有自己的医疗护理行为不违背法律法规，日后发生医疗纠纷才有维权的法律基础。护理人员必须熟知患者的权利，让患者充分了解发生在其身上的医疗行为的真相，取得患者及家属的理解与配合，从而减少护患纠纷。

视频：精神卫生法

（二）谨慎注意义务

抗精神药物在治疗精神障碍的同时，会出现强弱不等的不良反应，护理人员应尽量加以详细说明。对于严重精神障碍不能辨认或不能控制自己行为的精神障碍患者应在法定监护人知情同意的基础上实施各种诊疗护理措施。

（三）严格掌握约束患者原则

约束患者的原则：一是有利于患者的治疗和康复；二是不伤害患者。约束的目的是保护患者，预防其对社会及自身产生危害。应严格掌握适应证，尽量征得法定监护人同意。在约束过程中要慎重，要以安全为前提，体现人性化服务原则。

（四）尊重患者人格

在为患者服务中，做到文明礼貌，举止文雅，同时积极与患者沟通交流，对患者及家属提出的疑问和某些过激的语言及行为，应心平气和地解释、安慰、体谅，以实际行动感召他们，自觉地为患者提供护理服务。

（五）加强安全管理

护理安全管理是指运用技术、教育、管理三大对策，从根本上采取有效的措施，把差错事故减少到最低限度，确保患者安全，防范意外事故，把隐患消灭在萌芽状态，创造一个安全高效的医疗护理环境。因此，对精神障碍患者进行检查需要寻找一种既不损害患者自尊又能完成安全检查程序的方法。譬如，对刚入院的患者说："请您把身上贵重物品交给您的家人或我们代为保管，好吗？"大部分患者都会乐于接受。有极个别患者不合作时，可以在工作人员的协助下由家属来完成。

思考题

分析下列案例并回答问题。

一位精神障碍患者住院期间突然情绪激动,声称值班护理人员要害他,并动手攻击护理人员,其他医护人员劝解无效后对其进行保护性约束。第二天家属来院探视,发现患者右手腕被约束的地方有红色勒痕。家属对此很有意见并找到病房负责人投诉。

问题:
1. 本案例中值班护理人员的做法是否违反了伦理和法律要求?
2. 实施保护性约束时有哪些注意事项?

文字编写:张玲玲
数字资源:戴佳宁

模块二　常见精神障碍患者护理

　　模块二包含精神分裂症、抑郁障碍、焦虑及恐惧障碍、强迫障碍、分离性障碍等11个常见精神障碍患者护理,这些精神障碍通常发生于成年人,早期识别并妥善治疗和护理,帮助患者回归家庭和社会非常重要。

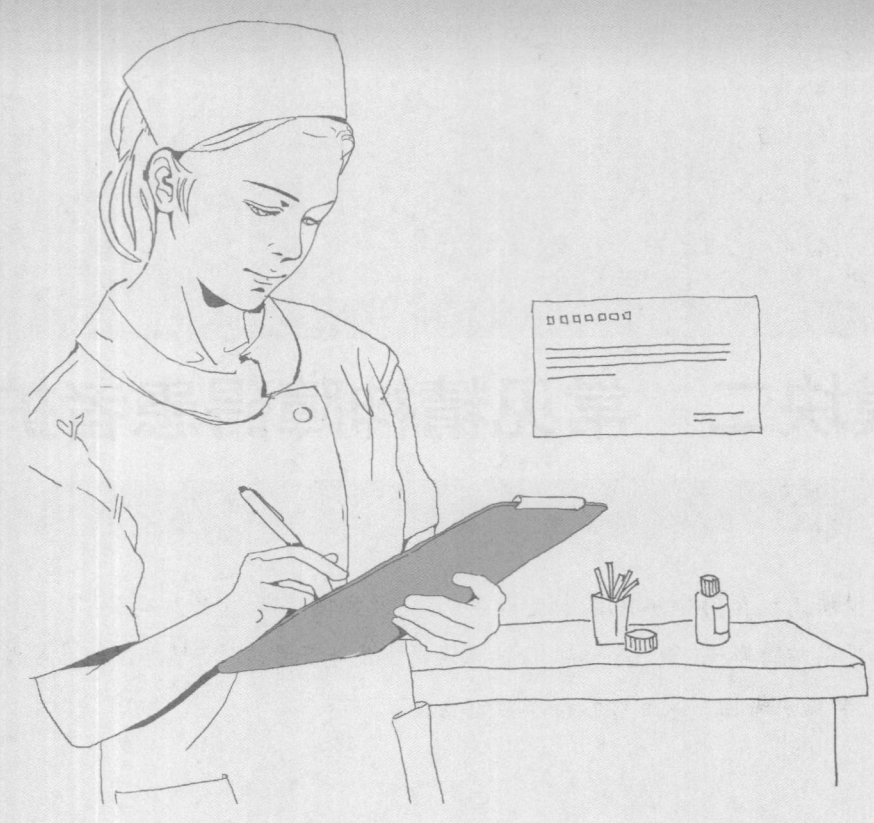

项目七　精神分裂症患者的护理

学习目标

1. 知识目标：了解精神分裂症的病因；熟悉精神分裂症的临床表现；掌握精神分裂症的护理知识。

2. 能力目标：能识别精神分裂症；能对精神分裂症患者进行护理；能开展关于精神分裂症疾病知识的健康宣教。

3. 素质目标：具有健康的心理素质；对精神分裂症患者有同理心；关爱精神分裂症患者。

情境导入

患者，男，32岁，大专，工人，已婚。因失眠、自言自语、行为紊乱1年，加重半月就诊。患者1年前工作受挫后逐渐出现精神症状。认为别人说话是在议论他，说别人看不起他，走在马路上感觉周围人都对他有意见。经常面对墙壁自言自语，有时听见外面有声音，认为是别人在说他坏话。他坚信配偶对自己不忠实，有外遇，以致查其手机、衣物等日常生活用品。近1周来患者病情加重，认为邻居收买了公安局的人，派人来跟踪监视他，并用高科技仪器控制他的思想，让他头痛，使他生不如死，因而想跳楼自杀。病前性格：内向少语，与人交往少，爱看书。

家族史：父母两系三代无精神疾病史。体格检查未发现异常。精神检查：仪态端正，意识清楚，智力正常，对答切题，表情紧张，所谈多为上述内容，但进一步追问却说不出道理。无自知力。

问题：患者存在哪些精神症状？可能的疾病诊断是什么？如何护理？

任务一 认识精神分裂症

精神分裂症是一组病因尚未完全阐明的精神疾病，多起病于青壮年，常有认知、情感、行为等多方面的障碍和精神活动与环境的不协调，一般无意识障碍和明显的智能障碍，病程多迁延。

一、病因及发病机制

（一）遗传因素

通过家系调查、双生子和寄养子的研究，证明遗传因素在此病的发展中具有一定作用。国内外有关本病家系的调查资料表明：此病在近亲中的患病率较一般人群要高数倍，并且血缘关系越近，患病率越高。有关双生子研究的结果表明：精神分裂症单卵双生的同病率是双卵双生的4~6倍。寄养子的研究亦支持遗传因素的作用。Heston将本病患者的47名子女自幼寄养在精神健康的家庭，以50名父母精神健康的子女做对照。至成年后，实验组有5人患精神分裂症，22人有病态人格；对照组无精神分裂症患者，9人有病态人格，差别有显著性。

（二）大脑结构异常

CT和MRI检查发现部分精神分裂症患者与年龄相当的正常人相比，有明显的脑结构变化。患者有侧脑室扩大，与既往治疗无关。这些变化见于第一次精神分裂症样发作的患者。MRI 研究证实精神分裂症有脑室扩大,还有脑皮质、额部和小脑结构较小,胼胝体的面积、长度和厚度与对照组相比亦有差别。在疾病过程中反复检查,并未发现脑室继续扩大,提示这种异常并非因病程的进行性发展造成。

(三) 神经生化异常

1. 多巴胺(DA)功能亢进假说　DA 功能亢进假说主要来源于精神药理方面的研究,拟精神病药物苯丙胺能在正常人引起与急性精神分裂症妄想型十分相似的临床症状。苯丙胺的药理作用是在中枢突触部位抑制 DA 的再摄取,使受体部位 DA 的含量增高。此外,抗精神病药物是通过阻滞 DA 受体的功能而发挥治疗作用,是 DA 受体拮抗剂。

2. 5-羟色胺(5-HT)假说　5-HT 代谢异常可能与精神分裂症情感、行为控制及 DA 调节释放有关。

3. 谷氨酸生化假说　谷氨酸是皮质神经元的主要兴奋性递质,谷氨酸受体拮抗剂如苯环利定(PCP)、氯胺酮等可引起一过性精神症状,出现幻觉和妄想,亦可引起阴性症状。推测中枢谷氨酸功能不足是精神分裂症的病因之一。

(四) 神经发育异常

研究表明,病毒感染影响胎儿神经发育,与精神分裂症患者皮质神经细胞结构紊乱有关。

(五) 社会心理因素

精神分裂症与社会经济背景及生活事件密切相关。研究发现,精神分裂症的患病率与社会阶层呈负相关,与社会经济和教育程度成反比。临床发现,多数精神分裂症患者的病前性格表现为内向、孤僻、敏感多疑,很多患者可以在病前 6 个月追溯到相应的生活事件。

二、临床表现

(一) 临床症状

此病临床症状复杂多样,精神科的几乎全部精神症状和症状群均可出现在疾病的不同时期和不同类型中,没有任何一个病例能够表现精神分裂症的所有症状。为方便治疗与护理,可以将精神分裂症的症状分为阳性症状和阴性症状两大类,见表 7-1。

表 7-1　精神分裂症临床症状汇总

精神症状		临床表现
阳性症状	思维障碍	思维松弛、思维中断、思维破裂、诡辩性思维、病理性象征性思维、语词新作、妄想等
	情感障碍	矛盾情感、情感倒错等
	意志行为障碍	意向倒错、矛盾意向、违拗、被动服从、蜡样屈曲、空气枕头、模仿言语、模仿动作、紧张性兴奋等
	感知觉障碍	幻觉、感知综合障碍等
阴性症状		思维贫乏、情感淡漠、意志减退、行为活动减少等

（二）临床分型

精神分裂症依据稳定的临床症状可分成若干个临床亚型,分述如下。

1. 偏执型　又称妄想型,是精神分裂症最常见的类型。一般起病较缓慢,起病年龄也较其他各型晚,如治疗彻底,可获得较满意的缓解。其临床表现主要是妄想和幻觉,但以妄想为主,主要有关系妄想、被害妄想、疑病妄想、嫉妒妄想和影响妄想。幻觉以言语性幻听最常见,内容多使人不悦,如讽刺、批评、议论、威胁、命令等。命令性幻听常常使患者出现伤害他人或伤害自己的行为,这种症状应视为精神科的急诊症状,需给予积极的控制和治疗。议论性幻听往往使患者不停地自语自笑、对空谩骂或用手紧捂双耳。患者的幻觉和妄想内容多较离奇、抽象、脱离现实,而情感反应则常受妄想或幻觉的支配。

典型病例

偏执型精神分裂症病例

患者,男,43岁,教师。1年前,患者无明显诱因凭空听到对面楼上有人喊他的名字,对面楼与其所住的楼相距约60 m。患者听到有声音叫自己过去,但看不见人。因此,患者犹豫不决,又听到有人说:"你怎么不过来呀?"有的声音内容为批评患者不正经,辱骂他是流氓。患者把这件事告知家人,家人都否认有声音存在,但患者仍坚信不疑。

近1个月来在上街时,患者看到街上的人谈话,疑心是别人打听他的情况;看到邻居聊天则以为他们在谈论自己的"家丑"。患者觉得自己被人冤枉了,感到特别委屈,便向单位和派出所写材料,汇报自己的情况,并为自己辩白。此后,其活动有所减少,成天待在家里,紧张不安,食欲明显减退。期间无兴奋话多、夸大和冲动伤人等。入院诊断"精神分裂症偏执型"。

2. 青春型　患者一般发病年龄比较早,呈持续性病程,多在青春期急性或亚急性起病。临床主要表现是:言语增多,内容荒诞离奇,想入非非,思维凌乱,甚至破裂;情感喜怒无常,变化莫测;表情做作,好扮鬼脸;行为幼稚、愚蠢、奇特,常有兴奋冲动。患者的本能活动(性欲、食欲)亢进,也可有意向倒错,如吃脏东西等。幻觉生动,妄想片段,常凌乱不固定,内容荒诞,与患者的行为相一致。此型病程发展较快,虽可有自发缓解,但治疗和维持不及时、不系统也容易再发。复发状况要考虑到患者的维持用药、家庭和社会的维系因素,以及个人对疾病的认识和重视程度等。抗精神病药物系统治疗和维持治疗可延长缓解期,减少发病。

典型病例

精神分裂症青春型病例

患者,男,18岁,学生。3个月前因高考成绩不理想急性起病。常突然半夜起来学鸡、狗叫。此后常独自外走,去向不明。在家打人,砸玻璃。有时裸体,乱蹦乱跳。有时吃草、纸、木头。常提出奇怪的问题,如"鸡的血压是多少?""人是生出来的还是蹦出来的?"一会儿哭,一会儿笑。言语极不连贯,例如,说别人要解剖他,医生要害他,老神仙不让他吃饭。患者称他的病是害怕天文试验而得的。门诊以"精神分裂症青春型"收入院。

3. 紧张型　此型较为少见。起病较急,多在青壮年期发病。其临床表现主要是紧张性木僵,患者不吃、不动,也不说话,如泥塑木雕,或如蜡像一般,可任意摆动其肢体而不反抗,但意识仍然清醒。有时会从木僵状态突然转变为难以遏制的兴奋躁动,这时行为暴烈,常有毁物伤人行为,严重时可昼夜不停,但一般数小时后可缓解,或又进入木僵状态。此型治疗效果理想,在各亚型中预后最好。

典型病例

精神分裂症紧张型病例

患者,男,22岁,大学生。2周前,患者变得较以前沉闷,下课后即回宿舍卧床,注视屋顶一角,后呆坐床上。听课时常发愣,有时低声自言自语,或冷笑,常迟到或旷课。1周前,患者动作迟缓,一顿饭需一个多小时,有时走到厕所边就站住不动。5天前开始,整天卧床,不吃不喝,叫他推他均无反应,表情呆板。入院检查时,全身肌张力增高,将四肢上举或抬高头部,患者保持此姿势很久不变。门诊以"精神分裂症紧张型,木僵状态"收治入院。

4. 单纯型 单纯型常以不知不觉地发展起来的离奇行为、社会退缩和工作能力下降等为临床特征。临床症状主要是逐渐发展的精神衰退,妄想和幻觉不明显。此型患者在发病早期常不被注意,往往经数年病情发展较严重时才被发现,此时患者的阴性精神症状已非常明显了,治疗效果较差。随着精神卫生事业的发展,对这一类型早期的临床表现也有了发现和认识,患者得以早期就医,各种早期干预的措施和治疗手段也越来越多,使症状得以缓解,所以典型的单纯型患者已经很少见到。

典型病例

精神分裂症单纯型病例

患者,男,18岁,学生。4年前,患者无原因逐渐与人交往减少,生活懒散,孤独少语,不与同学来往,常独自呆坐在教室内,期末考试各门功课都不及格。高二新学期开学后,患者向家长要求不再读书了,未征得家长同意,就不再去上学。在家呆坐,或偶尔看书报。一听到家人要与其交谈就说"心烦"而予以拒绝。半年后生活更加懒散,不主动进食,不出家门,不洗澡,不漱口,白天不去厕所就在自己房间内排便。看见家人就躲起来。有时患者认为别人吐痰是表示对自己反感。入院诊断"精神分裂症单纯型"。

精神分裂症各型的比较见表7-2。

表7-2 精神分裂症各型的比较

类型	频度	发病年龄	起病形式	症状	病程发展	预后
偏执型	最常见	青年中年	缓慢	妄想、幻觉	缓慢	较好
青春型	较常见	青年	较急	不协调症状	较快	较差
紧张型	少见	青年中年	较急	木僵等紧张症状	较快	较好
单纯型	少见	少年青年	很缓慢	阴性症状	很缓慢	差

5. 其他型 精神分裂症除以上几种精神病性症状较为明显的类型外,还有未分化型、残留型和抑郁型等几种类型。未分化型符合精神分裂症的诊断标准,但不符合上述任何一种亚型的标准,或表现出一种以上亚型的特点但没有一组明显占优势的诊断特征。残留型精神分裂症是指在以阳性症状为主的活动期后迅速转入以阴性症状为主的非特征性表现的人格缺陷阶段的精神分裂症,此型在精神分裂症中也较为多见。抑郁型精神分裂症是指急性期除阳性症状外,同时伴有抑郁症状的精神分裂

症。如精神分裂症其他各种症状减轻后才逐渐出现抑郁症状，则称为分裂症后遗抑郁状态。

三、诊断

在遗传生物学、生物化学等实验室检查尚未发现有特异性变化以前，精神分裂症的诊断主要依据全面可靠的病史、临床特点。参照ICD-11诊断标准，诊断要点如下。

1. 症状特点　患者在意识清晰的基础上持续较长时间出现下述症状，出现的条目越多，精神分裂症的可能性越大。

（1）持续的妄想，如夸大妄想、关系妄想、被害妄想等。

（2）持续的幻觉（最常见的是听幻觉）。

（3）思维紊乱（如语词新作），严重时患者的言语不连贯无法被理解。

（4）被动体验或被控制感。

（5）阴性症状，如情感淡漠、言语贫乏、情感反应退缩等。

（6）明显的行为紊乱，如出现怪异的行为

（7）精神运动性症状，如紧张不安或木僵等。

2. 病程特点　存在上述症状至少1个月。

3. 社会功能明显受损。

4. 排除脑器质性、躯体疾病及精神活性物质所致精神障碍。

四、治疗

抗精神分裂症药物在精神分裂症的治疗中起着重要作用。支持性心理治疗、改善患者的社会生活环境及为提高患者社会适应能力的康复措施也十分重要。一般在急性阶段以药物治疗为主。在慢性阶段，心理治疗和康复训练对预防复发和提高患者社会适应能力有十分重要的作用。

（一）抗精神分裂症药物治疗

抗精神分裂症药物又称神经阻滞剂，能有效地控制精神分裂症的精神症状。

1. 抗精神分裂症药物的分类　见表7-3。

2. 临床应用　抗精神分裂症药物具有抗精神分裂症作用，即抗幻觉、妄想作用（治疗阳性症状）和激活作用（治疗阴性和认知症状）；非特异性镇静作用；预防疾病复发作用。

表 7-3　抗精神分裂症药物的分类

种类	作用受体	分类与药物举例	主要特点
第一代(典型、传统、经典)抗精神分裂症药物	通过阻断多巴胺受体起到抗幻觉、妄想的作用	1. 吩噻嗪类：如氯丙嗪、硫利达嗪、奋乃静、氟奋乃静、三氟拉嗪、癸氟奋乃静等 2. 硫杂蒽类：如氯普噻吨、氟哌噻吨等 3. 丁酰苯类：如氟哌啶醇、癸氟哌啶醇、五氟利多 4. 苯甲酰胺类：如舒必利 5. 二苯氧氮平类：如洛沙平	具有抗精神分裂症作用，可以改善精神分裂症的阳性症状，但对阴性症状疗效差，会引起锥体外系症状和催乳素分泌增多
第二代(非典型、新型)抗精神分裂症药物	既作用于多巴胺受体，又作用于5-HT受体	1. 苯异噁唑类：如利培酮、利培酮微球、帕利哌酮、棕榈帕利哌酮 2. 苯异硫唑类：如齐拉西酮 3. 二苯二氮䓬类：如氯氮平、奥氮平 4. 二苯硫氮䓬类：如喹硫平 5. 苯甲酰胺类：如氨磺必利 6. 喹诺酮类：如阿立哌唑	既可以改善阳性症状，又可以改善阴性症状和认知损害，较少出现锥体外系反应，患者的耐受性较好

(1) 适应证：抗精神分裂症药物主要用于治疗精神分裂症和预防精神分裂症复发，控制躁狂发作，还可以用于其他具有精神分裂症状的非器质性或器质性精神障碍。

(2) 禁忌证：严重的心、肝、肾疾病及有严重的全身感染者禁用，甲状腺功能减退、肾上腺皮质功能减退、重症肌无力、闭角型青光眼、有既往同种药物过敏史者也应禁用。白细胞过低者、老年人、孕妇和哺乳期妇女等应慎用。

3. 不良反应及其处理

(1) 锥体外系反应：① 急性肌张力障碍出现最早。成年男性和儿童比成年女性更常见。表现有眼上翻、斜颈、颈后倾、面部怪相和扭曲、吐舌、张口困难、角弓反张和脊柱侧弯等。处理：肌内注射东莨菪碱 0.3 mg 或异丙嗪 25 mg 可即时缓解。有时需减少药物剂量，加服抗胆碱能药物盐酸苯海索，或换服锥体外系反应小的药物。② 静坐不能在治疗 1~2 周后最为常见，表现为无法控制的激越不安、不能静坐、反复走动或原地踏步。处理：苯二氮䓬类药和 β 受体阻滞剂如普萘洛尔等有效，抗胆碱能药物通常无效。有时需减少药物剂量，或换服锥体外系反应小的药物。③ 药源性帕金森综合征最为常见，表现为运动不能、肌张力高、震颤和自主神经功能紊乱。严重者有协调运动的丧失、僵硬、佝偻姿势、慌张步态、面具脸、粗大震颤、流涎和皮脂溢出。处理：服用抗胆碱能药物盐酸苯海索，使用抗精神病药物时应缓慢加药或使用最低有效量。④ 迟发性运动障碍多见于持续用药几年后，以不自主的、有节律的刻板式运动为特征。最早体征常是舌或口唇周围的轻微震颤或蠕动。处理：尚无有效治疗药物,关键在于预防,使用最低有效剂量或换用锥体外系反应小的药物如氯氮平。抗胆碱能药物会促进和加重迟发性运动障碍,应避免使用。早期发现、早期处理有可能逆转迟发性运动障碍。

(2) 其他神经系统不良反应:① 恶性综合征。是一种少见的、严重的不良反应,表现为意识障碍、肌肉强直、高热和自主神经功能紊乱。最常见于氟哌啶醇、氯丙嗪和氟奋乃静等药物治疗时。处理:停用抗精神病药物,给予支持性治疗。可以使用肌肉松弛剂丹曲林和促进中枢多巴胺功能的溴隐亭治疗。② 药源性癫痫发作。抗精神病药物能降低抽搐阈值而诱发癫痫,多见于氯氮平、氯丙嗪和硫利达嗪治疗时。

(3) 自主神经不良反应:表现为口干、视物模糊、排尿困难和便秘等。严重时有尿潴留、麻痹性肠梗阻和口腔感染等。严重者给予抗胆碱药物对抗不良反应。

(4) 心血管系统不良反应:常见的有直立性低血压、心电图改变,少数患者会发生心源性猝死。护理人员应严密观察患者生命体征,对于出现的心血管系统不良反应立即报告医生,停药,遵医嘱做好对症处理。

(5) 内分泌及代谢不良反应:体重增加、水肿、阳痿、性欲减退、闭经、泌乳等。一般不需要处理,停药后可恢复。

(6) 精神方面的不良反应:许多抗精神分裂症药物会产生过度镇静,因此要严密观察患者用药后的效果。舒必利、奋乃静、三氟拉嗪、氟奋乃静、利培酮和阿立哌唑等可产生焦虑、激越;氯氮平、氯丙嗪等较易出现撤药反应,如失眠、焦虑和不安,因此,撤药时要根据医嘱逐渐减量,症状严重者做好对症处理。

(7) 药物过量中毒:精神分裂症患者常常企图服用过量抗精神病药物自杀。过量的最早征象是激越或意识混浊。可见肌张力障碍、抽搐和癫痫发作。脑电图显示突出的慢波。常有严重低血压及心律失常、低体温等,此时应报告医生配合抢救。

(8) 其他不良反应:可有粒细胞缺乏、谷丙转氨酶一过性升高,变态反应包括药疹、关节炎和淋巴结病等。严重者可发生剥脱性皮炎,应立即停药并积极处理。

视频:改良电痉挛治疗

(二) 物理治疗

物理治疗包括无抽搐电休克治疗(MECT)、经颅磁刺激等。物理治疗因其无创性、安全性能高、并发症少等优点而在临床上广泛开展。

无抽搐电休克治疗又称改良电痉挛治疗或醒目通治疗,是在电休克治疗前用静脉麻醉剂和肌肉松弛剂使患者处于无意识和肌肉完全去极化松弛状态,利用短暂适量的电流刺激大脑,诱导大脑皮质广泛性放电,促使脑细胞发生一系列生理变化反应,以达到控制精神症状的目的。MECT是目前精神科一种重要的治疗方法,是非药物治疗方法,同药物治疗相比,它能更加快速地控制精神症状,包括精神分裂症、抑郁障碍、躁狂障碍等。MECT适用范围广、安全性高、并发症少,易被患者和家属接受。

1. MECT的适应证

(1) 严重抑郁伴有强烈自伤、自杀企图及行为者,以及明显自责自罪者。

(2) 极度兴奋躁动、冲动伤人者。

(3) 拒食、违拗和紧张性木僵者。

(4) 抗精神分裂症药物治疗无效或对药物治疗不能耐受者。

2. MECT的禁忌证　MECT无绝对禁忌证,有些病情是相对禁忌证。对一些有相对禁忌证的患者应请内科或其他专科医生会诊,目的是针对疾病给予相应的医疗干预,使MECT能够顺利进行,而不是排除使用MECT。

3. MECT的操作程序

(1) MECT治疗共需医护人员至少4名。1名麻醉医生负责麻醉及活瓣气囊加压人工呼吸;1名精神科医生操作电痉挛治疗机,负责观察药物用量及通电后情况;2名护理人员进行器械准备,并负责静脉穿刺及术后病情观察。

(2) 患者仰卧于治疗床上,取下活动义齿,松解领扣、腰带。嘱患者放松。

(3) 护理人员作为助手协助麻醉医生做好诱导麻醉。即建立静脉通道,遵麻醉医生指令按顺序给药(注射硫酸阿托品、丙泊酚、氯化琥珀胆碱),并严密观察患者反应。当胸式呼吸停止,出现腹式呼吸及肌肉纤颤时,应立即终止给药。

(4) 麻醉后期将涂有导电糊的电极紧贴在患者头部两颞侧,或单侧大脑非优势半球的顶颞侧。电流为90~130 mA,通电时间为2~4秒。患者的表现是出现面肌、口、角、眼轮匝肌、手指和足趯轻微抽动,有的患者没有抽动,只是皮肤出现"鸡皮疙瘩",此皆为有效发作。

(5) 继之将患者颈下垫起、头后仰,疏通患者气道,行活瓣气囊加压人工呼吸5~10分钟,自主呼吸恢复后,拔除静脉针头。MECT的关键是掌握好肌肉松弛剂和麻醉药的用量及通电量。

(6) 疗程一般为6~12次。急性患者可每日1次后改隔日1次。

4. MECT的并发症及其处理

(1) 呼吸系统:① 舌后坠,帮助患者头向后仰,托起下颌,必要时用拉舌钳将舌拉出,保持气道通畅。② 窒息。口腔内分泌物及异物堵塞气道,处理方法是将头转向一侧,必要时进行电动吸引。

(2) 消化系统:① 恶心、呕吐。密切观察患者病情变化,发生异常情况应及时向医生反映,注意有无颅内压增高的症状,是否会出现脑血管意外等。② 误吸引起肺炎。根据医嘱给予对症处理。此并发症严重而危险,死亡率高,应认真做好禁食禁饮工作,以免后患。

(3) 中枢神经系统:① 记忆障碍。接受 MECT 的患者中,大约75%的人认为记忆损害是其最严重的不良反应,损害程度与接受电刺激的总量有关。记忆障碍为可逆性,一般 2~3 天可自行恢复。但要注意患者的焦虑情绪,向患者做好宣教。② 意识模糊、躁动不安。给予解释后予保护性约束,观察生命体征变化,加强巡视,保持床位整洁,意识清醒后解除保护,并做好解释。③ 头痛、头晕。了解头痛部位、程度、性质、规律,告知可能诱发及加重头痛的因素,如经常坐起、情绪紧张等。保持环境安静,光线柔和,必要时指导缓慢深呼吸,用冷热敷、按摩等方法减轻头痛。剧烈头痛者遵医嘱给予镇痛药。④ 谵妄。密切观察患者的意识状态,如出现谵妄等病情变化时及时报告医生,遵医嘱使用地西泮。

(三) 心理治疗

心理治疗对巩固疗效、提高自知力、增强患者服药的自觉性和依从性、预防和减少复发、促进社会功能的恢复有重要作用。对于经药物治疗症状得以控制、病情稳定的急性期患者及慢性期患者,均应辅以心理治疗,常用的方法有支持性心理疗法、认知领悟疗法、行为疗法、精神分析疗法等。

1. 支持性心理疗法 可采用个别治疗的形式,也可采用集体治疗的形式。治疗内容包括:对患者当前情况进行解释;根据患者情况向其提出具体建议;给患者作出治疗性建议,并要求患者在固定间隔时间向治疗者反馈自己生活改变的情况。在某些情况下,支持性心理治疗也包含有关健康教育的内容。

2. 认知领悟疗法 通过和患者交谈,用符合患者生活经验的解释使患者理解、认识并相信自己的行为或症状是幼稚的、荒谬的,是不符合成人逻辑特点的,从而达到治疗目的。

3. 行为疗法 致力于建立新的行为条件反射,以取代和矫正原有的病态行为条件反射。

4. 精神分析疗法 认为疾病的原因来自童年经历、潜意识内的冲突。经过分析,使患者领悟到这些冲突的根源,疾病便成为无源之水,自然消退。

(四) 康复训练

精神分裂症的康复训练是指通过对精神分裂症患者进行生活、职业、学习等技能的反复训练,恢复或减轻疾病对患者心理社会功能的损害,以尽量提高其生活技能,减轻精神残疾,使患者重新回归社会的一种治疗方法。

1. 日常生活行为的技能训练 对于精神分裂症患者的日常生活行为技能训练

应根据不同病情采取不同方法。例如,慢性衰退患者的行为退缩、情感淡漠、活动减少、生活懒散、仪表不整,有的完全不能生活自理,需着重训练个人卫生、饮食、衣着行为,必须坚持每日数次督促。据实践经验,对于社会功能损害不严重的精神障碍患者,由于急性期过后尚残留某些精神症状,表现为被动、对事物不关注等,故需对其日常生活行为技能进行全面训练,多加督促与引导,可采取奖惩等强化手段,增强和巩固疗效。

2. 学习行为的技能训练　这项训练的目的是训练患者处理和应付各种实际问题的行为技能,学习内容宜选取趣味性强、易于接受、应用性强的题材,可采取类似课堂教学的形式,也可采用对话、宣传册或表演心理剧、情景剧等形式,主要有如下方法。

(1) 学习药物治疗的自我管理技能:使患者了解药物治疗对预防病情复发的重要性,自觉接受药物治疗和自我管理的训练;学习有关抗精神病药物的知识,对药物的作用、不良反应等有所了解;学习药物治疗的自我管理方式,如通过训练使患者学会安全用药的技巧,每次用药要查对标签,治疗中如发生不良反应则应立即报告医生并服从医生的处理意见等。

(2) 学习求助的技能:如在需要时能及时寻求医务人员的帮助,能向医务人员正确地提出问题和要求,能有效地描述自己存在的问题和症状,及时向家庭成员和社会求助,争取扩大支持系统,促使问题得以解决。

(3) 学习文化知识和一般技能:在住院期间进行各种类型的教育活动,如时事形势教育、卫生常识教育和科技知识教育等,以提高其常识水平及培养学习新知识和新事物的能力。患者在回归社会之前,还可学习有关的技能,如衣服清洗、家庭布置、物品采购、烹饪技术、社会礼节、园艺操作及交通工具使用等,对改善其家庭职能、家庭关系和提高社会适应能力可起重要作用。

3. 就业行为的技能训练　专业人员按照技能训练的原则,结合具体患者的实际情况开展不同的行为训练,如简单的作业训练、工艺制作活动及职业性劳动训练等。训练中,康复护理人员及其他专职人员要遵循以下原则:活动内容要与现实生活有密切联系,使患者能从中体验到责任感及其所起的作用和贡献;积极争取患者主动参与各种训练项目,尽量扩大和挖掘其潜在的功能;鼓励和帮助患者在训练活动中加强与他人的良好合作关系;技能训练的进度要根据患者的自控能力而定,不宜过高或过低,切不可使患者过度紧张;进行技能训练时应注意安全,必须有监护措施,防止意外事件发生;根据训练活动的进展,努力促使其向有益的角色转换,并尽早争取家属干预及社会力量的支持。

4. 始动性功能训练　始动性功能训练的内容包括自我照顾、健康教育、社会交往、适应技巧、沟通技巧、求职技巧、理财技巧等。方法是以讲解典型、观摩、督促、培养和强化手段帮助患者增强自理能力,并采取相互检查、评比、奖励等措施给予鼓励,以达到预期目标。

五、预防

预防的重点是早期发现、早期治疗和预防复发。精神分裂症是在遗传素质、环境中生物学和社会心理因素共同作用下发生的。调查资料表明:父母双方均为精神分裂症患者,其子女患病的概率为39.2%;父母一方为此病者,其子女患此病的概率为16.4%。因此,处于生育年龄的患者,在精神分裂症状明显时,不宜生育子女。如双方均患过精神分裂症,建议避免生育。

现有研究资料表明,母亲妊娠期病毒感染、围生期并发症、外伤及幼年与双亲被迫分离的社会心理应激对精神分裂症的发生均有一定影响。因此,要在社区建立精神分裂症防治机构,对高危人群的家庭及时进行咨询,注意妊娠期和分娩过程的保健,以减少胎儿发育成长环境中的生物学和心理应激因素,同时应关注其子女成长发育阶段的心理健康发育环境。

在群众中普及精神病防治知识,消除对精神分裂症患者歧视和不正确的看法,使患者能及早发现疾病并得到治疗。在返回社会后,要动员家庭和社会力量,为患者康复创造条件;在社区康复机构的指导和训练下,在家庭的支持下,提高患者的社会适应能力,减少心理应激,坚持服药,避免复发,减轻残疾。

任务二 实施精神分裂症患者护理

视频:认识普通精神科病房

一、护理评估

(一)健康史评估

1. **现病史** 评估本次就诊原因(主诉),此次发病的诱因、发病时间、就医经过等。
2. **既往史** 评估患者既往健康状况,有无精神障碍或躯体疾病,包括发病情况、治疗经过、已用药物、药物反应、不良反应及药物过敏史等。
3. **个人史** 评估患者生长发育过程,包括母亲妊娠期健康状况、成长过程情况、智力状况、学习成绩、就业情况、婚姻状况、有无烟酒及其他嗜好,女性患者还要评估月经史和生育史。
4. **家族史** 家族成员中是否有精神障碍患者。

(二)精神障碍症状评估

1. 感知觉　评估患者有无幻觉、错觉,幻觉的类型、出现时间、频率及对患者的影响等。

2. 思维　评估患者有无思维迟缓、思维中断,有无妄想,妄想的内容等。

3. 情感　评估患者有无情感倒错、矛盾情感、情感淡漠等。

4. 意志、行为　评估患者有无意志增强、意志减退或意向倒错,吃脏东西如粪便、痰液、分泌物等。在动作行为方面,患者有无不愿参加活动、生活懒散、自理能力差,有无裸体乱走等古怪行为,有无肌肉紧张、少语少动、不语不动、违拗或突然冲动伤人毁物等行为。

5. 自知力　评估患者对自己疾病的认识程度及是否配合治疗。

(三)心理、社会状况评估

1. 心理状况　评估患者病前的个性特征、兴趣爱好等;评估患者病前是否发生过严重的生活事件,患者的应对方式、抗压能力等;心理评估可以使用明尼苏达多相人格测验(MMPI)等心理测验量表检查。

2. 社会状况　评估患者的社会交往能力,对于社会活动是否积极、退缩、回避等;人际关系如何,包括和亲属、朋友、同事或其他人员相处情况;评估患者的婚姻状况、经济状况、居住环境、家庭成员对患者疾病及治疗的态度、获取医疗资源是否方便等。

(四)生理状况评估

1. 评估患者的生命体征、营养状况、饮食状况、睡眠状况、排泄状况等。
2. 通过脑电图、颅脑 CT、心电图等辅助检查,排除相关器质性疾病。

二、护理诊断

1. 有暴力行为的危险　与幻觉、妄想、精神运动性兴奋等因素有关。
2. 有自杀的危险　与命令性幻听、自罪妄想、病耻感等有关。
3. 不合作　与患者自知力缺乏、幻觉、妄想、木僵、违拗等有关。
4. 思维过程改变　与思维联想障碍、思维逻辑障碍、思维内容障碍等有关。
5. 营养失调:低于机体需要量　与幻觉、妄想、兴奋躁动、消耗量增加、违拗及紧张性木僵而致摄入不足有关。
6. 睡眠型态紊乱　与幻觉、妄想、兴奋及环境不适应等有关。

7. 感知觉紊乱　与幻觉等感知觉改变有关。

8. 生活自理能力缺陷　与木僵、精神衰退致生活懒散有关。

9. 便秘　与抗精神病药物不良反应等有关。

10. 社交障碍　与情感障碍、思维障碍等有关。

三、护理目标

1. 短期目标　患者住院期间，能定时定量进餐，能够得到足够的睡眠，基本日常生活能自理，能得到有效的治疗护理，出现尿潴留、便秘后能及时得到治疗，臀部皮肤不出现损伤，患者木僵状态时没有被其他人伤害，不发生出走行为。

2. 中长期目标　患者没有伤害自己或其他人的行为，能真实地感受自己，能正确地感知周围环境，能正确认识自己的疾病，能分清现实与幻觉、妄想，焦虑控制在能够耐受的水平，日常生活能自理，能使用恰当的语言与他人进行沟通并建立自己满意的社交关系。

四、护理措施

精神分裂症患者的护理包括基础护理、安全护理、药物治疗的护理、无抽搐电休克治疗的护理和特殊症状患者的护理。

（一）基础护理

1. 日常卫生护理

（1）重视卫生宣教。经常向患者宣传个人卫生和防病知识，并进行卫生指导，开展个人卫生评比活动，培养其养成良好的卫生习惯。

（2）口腔和皮肤护理。新入院患者应做好卫生处置；督促和协助患者早晚刷牙，对昏迷、木僵、行为紊乱、被约束等生活不能自理的患者做好口腔护理，2~3次/天；督促患者饭前便后洗手，每天按时梳头、洗脸、洗脚，女性患者清洗会阴，并做好女性患者经期卫生护理，定期洗澡、洗头、理发、剃须、修剪指甲。生活自理困难者，由护理人员协助料理；卧床患者予以床上沐浴，定期翻身，按摩骨突部位皮肤，帮助肢体功能活动，保持床褥干燥、平整，预防压力性损伤的发生。

（3）衣着护理。随季节变化及时督促和帮助患者增减衣服，以免中暑、受凉等。外衣每周至少更换1次，内衣每周至少更换2次，脏衣裤应随时更换，保持衣着整洁。

2. 饮食护理　精神分裂症患者在精神分裂症状的支配下会出现各种饮食异常，

如拒食、抢食、暴饮暴食等。因此,做好患者的饮食护理非常重要。

(1) 进餐前护理。一般状况较好的患者应排队就餐,护理人员应维持好排队秩序,避免相互拥挤、争执和烫伤等;采用集体进餐,有助于消除患者对饭菜的疑虑,也有利于护理人员全面观察患者进食情况;安排固定座位,做到不遗漏;实施糖尿病等治疗饮食的患者应安排在易观察的餐桌进餐,以利于观察患者进食情况。

(2) 进餐时护理。在进餐过程中,护理人员应加强巡视和观察,以便及时发现患者拒食、噎食等现象,防止患者倒食、藏食行为;对抢食、暴食的患者应安置单独进餐,适当限制进食量,谨防意外发生;对年老或有药物不良反应、吞咽迟缓者,应给予软食、半流食或流食,酌情为患者剔去骨头或鱼刺,进餐时切勿催促,应给予充分时间,必要时予以小口喂入或将食物打成糊状予以喂入,防止噎食发生;对拒食患者,针对不同原因,想办法使之进食,必要时遵医嘱给予鼻饲或静脉输液等,保证患者营养和水分的摄入,以维持水、电解质平衡,并做好进食记录,重点交班;有严重躯体疾患、卧床不起、约束患者进食时,将其头偏向一侧,避免大口及快速喂饭,防止窒息的发生。

(3) 外带食品管理。在患者会客时做好家属的宣教工作,要求家属带来的食品安全、卫生,劝导患者进食要适量。

3. 睡眠护理　对精神分裂症患者来讲,睡眠质量的好坏常预示病情的好转、波动。良好的睡眠可促使病情恢复,严重的失眠又可使患者产生焦虑、烦躁、苦恼,且易发生意外,可见睡眠护理对精神障碍患者尤为重要。

(1) 创造良好的睡眠环境。护理人员要根据睡眠障碍的原因及其表现进行护理,为患者创造良好的睡眠环境,包括室内整洁、空气流通、光线柔和、温度适宜,护理人员应做到说话轻、走路轻、关门轻、操作轻,保持室内安静,这样有利于患者入睡。

(2) 保持床位清洁。床褥要干燥、清洁、平整,被褥软硬、冷暖适度,使患者感觉舒适。

(3) 妥善安置躁动患者。兴奋吵闹患者应安置于单间内,必要时请示医生给予镇静药物,以免影响他人睡眠。

(4) 养成良好的睡眠习惯。教育和督促患者遵守作息制度,白天除午休1~2小时外尽量组织患者参加各种活动,以利夜间正常睡眠。

(5) 入睡前护理。睡前忌服易兴奋的食品,如咖啡、浓茶等;不看易紧张、惊险的影片;晚餐不宜过饱,饮水不宜过多;养成良好的睡眠姿势,不蒙头睡觉等。

(6) 加强夜间巡视。观察患者睡眠的姿势、呼吸声、是否入睡等。对有过度兴奋、焦虑、消极意念的患者要及时按医嘱予以药物治疗辅助入睡,观察患者服药后入睡时间、睡眠程度,如发现患者蒙头睡觉要轻轻将被子揭开,以防患者伪装入睡,另外蒙头睡觉不利于观察患者的面色、呼吸,不易及时发现病情变化。做好睡眠记录,防范意外发生。

(7) 失眠患者的护理。对失眠的患者要分析其失眠的原因,然后采取对症处理。护理人员应体谅患者的痛苦与烦恼,指导患者放松或者转移注意力帮助其入睡。如新入院患者对陌生的环境产生害怕情绪,护理人员要给予耐心劝慰,做保护性解释,使其有安全感;对易早醒者,要鼓励患者晚餐后参与一些适宜的活动;入睡困难者睡前忌服用引起兴奋的药物、饮料或浓茶,避免参加激动、兴奋的娱乐或谈心活动,临睡前要排空膀胱;对有主观失眠的患者可在其入睡后用红笔在其额头或其他部位做个标志,待患者睡醒后善意告诉其以证明其确实睡得较好,帮助患者解除对睡眠的焦虑。

4. 排泄护理

(1) 做好患者的排泄护理。鼓励患者多饮水、多活动、多食蔬菜水果等粗纤维食物,保持大便通畅,发现3天无大便者,请示医生,遵医嘱可给予适当的缓泻剂或灌肠。发现患者尿潴留时,应明确排除躯体疾患后给予诱导排尿,让患者听流水声,用温水冲洗会阴,下腹部放热水袋、按摩膀胱部位等,无效时根据医嘱施行导尿。

(2) 大小便不能自理患者的护理。定时督促,陪同如厕或给便器,并进行耐心训练,尿湿衣裤时应及时更换,保持床褥的干燥、清洁。

(二) 安全管理

精神分裂症患者因受精神分裂症状的支配,常可出现自伤、自杀、冲动、伤人、外走等意外,且其危机意外情况贯穿整个治疗过程。因此,安全管理在精神科护理中占有举足轻重的地位。要求护理人员在工作时,增强责任心,经常巡视,掌握患者特点,对一切可能发生的不安全因素要有预见性,并采取积极的措施,防止意外事件发生。

1. 患者的安全管理

(1) 建立精神分裂症患者风险评估和防范措施。将精神分裂症患者风险管理纳入护理工作流程。根据风险评估确定安全管理重点对象,密切观察,班班交接,使每位护理人员对重点对象做到心中有数,有目的地防范。此类患者的活动应不离开工作人员的视线范围。平时多沟通,加强心理疏导,发现异常情况应及时与医生联系,向护士长汇报,并采取积极有效的措施,防患于未然。

(2) 加强巡视,严防意外。精神分裂症患者的症状复杂,行为怪异,必须加强巡视,尤其对厕所、过道等处要特别注意。中午、夜间、节假日、交接班时是意外事件的高发时段,要加强巡视力度。对于输液和保护性约束的患者应加以看护。在巡视中发现特殊情况,如患者互相打闹等要采取有效的措施及时制止,严防意外事件发生。

(3) 患者入院和外出检查治疗时的安全措施。入院时仔细检查患者所带的物品,危险品和贵重物品应交家属带回。外出检查治疗时必须由工作人员陪同。

2. 环境的安全管理　病房设施要安全,定期检查门、窗、锁的安全性,如发现有损坏,必须及时维修;病区进出通道门、办公室、治疗室、配餐室等工作区域应做到随手关门;提供温度适宜的温开水和洗澡水,防止患者烫伤和伤人。

3. 危险品的管理　精神分裂症患者在精神分裂症状的支配下,会将保护带、床单、腰带、玻璃、刀片、针头、打火机等物品当作自伤、伤人、自杀的工具,故要定期进行安全检查。病区内的危险物品必须妥善保管,严格管理,定量、定点放置,班班清点并交班。护理人员执行护理操作时,不能将针头、锐器、皮管等物品遗漏在病室内。危险品使用前后都应仔细清点数量,一旦缺少应立即向科室领导汇报,并组织人员积极寻找,防止意外事件发生。

4. 护理人员自身安全管理　护理人员应加强自我防范意识,严格执行各项规章制度,认真履行岗位职责,密切观察病情。如发现患者情绪激动,有冲动倾向,要注意说话的方式,千万不要激惹患者,必要时可以遵医嘱予以保护性约束;与患者独处一室时不要关门;与患者沟通时,应保持一定距离,不要站于角落,以防患者冲动时无处可退。

(三) 药物治疗的护理

1. 用药的安全护理

(1) 用药时的安全护理措施。做好三查七对工作:为患者施行各种治疗前,应酌情向患者说明目的和注意事项、服药计划、药物的用途,告知患者及其家属按计划服药的重要性,可能产生的不良反应及减轻方法,以取得其合作与信任;发药时,药车不能随便放置,以防止患者抢药或打砸药车;发药时应确认患者把药服下,防止患者藏药、吐药;对服药不合作者,要两人或数人配合执行,以免发生意外。

(2) 用药后的安全护理措施。注意观察患者服药后的治疗反应和不良反应,如有不良反应,应及时报告医生。出现直立性低血压的患者,嘱其用药后平卧休息,变换体位时宜缓慢。定期监测血药浓度,防止发生中毒反应。

2. 药物不良反应的护理

(1) 锥体外系不良反应患者的护理。① 病情观察。密切观察患者用药后的行为表现及主观感受。护士应熟悉迟发性运动障碍的临床特征,细致观察,早期识别症状,早期处理,争取逆转的可能性;区别药物不良反应和精神症状,如静坐不能与焦虑症状的区别,不可盲目地认为是患者的精神分裂症状所致,护士应认真观察加以分析。② 安全护理。严重静坐不能患者可产生烦躁、易激惹、消极意念等,对患者进行定位管理,加强巡视,密切观察患者的病情变化,防止自杀、自伤、伤人、毁物等意外事件;对于肌张力改变不能自控的患者,谨防跌倒、坠床等意外的发生。③ 康复护理。对已发生且不可逆的迟发性运动障碍患者进行训练。对口唇部综合征患者,指导其对颊肌、咽部内收肌进行运动训练,如鼓腮、磕牙、深呼吸、咳嗽和吸吮动作训练;对于吞咽障碍者,应指导患者做舌部前伸、后缩、侧方摆动和舌背卷曲运动,强化其舌肌的灵活性与协调性;对于肌张力较高且存在不自主运动的患者,指导其进行关节基本动作训练,让患者的关节保持在功能位。

(2) 恶性综合征患者的处理。恶性综合征是严重、少见的不良反应,须重视。患者处在兴奋状态、拒食、躯体状况不佳,有时也可成为诱因。护理人员应掌握患者的病情特征,早期识别症状,善于察觉。观察是否有严重的锥体外系症状、体温升高、心动过速、尿潴留等,特别是体温高达40℃以上,持续高热不退、大汗淋漓、脱水、意识障碍、呼吸循环衰竭、血压下降等。高危患者进行专人护理,严密监测病情,发现高热、震颤、肌张力增高,伴有意识障碍、吞咽困难等,及时报告医生并协助处理。

(3) 心源性猝死的预防。① 识别高危人群。服用硫利达群、氯丙嗪、氯氮平、舍吲哚等抗精神病药物,以及合并肥胖、代谢综合征、糖尿病和心血管疾病的患者是心源性猝死的高危人群。针对此类患者要及时监测生命体征,密切关注心电图QT间期的变化,发现异常心电图,及时汇报。② 消除诱发因素。低钾血症是心源性猝死的危险因素,精神分裂症患者可因拒食或饮食过少而引起水、电解质和酸碱平衡紊乱;发现血钾低的患者,可口服补钾时配以牛奶、果汁或放入稀粥中带服,多食紫菜、橙汁等富含钾的食物;对于进食不合作者,遵医嘱予静脉输液或微泵补钾。尽量避免外因刺激,如情绪激动、饮食过饱、大便干结等。③ 识别先兆症状。心源性猝死的先兆症状主要表现为胸痛、胸闷、心悸、憋气、呼吸困难、极度乏力、出冷汗、腹痛等,密切观察患者,加强巡视,特别是凌晨、起床时间,主动听取患者的不适主诉,及时监测生命体征,汇报给医生,做好心源性猝死的抢救工作。

(4) 体重增加和代谢障碍患者的护理。① 加强健康教育,提高患者对抗精神病药物导致体重增加和代谢障碍的认知。与患者一起分析交流肥胖与疾病及治疗的相互关系,解释服药后体重增加是一个较为普遍的现象,也可以用其他康复患者的具体事例向患者说明随服药时间延长体重增加趋势会有所降低,而且体重增加后也可能再减轻,提高患者对服药的依从性。② 针对患者的个体差异制订合理的干预计划,并严格监督患者施行。定期检查患者的血糖、血脂,测量体重、腰围等指标,与患者共同制订控制体重、血糖、血脂的计划;根据具体的代谢特点合理安排三餐饮食,多食用含有丰富纤维素的低热量食物,减少三餐外零食的摄入;鼓励患者参加各种娱乐活动和体育锻炼,如唱歌、打乒乓球、跳健身操等;督促患者参加力所能及的劳动,如整理房间、洗衣等。

(5）皮疹患者的护理。抗精神分裂症药物可引起过敏反应而出现药物性皮炎，甚至发展为剥脱性皮炎。在患者服药期间，护理人员应注意观察，皮疹常呈点状，多为红色斑丘疹，最初多发生于面部、颈胸部和背部，以后则可波及四肢和全身。如果患者有瘙痒或者皮肤不适的主诉，护士应该予以重视，查看皮肤有无异常现象，如发现皮肤有充血或皮疹发生应立即报告医生，给予停药或给予抗过敏药物处理。患者发生剥脱性皮炎时，应对有渗出的创面、皲裂的皮肤及脱屑后皮肤采取保护性隔离措施，每日用紫外线消毒空气，以防止继发性感染。

（四）无抽搐电休克治疗的护理

1. 治疗前护理

（1）向患者做好解释工作，获取知情同意。

（2）治疗前应进行详细的体格检查、必要的检查和化验，如心电图、脑电图、胸部X光片、生化检查等。

（3）治疗前应测量体温、脉搏、血压、呼吸，并详细记录，发现异常情况如体温>38℃，脉搏>130次/分，血压>160/110 mmHg时，应及时报告医生，首次治疗前测体重。

（4）术前6小时绝对禁食禁水。

（5）治疗前嘱患者排空大、小便，清除口腔内分泌物。

（6）嘱患者取下眼镜、首饰、发夹及活动义齿，治疗日不要化妆、涂指甲油。

（7）治疗室内保持安静，避免其他患者及家属进入，并准备好各种必要的急救药品和器械（如气管插管等用物）。

（8）准备好治疗所用的器械及用药（如牙垫、卷纸、一次性电吸、生理盐水棉球和生理盐水注射液等）。

2. 治疗过程中护理　主要协助患者采取卧位，协助麻醉师做好诱导麻醉，保护好患者，保持静脉通道的通畅，做好抢救准备。

3. 治疗后护理

（1）体位。保证患者绝对卧床休息，取侧卧位或平卧位头偏向一侧，保持呼吸道通畅，若有舌后坠情况应及时解除，注意观察口腔情况，及时擦去口腔分泌物。

（2）密切观察患者生命体征。关注患者意识恢复情况，准确、详细记录，发现异常立即报告医生。

（3）安全护理。患者意识恢复前应专人监护，禁止任何活动，防止坠床、摔伤。

（4）营养支持。治疗后2小时内勿进食饮水，术后第一餐以半流食为主，不要进食馒头、鸡蛋等固体食物。

（5）观察治疗后反应。如有无头痛、呕吐等不适；如发现患者头痛加剧，背部、四肢疼痛,应立即汇报医生处理。有记忆障碍的患者,应告知患者记忆力是可以恢复的,并提醒其把必要的事情记录在日历上,这样有助于记忆逐渐恢复。

(6) 观察注射部位。如出现肿胀或较重的紫斑,要遵医嘱给予药物外敷。

(7) 心理护理。多与患者交谈,了解患者对治疗的感受,观察其情感状态,了解其精神症状缓解情况,并做好记录,鼓励患者积极参与工娱活动。

(五) 特殊症状患者的护理

1. 幻觉状态患者的护理

(1) 建立治疗性护患关系,密切观察病情。通过尊重患者、理解患者的感受等方法与患者建立治疗性信任关系,了解患者言语、情绪和行为表现,以掌握幻觉出现的次数、内容、时间和规律。告诉患者出现幻听时,第一时间将听到的内容告知医护人员。当患者听到斥责、侮辱、命令性的言语性幻听或出现凶恶可怕的幻视时,可引起相应的情感与行为反应,患者表现恐惧、紧张、愤怒,可发生突然冲动行为,此时要及时疏导患者因幻觉引起的情绪和行为变化,确保患者与其他人的安全。

(2) 转移患者注意力,减轻幻觉的影响。患者因幻觉焦虑不安时,护士可主动与患者进行交谈以转移注意力。与患者交谈时需简单、明了,给患者现实感。鼓励患者参加适当的文娱活动,如听音乐、看电视、下棋,也可进行手工操作,如编织、刺绣,做简单的饭菜,或参加适度的体育活动等,转移患者的注意力,从而减轻幻觉对患者的影响。

(3) 尊重并及时疏导患者的幻觉。护士一方面要接受患者焦虑、恐惧不安或其他各种不舒适的感觉,另一方面,通过鼓励患者与真实的人和环境接触,让患者了解他的想法是不必要的,是不符合现实的。如患者听到门外有亲人的惨叫声,认为亲人被杀害,此时可以带患者到现场去证实,以缓解患者的激动情绪和冲动行为。有的患者坚信自己的床有电流刺激而情绪冲动,可与其他患者调换床位或检查床位,以此证实患者的体验与现实是不符的。

(4) 创造良好的睡眠环境。幻觉有时在安静环境和入睡前出现,因此要注意给患者提供较好的睡眠环境,如室内温度、光线适宜,避免噪声干扰等,从而缩短其入睡过程,避免幻觉的出现。

2. 妄想状态患者的护理

(1) 建立治疗性护患关系。对于新入院的患者,护士要尊重并多关心患者,让患者感受到护士的亲切、病区的安全。对于妄想症状顽固的患者,护士在与其交往过程中,应尽量不触及患者的妄想内容。若患者主动谈及妄想内容,护士要仔细倾听,接受其真实感,不要急于纠正或与其争辩,以防止患者对护士产生不信任感,影响良好护患关系的建立。对于有关系妄想的患者,应注意不要在患者面前与其他人低声交谈,以免引起患者猜疑。

(2) 掌握妄想内容,对症处理。被害妄想患者认为饭菜有毒而拒食,护士要安排患者与其他患者一起进餐,允许患者自由选择碗筷,或让其他患者先进食。对于因妄想而不配合治疗护理的患者,先采取与患者语言交流的方式,态度要和蔼、耐心,语言要诚恳,争取得到患者的信任。用疏泄的方式让患者尽量表达自己的想法,并给予解释、劝慰和正确的指导。同时用肯定的语气告诉患者,他有些思维方式与常人是有距离的,在药物的治疗下可以逐渐缩短与常人思维方式的距离,坚持治疗可以达到正常的思维方式,用这种劝说的方法争取得到患者对治疗护理的配合。必要时采用强迫患者接受的方式。

(3) 密切观察病情,加强安全护理。患者在妄想支配下,有时可发生自杀、自伤、伤人、毁物或外走行为,因此要密切观察病情,防止意外情况的发生。可根据患者的爱好和特长,鼓励其参加各种娱乐活动,以分散注意力,减轻妄想。

(4) 症状恢复期的护理。在妄想症状恢复期,要注意患者自知力的恢复情况。及时帮助患者认识自己的疾病,鼓励患者巩固治疗,防止疾病复发。

3. 木僵患者的护理

(1) 提供治疗性的环境。病房应安静、整洁、舒适。因患者多意识清楚,病情缓解后能清楚回忆木僵时发生的事情,因此要避免不良刺激,认真执行保护性医疗制度,不要在患者面前谈论其病情及其他事情,不得取笑患者,以免对患者造成恶性刺激。

(2) 密切观察病情,做好安全护理。木僵状态时患者不能活动,没有自卫能力,所以要防止其他患者的干扰和伤害。此外,在周围环境比较安静的时候,患者的木僵状态可能缓解,患者会在床上翻身或活动肢体,有的还会起床活动,之后继续躺下,此时护理人员不要惊扰患者,要密切观察患者的表现并做好记录。有时,患者会突然转入兴奋状态,行为暴烈,要将其安置在隔离病房内,及早识别和预防,严防患者发生伤人、毁物行为。

(3) 对症做好基础护理。对拒食的木僵患者,护理人员应尽量劝说,必要时通过鼻饲或静脉补液来补充患者所需营养。对长期卧床的患者,要预防压力性损伤的发生,保持床铺平整、干燥,定时翻身、按摩、活动关节,防止肌肉萎缩,保持肢体的功能位置。对口腔积存唾液的患者,要做好口腔护理,防止发生口角炎、口腔溃疡及误吸。对大小便潴留的患者,要做好排泄的护理,必要时导尿及灌肠,防止发生自体中毒。对有蜡样屈曲表现的木僵患者,在完成每项治疗护理后,应及时将患者的肢体摆放于舒适的功能位置。个别患者可能出现较长时间的木僵,除了做好上述对症护理外,还要密切观察患者的生命体征,防止并发症加重。

(4) 配合医生做好有关治疗的护理。

4. 退缩患者的护理

(1) 建立治疗性护患关系。护士以积极的态度接纳患者,用简短的语言与患者交谈。护士要主动关心、体贴和照顾患者,每天花10分钟陪伴患者,使患者感到自己是被重视和接纳的,即使患者对护士的关心和照顾无动于衷也应如此。

(2) 帮助患者制定并执行合理的作息制度。按每日生活安排表作息,对完成好的或进步明显的患者,要适时给予奖励以强化其有益的行为。

(3) 鼓励患者参加康复训练。如打扫病房、清理自己的床单、打篮球、下棋、跳舞和手工制作等。

(4) 教会患者一些社会交往技巧。由于精神状态异常,患者沟通障碍,不能与他人正常相处,患者体验到孤独。护理中要关心患者,根据病情制订生活计划,安置患者住大房间。鼓励患者参加集体活动,通过角色扮演,在安全的环境中进行自我介绍、作业训练等,帮助患者学会一些被社会认可的交往技巧。

视频:精神分裂症出院健康指导

(六) 健康指导

1. 指导患者参加工娱治疗　在这种治疗中,使患者获得自我存在价值的满足,从而达到与现实生活接触、巩固疗效的目的,还能分散、转移患者对疾病的注意力。

2. 指导患者预防复发的方法　生活规律,不嗜烟酒及刺激物品,不参加过于兴奋激动的活动,保持心情舒畅。克服性格中的缺陷,保持良好的人际关系,正确对待及处理生活中的事件,适应并正确处理有关的社会矛盾,消除自卑与不满,树立坚强的意志等。

3. 出院指导　指导患者出院后按医嘱定时定量服药,定期门诊复诊;参加力所能及的家务劳动,逐步适应社会生活,为重返工作岗位打下基础。

4. 对患者家属及单位领导的指导　正确对待患者的疾病,学习有关疾病及健康教育知识,尊重及关心患者,争取社会和家庭的支持。患者出院后,为其创造良好的休养环境,使其逐步完成力所能及的劳动,消除患者的顾虑,为重返工作岗位打下良好的基础。

五、护理评价

1. 患者在住院期间没有伤害自己或他人的行为。
2. 患者能真实地感受自己,能正确地感知周围环境。
3. 患者自知力恢复,能正确认识自己的疾病,能分清现实与幻觉、妄想。

4. 患者的基本日常生活能自理。
5. 患者学会一些社会交往技巧,能使用恰当的语言与他人进行沟通。

思考题

假设你坐在快餐店就餐时,看见不远处有一位蓬头垢面、全身肮脏的成年男性正在自言自语、双手乱舞。请描述你评估他时的思维过程,并说明你将采取什么措施。

文字编写:董丽芳

数字资源:陈雅萍

在线测试:
项目七

护考直击:
项目七

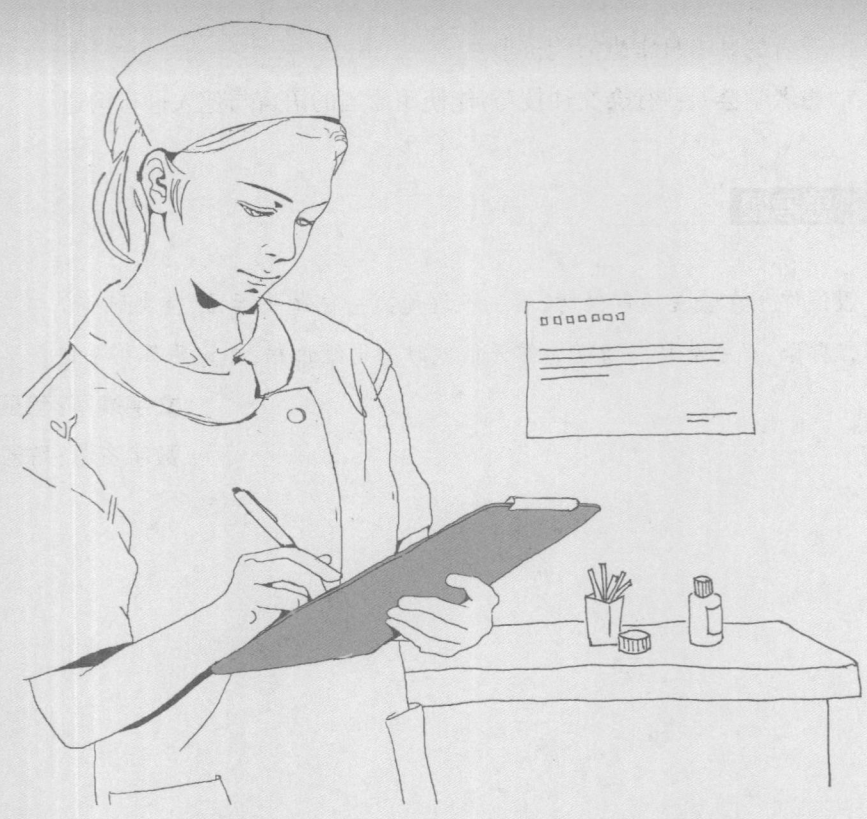

项目八　抑郁障碍患者的护理

学习目标

1. 知识目标：了解抑郁障碍的病因；熟悉抑郁障碍的临床表现；掌握抑郁障碍的护理知识。

2. 能力目标：能识别抑郁障碍；能对抑郁障碍患者进行护理。

3. 素质目标：具有自尊自信、积极向上的心理素质；关爱抑郁障碍患者。

情境导入

患者,女,39岁,已婚,银行职员。因情绪低落、兴趣缺乏8个月入院。8个月前无明显原因出现发愁,总想不好的事,自诉对任何事情都不感兴趣。自觉乏力,不能做家务,待在家里不愿出门,不愿与人交往。食欲差,明显消瘦,尤其近2个月来体重下降约10 kg。患者坐立不安,来回走动,双手抖动,汗多,排尿次数多,但尿量不多。夜间睡眠不好,凌晨三四点醒后难以再入睡,开始发愁漫长的一天怎么过。自觉前途没希望,反复有想死的念头,曾多次自杀未遂。下午心情有所好转,晚上能和家人外出散步。曾在消化科和泌尿科检查、治疗,但疗效不理想。

家族史:舅舅有抑郁障碍病史,曾住院服用抗抑郁药治疗,目前病情稳定。

既往史:无重大疾病史。

体格检查未发现异常。精神检查:意识清楚,定向力完整,对答切题。思维迟缓,言语、动作明显减少。情绪低落伴焦虑,长吁短叹,紧皱双眉,缺乏乐趣和生机。无自知力。未测知幻觉、妄想等精神分裂症状。心理测验结果:焦虑自评量表(SAS)58(标准分);抑郁自评量表(SDS)65(标准分);症状自评量表(SCL-90)测评结果为躯体化3.6,抑郁4.1,焦虑3.3,敌对2.4。诊断:抑郁发作。

问题:
1. 该患者目前最主要的护理诊断有哪些?
2. 护理此类患者时最需要注意的事项有哪些?如何进行健康宣教?

视频:教您识别抑郁症10个信号显症状

视频:焦躁失眠常哭泣产后抑郁需治疗

视频:儿童少年抑郁症家长应当如何帮

任务一 认识抑郁障碍

抑郁障碍又称抑郁症,可由各种原因引起,以显著而持久的心境低落为主要临床特征,且心境低落与其处境不相称,严重者可出现自杀念头和行为,常伴有焦虑或激越,甚至出现幻觉、妄想等精神病性症状。抑郁可一生仅发作一次,也可反复发作。若抑郁反复发作,则称为复发性抑郁障碍。

一、临床表现

(一)核心症状

1. **情绪低落** 患者自觉情绪低沉、苦恼忧伤、兴趣索然、痛苦难熬,有度日如年、生不如死之感,自称"高兴不起来""活着没意思"等,愁眉苦脸、唉声叹气。常有无望感、无助感和无用感。典型病例常有情绪变化,有晨重暮轻节律改变的特点,即情绪低落在早晨较为严重,而傍晚时可有所减轻,如出现则有助于诊断。

2. 兴趣缺乏　患者对以往感兴趣的各种活动兴趣显著减退甚至消失,如患者以前爱打球,现在却对打球一点兴趣都没有。

3. 快感缺失　患者丧失了体验快乐的能力,不能从平日的活动中体会到乐趣。部分患者也能参与一些看书、看电视活动等,但其目的是消磨时间或希望从悲观失望中解脱,毫无快乐可言,常回避社交。

(二) 心理症状群

1. 思维迟缓　患者思维联想的速度缓慢,反应迟钝,思路闭塞,自觉愚笨,思考问题困难。表现为主动言语减少,语速慢,语音低,应答及交流困难。

2. 精神运动性抑制或兴奋　活动减少,动作缓慢,严重者表现为木僵或亚木僵状态。激越者表现为紧张,烦躁不安,难以控制自己,甚至出现攻击行为。

3. 焦虑　表现为莫名其妙地紧张、担心、坐立不安,甚至恐惧。抑郁常伴发不同程度的焦虑。

4. 自责、自罪　患者对以往自己一切的轻微过失或错误痛加自责,认为给家庭、社会带来了巨大负担。严重者出现罪恶妄想,回顾过去自感一无是处,罪孽深重。

5. 自杀观念和行为　患者感到生活中的一切,甚至生活本身都没有意义,死是最好的归宿,可有自杀计划或行为,反复寻求自杀。自杀行为是严重抑郁的一个标志,抑郁发作中至少有25%的人有自杀企图或自杀行为。有的患者会出现"扩大性自杀",患者会认为活着的亲人也非常痛苦,可在杀死亲人后再自杀。

6. 精神病性症状　有的抑郁障碍患者可出现幻觉或妄想,内容可与抑郁心境相协调,如罪恶妄想,伴嘲弄性或谴责性幻听;也可与抑郁心境不协调,如被害妄想,没有情感色彩的幻听等。

7. 认知功能损害　认知功能损害是抑郁障碍患者最常见的主诉,如难以忘记过去的糟糕经历,注意力下降,记忆力下降,反应时间延长,导致学习和工作效率下降。

(三) 躯体症状群

1. 睡眠障碍　睡眠障碍是抑郁障碍最常出现的躯体症状之一,主要表现为早醒,一般比平时早醒2~3小时,早醒后不能再入睡;有的表现为入睡困难,睡眠不深;少数患者表现为睡眠过多。

2. 其他躯体不适与自主神经功能紊乱相关的症状　主要表现为头晕、头痛、心悸、出汗等;有的患者出现内脏功能紊乱,如恶心、便秘、肠蠕动功能下降、尿频、尿急等。

3. 进食紊乱　主要表现食欲减退伴体重减轻，体重减轻一般定义为过去1个月内失去体重的5%或更多。轻者仅表现食欲下降，没有胃口，但食量不一定明显减少。重者出现进食量少，体重明显下降。

4. 精力下降　表现为无精打采、疲乏无力、懒惰。患者常诉说"太累了""没有精神""什么都没做也感到疲惫不堪"。

5. 性功能障碍　患者性欲减退甚至完全丧失。有些患者虽然勉强维持性行为，但无法体验到快感。女性患者还会出现月经紊乱、闭经等症状。

儿童和老年患者的抑郁障碍症状常不典型。儿童患者多表现为兴趣减退，不愿参加游戏，退缩，学习成绩下降等。老年患者除抑郁心境外，焦虑、易激惹、敌意、精神运动性抑制、躯体不适主诉等较为突出，易发展为慢性。

二、诊断

抑郁障碍主要根据临床症状特征、病程特征、躯体检查和实验室检查来作出诊断。参照ICD-11分类，抑郁障碍的诊断需基于1次或多次的抑郁发作，并且没有躁狂、混合或轻躁狂发作史，可分为单次发作的抑郁障碍和复发性抑郁障碍。按照目前发作的严重程度（轻、中、重）、伴或不伴精神分裂症状，抑郁障碍可进一步分类。抑郁障碍的严重程度不仅取决于症状的数量，也取决于症状的严重程度及对功能的损害。如果出现了精神分裂障碍，那么抑郁障碍的严重程度至少是中等程度。如果抑郁障碍并非目前发作，那么可进一步划分为目前部分缓解或目前完全缓解。诊断抑郁发作时，病程持续至少2周，并且存在具有临床意义的痛苦或社会功能受损。

三、治疗

抑郁障碍的治疗以药物治疗为主，特殊情况下可使用电休克或无抽搐电休克治疗，并且心理治疗应贯穿治疗的始终。

（一）药物治疗

药物治疗以抗抑郁药为主。抗抑郁药能有效缓解抑郁心境及伴随的焦虑、紧张和躯体症状，有效率为60%~80%。抗抑郁药的维持治疗在一定程度上能预防抑郁复发，但不能防止转向躁狂，甚至可能促发躁狂。当抗抑郁药治疗中出现躁狂发作时，应按双相情感障碍治疗。常用的抗抑郁药见表8-1。

表 8-1 抗抑郁药的分类与特点

种类	药物举例	主要特点
单胺氧化酶抑制剂（MAOI）	苯乙肼	不良反应严重,与多种食物和药物有相互作用,临床很少应用
新一代可逆性单胺氧化酶抑制剂（RIMA）	吗氯贝胺	不良反应较轻,耐受性较好
三环类抗抑郁药（TCA）	丙咪嗪、阿米替林、氯米帕明、多塞平、马普替林等	抗抑郁效果好,但起效慢,不良反应较多
选择性 5-HT 再摄取抑制剂（SSRI）	氟西汀、帕罗西汀、舍曲林、氟伏沙明、西酞普兰、艾司西酞普兰	治疗的适应证更广,毒副反应更小,是目前临床上首选的一线抗抑郁药
5-HT 和 NE 再摄取抑制剂（SNRI）	文拉法辛、度洛西汀、米那普仑	对抑郁靶症状改善范围更广,双重抑制,起效较快
NE 和 DA 再摄取抑制剂（NDRI）	安非他酮	适用于双相抑郁、迟滞性抑郁、睡眠过多,还可用于注意缺陷多动障碍、戒烟
褪黑素受体激动剂	阿戈美拉汀	适用于成人抑郁症或严重抑郁的患者,能改善睡眠质量和日间功能
其他新型抗抑郁药	米安色林、米氮平、伏硫西汀、瑞波西汀曲唑酮等	安全性和耐受性好

1. 急性期治疗　控制症状,尽量达到临床痊愈。目前临床一线用药是 SSRIs 和 SNRI,治疗严重抑郁发作时,一般药物治疗 2~4 周开始起效。如患者足够剂量治疗 6~8 周无效,改用其他作用机制不同的药物可能有效。

2. 巩固期治疗　急性期治疗达到症状缓解后,应继续治疗 4~9 个月。在此期间患者病情不稳定,症状复发的风险较大。

3. 维持期治疗　抑郁障碍常反复发作,因此需要维持治疗以防止复发。有关维持治疗的时间意见不一,一般认为至少 2 年,对于多次反复发作或是残留症状明显者建议长期维持治疗。

（二）物理治疗

1. 无抽搐电休克治疗　对于有严重消极自杀言行或抑郁性木僵的患者,无抽搐电休克治疗应是首选治疗;对使用抗抑郁药治疗无效的患者也可采用。无抽搐电休克治疗见效快,疗效好,6~8 次为一疗程。某些患者在进行该治疗后可出现认知功能损害。无抽搐电休克治疗后仍需用药物维持治疗。

2. 重复经颅磁刺激（rTMS）　这是一种新型的物理治疗方式,2008 年美国食品药品监督管理局（FDA）批准可以用于成人抑郁障碍的治疗。2010 年 rTMS 被纳入美国精神病学会编制的《抑郁障碍治疗实用指南》。近年来 rTMS 在国内已广泛应用于精

视频：经颅磁刺激治疗

神科临床中,在药物治疗的基础上合并使用,对部分抑郁障碍患者有效。此外,迷走神经刺激、深部脑刺激等治疗均在进一步研究中。

3. 光照治疗　通过不同波长和强度的光线,可影响人类第三种感光细胞ipRGCs,将非视觉光信号传递到下丘脑的松果体中参与人体生物节律的调节,并刺激神经系统和脑干网状结构,调节营养、代谢、血液循环和内分泌功能,调控生理周期,改善相关症状,对抑郁发作、睡眠障碍、老年痴呆、昼夜节律失调、创伤后应激障碍、认知障碍等具有较好的疗效,能够有效提升患者的情绪,增强身体素质和大脑功能,改善睡眠状态,提高睡眠质量等。

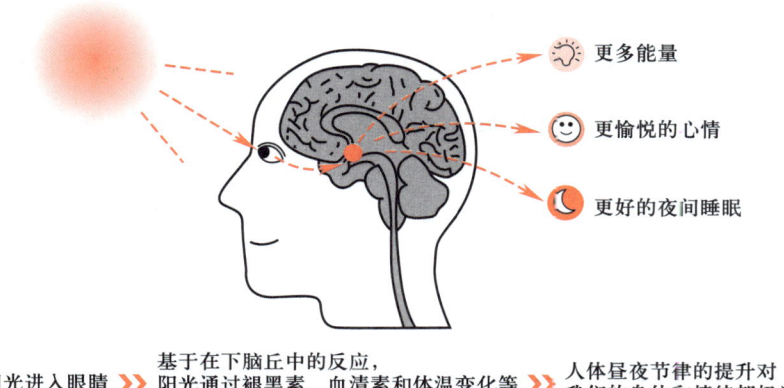

(三) 心理治疗

在药物治疗的同时常合并使用心理治疗,尤其是有明显心理社会因素作用的抑郁发作患者及轻度抑郁或恢复期患者。支持性心理治疗,通过倾听、解释、指导、鼓励和安慰等帮助患者正确认识和对待自身疾病,主动配合治疗。认知行为治疗、人际心理治疗、婚姻及家庭治疗等一系列的治疗技术,能帮助患者识别和改变认知歪曲,矫正患者的适应不良行为,改善患者的人际交往能力和心理适应功能,提高患者家庭和婚姻生活的满意度,从而减轻或缓解患者的抑郁症状,调动患者的积极性,纠正其不良人格,提高患者解决问题的能力和应对应激的能力,节省医疗费用,促进康复,预防复发。

(四) 其他治疗

中医药等治疗包括中草药、针灸、穴位刺激等,对轻中度抑郁配合药物有一定疗效。

任务二　实施抑郁障碍患者护理

一、护理评估

（一）健康史评估

1. 现病史　本次就诊原因（主诉），此次发病的诱因、发病时间、就医经过等。

2. 既往史　评估患者既往健康状况，有无精神障碍或躯体疾病，包括发病情况、治疗经过、已用药物、药物反应和不良反应及药物过敏史等。

3. 个人史　评估患者生长发育过程，包括母亲妊娠期健康状况、成长过程情况、智力状况、学习成绩、就业情况、婚姻状况、有无烟酒及其他嗜好，女性患者还要评估月经史和生育史。

4. 家族史　家族成员中是否有自杀史、精神障碍患者及异常行为者。

（二）精神障碍症状评估

1. 感知觉　评估患者有无躯体不适感，如疲乏无力、心悸、胸闷、胃肠不适、便秘、性功能下降等；评估有无幻觉、错觉，幻觉的类型、出现时间、频率及对患者的影响等。

2. 注意、记忆力　有无注意力及记忆力障碍，有无自感记忆减退，反应迟钝，注意力不集中。

3. 思维　评估患者有无思维障碍，有无思维迟缓、自责自罪观念、疑病观念及自卑、无价值感，有无自杀消极观念；有无妄想、妄想的内容；有无抉择力、判断力的改变等。

4. 情感　评估患者有无情绪低落、疲倦无力、无精打采、兴趣缺乏和快感缺失，有无焦虑情绪。

5. 意志行为评估　评估患者有无意志减退；在动作行为方面，患者有无活动明显减少，动作缓慢、被动，回避社交，不愿参加平素感兴趣的活动，生活懒散。评估有无自杀自伤的消极行为；是否影响到社会功能等。

6. 自知力评估　评估患者对自己疾病的认识程度及是否配合治疗。

（三）心理、社会状况评估

1. 心理状况　评估患者病前的个性特征、兴趣爱好等；评估患者病前6个月是否发生过严重的生活事件，患者的应对方式等；心理评估可以采用抑郁自评量表（SDS）、焦虑自评量表（SAS）、症状自评量表（SCL-90）等心理测验量表检查。

2. 社会状况　　评估患者的社会交往能力，对于社会活动是否积极、退缩、回避等；人际关系如何，包括和亲属、朋友、同事或其他人员相处情况；评估患者的婚姻状况、经济状况、居住环境、家庭成员对患者疾病及治疗的态度、获取医疗资源是否方便等。

（四）生理状况评估

1. 评估患者的意识状态、生命体征、营养状况、饮食状况、睡眠状况（有无入睡困难、早醒等）、排泄状况等；评估患者有无体重明显减轻或增加。

2. 通过脑电图、颅脑CT、心电图等辅助检查，排除相关器质性疾病。

二、护理诊断

1. 有自杀自伤的危险　　与抑郁状态有关，表现为自卑、自责自罪、悲观失望、忧心忡忡。

2. 个人应对无效　　与明确的应激源引起的情绪低落或抑郁反应有关，表现为应对无力、心事重重、忧虑沮丧、情绪低落、焦躁不安。

3. 睡眠形态紊乱　　与自责自罪、应对无力、多思多虑有关，表现为早醒或/和入睡困难等。

4. 营养失调：低于机体需要量　　与情绪低落和压抑，影响食欲或拒绝进食有关。

5. 日常生活功能和社会功能障碍　　与思维迟缓、精神运动性抑制有关。

6. 社交孤立　　与心情压抑，不能很好地与人正常交往有关。

三、护理目标

1. 短期目标　　患者住院期间不伤害自己，无自杀行为；能定时定量进餐，增进食欲，营养状况改善；能够恢复日常生活节奏，加强户外锻炼，促进睡眠。

2. 中长期目标　　患者能积极控制不良情绪，减轻或消除自杀观念，增强自信心，能够应对生活事件，能够适当表达自己的个人需求，正确认识疾病的性质，建立正确的行为模式和良好的人际沟通。

四、护理措施

（一）预防自杀

自杀观念与行为是抑郁障碍患者最严重而危险的症状。

1. 提供安全舒适的病房环境　病房要整洁、温馨,同时要注意排查影响安全的不良因素,认真执行危险物品的管理制度和服药的检查制度。

2. 严密观察病情变化,及早发现自杀的征兆　有自杀、自伤风险的患者要安置在重点病房,其活动范围不能离开医护人员的视线,严格交接班、专人巡视、护理。禁止患者单独活动及在危险场所逗留,有严重自杀企图者 24 小时专人监护,对患者任何细小反常现象都要持续追踪,善于识别患者为达到自杀目的的伪装行为,如假睡、一反常态的开心等假象,及时干预。一旦患者发生自杀、自伤等意外,应立即与其他患者隔离,配合医生实施有效的抢救措施。

3. 满足睡眠需求　因抑郁障碍有昼重夜轻的表现,所以要对早醒的患者进行严密监护,防止自杀行为的发生。大多数抑郁障碍患者比平时提早 2~3 小时醒来,此时患者的情绪为一天中最悲观的时候,清晨抑郁情绪最重,易发生自杀行为,应加强巡查监护,对于睡眠浅和早醒的患者,主动听取患者的不适主诉,及时疏导,指导患者掌握深呼吸、肌肉放松、冥想等放松技术,帮助患者入睡。针对此类患者,白天鼓励其多参加娱乐活动,睡前喝热牛奶、足浴(不少于 20 分钟)等,保证其睡眠的需求。

(二) 满足营养需求

抑郁常导致食欲缺乏,或者自责自罪导致拒食,因此患者常常营养不良,护理人员应首先了解不愿进食和拒食的原因,根据不同的情况制订相应的对策,保证患者的营养摄入。可以陪伴用餐或少量多餐,适当提供富含色氨酸的食品如香蕉、奶制品,以及全谷米、大麦、小麦、燕麦、瓜类等高纤维多糖食品,必要时鼻饲或静脉补充,以满足营养需要。

(三) 药物治疗的疗效观察和护理

做好药物的保管和给药时的护理。抑郁发作阶段,患者往往对疾病缺乏治疗的信心,服药也比较被动,有时会出现藏药等现象。对于此类患者,需要护理人员密切关注,规范发药程序,发药时仔细检查口腔、手指缝及水杯内有无藏药,确保患者服药入口,避免患者藏匿药物后顿服自杀或过量服用造成中毒。给药时,注意患者的心理反应,了解患者对治疗的态度,鼓励患者遵医嘱服药。

(四) 培养自理能力

抑郁障碍患者可伴有多种躯体不适,在排除躯体疾病后,鼓励和引导患者自己动手料理生活,必要时予以帮助和督促,维持营养、水分、休息、睡眠和个人卫生等方面的平衡。

(五)做好心理护理,鼓励抒发内心情感

建立良好的治疗性护患关系,加强与患者心理的沟通,了解患者的言语、情绪和行为表现,对有严重情感低落、罪恶妄想等症状的抑郁障碍患者,护士必须保持温和与接受的态度,耐心倾听患者的叙述,鼓励患者表达自己的思想、情感、内心感受。对于其在整个住院治疗过程中取得的进步要及时给予表扬和鼓励,以增强患者的自信心。

视频:五大妙招防抑郁心情愉悦开口笑

(六)抑郁症康复护理

护士可根据患者的病情,结合患者的爱好,在病室或院内安非各种康复活动,如看书、读报、看电视、唱歌、运动等。鼓励患者多参加各种娱乐活动,让患者活跃起来,丰富患者住院生活。文体活动富有吸引力,能唤起患者的愉悦感和满足感,这种轻松愉快的气氛可稳定情绪,提高患者的生活兴趣,对缓解病情及促进康复十分有利。

(七)健康指导

1. 指导患者掌握药物的不良反应　如三环类抗抑郁药会导致多汗、口干、视物模糊等不良反应,应定期门诊复查。

2. 指导患者参加工娱治疗活动　在治疗中分散、转移对疾病的注意力,同时使患者获得自我存在价值的满足,从而达到与现实生活接触、巩固疗效的目的。

3. 指导患者预防复发　生活规律,不嗜烟酒及刺激物品,保持心情舒畅。克服性格中的缺陷,正确对待及处理生活中的事件,适应并正确处理有关的社会矛盾,保持良好的人际关系,消除自卑与不满,树立坚强的意志等。

4. 出院指导　教育患者出院后仍然要坚持执行护理计划、坚持服药、定期门诊复查和咨询。参加力所能及的家务劳动,逐步适应社会生活,为重返工作岗位打下基础。

5. 做好家属指导工作　指导家属帮助患者管理药物并监护患者按时服药,密切观察患者的病情变化和药物不良反应;指导家属学习有关疾病知识及如何预防复发的常识,早发现、早诊断、早治疗;为患者创造良好的家庭环境和人际互动关系,提高患者解决问题的能力和应对应激的能力。

五、护理评价

1. 自杀企图和行为是否有改变或消除。
2. 食欲和睡眠状态是否改善。

3. 人际沟通、情绪和自信心是否恢复。

思考题

你出现过抑郁情绪吗？根据所学知识谈谈你如何调节自己的抑郁情绪。

文字编写：刘丽萍

数字资源：徐苗苗

在线测试：项目八

护考直击：项目八

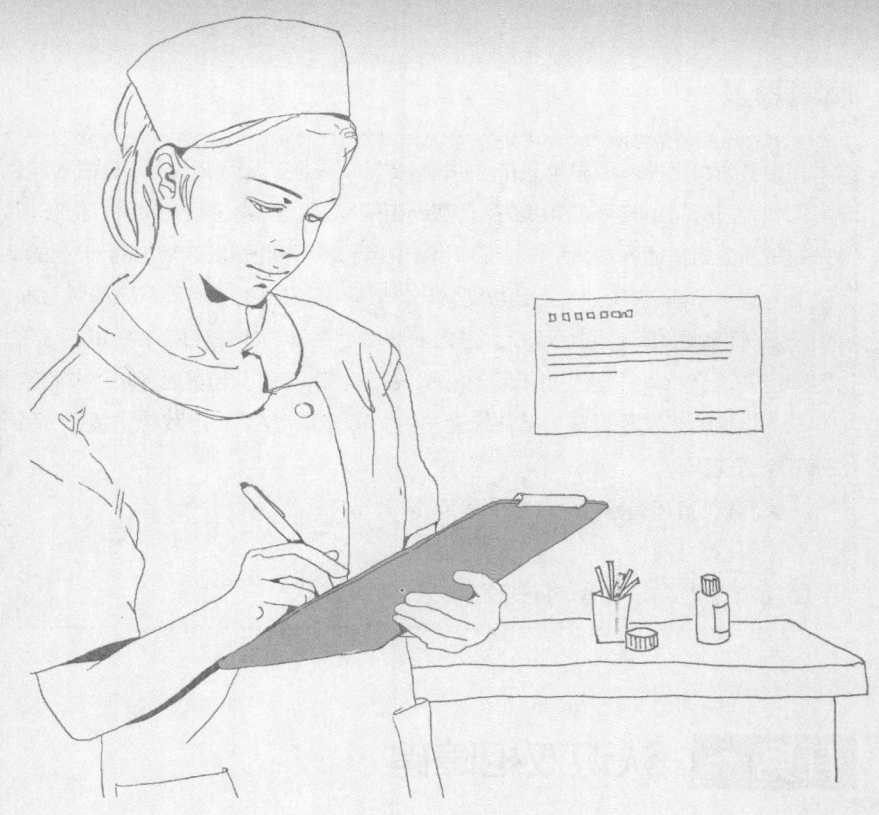

项目九　双相障碍患者的护理

视频：认识双相情感障碍

学习目标

1. 知识目标：了解双相障碍的病因；熟悉双相障碍的临床表现；掌握双相障碍躁狂发作的护理知识。

2. 能力目标：能识别双相障碍躁狂发作；能对双相障碍躁狂发作患者进行护理。

3. 素质目标：具有理性平和的心理素质；关爱双相障碍患者。

情境导入

患者,女,19岁,因异常兴奋、挥霍消费2周住院。患者近2周来,情绪异常愉悦,整天兴高采烈,忙东忙西,自我感觉良好,喜欢逛街购物,买些不实用的东西,打扮花哨,一改以往,买来的东西分给其他同学;话多,滔滔不绝,说自己的智商很高、非常聪明,自己的头脑非常灵活,读书考试一点都没有压力,还会帮助父母炒股票,可惜他们不听而导致股票亏损;精力旺盛,爱管闲事,晚上忙忙碌碌到后半夜。进入病房后丝毫不当成是住院,说是来疗养的;蹦蹦跳跳地跑来跑去,很热情地与医生、护士打招呼;说话幽默,不时引起其他围观病友哈哈大笑。

体格检查未发现异常。精神检查:精力充沛、情绪高涨,自我感觉良好、话语增多,动作忙碌不停,爱管闲事。

家族史:其母有癔症性人格的表现,未曾治疗。

诊断:躁狂发作。

问题:如何对该患者进行护理?

任务一 认识双相障碍

双相障碍(bipolar disorder,BPD)是指临床上既有躁狂或轻躁狂发作,又有抑郁发作的一类心境障碍。双相障碍一般呈发作性病程,躁狂和抑郁常反复循环或交替出现,也可以混合存在,每次发作往往持续一段时间,并对患者的日常生活和社会功能等产生不良影响。

一、临床表现

双相障碍典型临床表现可有躁狂发作、抑郁发作和混合发作。

(一)躁狂发作

1. 情感高涨　情感高涨是躁狂发作的基本症状。典型表现为自我感觉良好,心境轻松、愉快,兴高采烈,洋洋自得,喜形于色,好像人间从无烦恼事。心境高涨往往生动、鲜明,与内心体验和周围环境相协调,具有感染力。患者常自称是"乐天派""高兴极了""生活充满阳光,绚丽多彩"。情绪反应可能不稳定、易激惹,可因细小琐事或意见遭驳斥、要求未满足而暴跳如雷,可出现破坏或攻击行为,有些患者躁狂期也可出现短暂心情不佳。

2. **思维奔逸** 联想速度明显加快,思维内容丰富多变,自觉头脑聪明,反应敏捷。语量大,语速快,口若悬河,有些自感语言表达跟不上思维速度。联想丰富,概念一个接着一个地产生,或高谈阔论,严重时可出现"音联"和"意联"现象。患者常有"脑子开了窍""变聪明了""舌头跟思想赛跑"的体验。

3. **活动增多,意志行为增强** 患者自觉精力旺盛,能力强,想多做事,做大事,想有所作为,因而活动增多,整日忙碌不停,但多虎头蛇尾,有始无终。有的表现为爱管闲事,爱打抱不平,爱与人开玩笑,爱接近异性;注重打扮,行为轻率和莽撞,自控能力差。患者无疲倦感,严重时可出现攻击和破坏行为。

4. **夸大观念及夸大妄想** 自我评价过高,自命不凡,盛气凌人。严重时可发展为夸大妄想,但内容多与现实接近。

5. **睡眠需求减少** 睡眠明显减少但无困倦感,这是躁狂发作的特征之一。

6. **其他症状** 可有食欲增加、性欲亢进、交感神经兴奋症状等,多数患者在疾病的早期即丧失自知力。

儿童、老年患者常不典型。儿童患者思维活动较简单,情绪和行为症状较单调,多表现为活动和要求增多。老年患者多表现为夸大、狂傲、倚老卖老和易激惹,情感高涨、意念飘忽及活动增多的表现不明显。

若躁狂发作较轻,无幻觉、妄想等精神分裂症状,轻度或不影响社会功能,称为轻躁狂(hypomania)。若躁狂发作较重,可伴有精神分裂症状(多与心境协调,但也可不协调),明显影响社会功能,称为伴(或不伴)精神分裂症状的躁狂。

(二)抑郁发作

详见项目八任务一内容。

(三)混合发作

躁狂症状和抑郁症状可在一次发作中同时出现,如抑郁心境伴连续数日至数周的活动过度和言语迫促,躁狂心境伴激越、精力和本能活动降低等。抑郁症状和躁狂症状也可快速转换。如果两类症状在大部分时间内都很突出,则应归为双相混合性发作。

二、诊断

双相障碍的诊断主要应根据病史、临床症状、病程特点及体格检查和实验室检查,并参照国际诊断标准而确定。典型病例诊断一般不困难,但任何一种诊断标准都难免有其局限性,密切的临床观察、对疾病横断面的主要症状及纵向病程特点的把握、科学的分析是临床诊断的可靠基础。

三、治疗

(一) 药物治疗

1. 心境稳定剂治疗 心境稳定剂主要包括锂盐(碳酸锂)和卡马西平、丙戊酸盐,其他抗癫痫药(如拉莫三嗪、托吡酯、加巴喷丁)、第二代抗精神分裂症药(如氯氮平、奥氮平、利培酮与喹硫平等)也具有一定的心境稳定作用。

(1) 锂盐:锂盐是治疗躁狂发作的首选药物,临床上常用碳酸锂。碳酸锂起效较慢,持续用药2~3周才能显效。急性躁狂发作时碳酸锂的治疗剂量一般为1 000~2 000 mg/d,从小剂量开始,3~5天内逐渐增加至治疗剂量,宜餐后服用,以减少对胃的刺激。用药期间定期检测血锂浓度,维持治疗剂量为500~1 500 mg/d,急性治疗期血锂浓度应维持在0.6~1.2 mmol/L,维持治疗期为0.4~0.8 mmol/L。血锂浓度不宜超过1.4 mmol/L,以防锂中毒,老年患者血锂浓度不宜超过1.0 mmol/L。

(2) 抗癫痫药:当碳酸锂治疗效果不佳或不能耐受碳酸锂治疗时可选用此类药物。目前临床上主要使用丙戊酸盐(钠盐或镁盐)和卡马西平。丙戊酸盐成人用量可缓增至800~1 200 mg/d,最高不超过1 800 mg/d,维持剂量400~600 mg/d,推荐治疗血药浓度为50~120 μg/ml。卡马西平成人用量可缓增至1 000 mg/d,最高1 600 mg/d,维持剂量200~600 mg/d,推荐治疗血药浓度为4~12 μg/ml。

(3) 抗精神分裂症药:对严重兴奋、激惹、攻击或伴有精神分裂症状的急性躁狂患者,治疗早期可短期联用抗精神分裂症药。第一代抗精神分裂症药氯丙嗪和氟哌啶醇,能较快地控制精神运动性兴奋和精神分裂症状,疗效较好。第二代抗精神分裂症药奥氮平、利培酮、氯氮平等均能有效地控制躁狂发作,疗效较好。抗精神分裂症药剂量视病情严重程度及药物不良反应而定。

(4) 苯二氮䓬类药:躁狂发作治疗早期常联合使用苯二氮䓬类药,以控制兴奋、激惹、攻击、失眠等症状。对不能耐受抗精神分裂症药的急性躁狂患者可代替抗精神分裂症药与心境稳定剂合用。在心境稳定剂疗效产生后即可停止使用该类药物,因其不能预防复发,长期使用可能出现药物依赖。

2. 双相抑郁发作时的药物治疗 建议选择5-羟色胺再摄取抑制剂(SSRI类抗抑郁药)氟西汀、帕罗西汀、氟伏沙明、西酞普兰、舍曲林或DA/NE再摄取抑制剂安非他酮,因为这两类药物不容易诱发躁狂。一般认为抑郁病情轻微时不用抗抑郁药,以免诱发躁狂,若抑郁发作重而躁狂病情轻,应及早服用抗抑郁药。

（二）物理治疗

1. 无抽搐电休克治疗 对双相躁狂发作和抑郁发作都有很好的治疗作用，尤其是对伴有严重自杀观念的抑郁发作和兴奋明显的躁狂发作疗效好，见效快，能够很快控制住自杀或者兴奋的症状。对锂盐治疗无效或不能耐受的患者可使用无抽搐电休克治疗，起效迅速，可单独应用或合并药物治疗。一般隔日一次，4~10次为一疗程。合并药物治疗的患者应适当减少药物剂量。

2. 重复经颅磁刺激治疗 重复经颅磁刺激治疗（rTMS），因其无创性被应用于双相抑郁发作的治疗。

（三）心理治疗

心理治疗可贯穿于治疗的始终，常用认知行为疗法、支持性心理治疗等，即使在完全停药后，也可持续一段时间，可有效防止复发。心理治疗对双相障碍患者非常关键和重要。

任务二 实施双相障碍患者护理

一、护理评估

（一）健康史评估

1. 现病史 本次就诊原因（主诉），此次发病的诱因、发病时间、就医经过等。
2. 既往史 评估患者既往健康状况，有无精神障碍或躯体疾病，包括发病情况、治疗经过、已用药物、药物反应和不良反应及药物过敏史等。
3. 个人史 评估患者生长发育过程，包括母亲妊娠期健康状况、成长过程情况、智力状况、学习成绩、就业情况、婚姻状况、有无烟酒及其他嗜好，女性患者还要评估月经史和生育史。
4. 家族史 家族成员中是否有自杀史、精神障碍患者及异常行为者。

（二）精神障碍症状评估

1. 感知觉 评估患者有无忽视躯体不适感，如面色发红、心率加快、便秘及体重减轻，有无瞳孔轻度扩大，有无睡眠需要减少、性功能亢奋等交感神经兴奋状态。
2. 注意、记忆力 评估患者有无注意力及记忆力障碍，有无精神活动受周围环境影响而随境转移，有无注意增强但不能持久；有无"记忆强""脑子特好用""聪明"等自我感觉。

3. 思维　评估患者有无思维障碍，如思维奔逸，联想加快，新的概念不断涌现，自感"特别聪明"，自我评价过高；有无夸大观念、妄想，以及妄想的内容等。

4. 情感　评估患者有无情感高涨，有无精力过分充沛、过分热情大方或情绪不稳定、易激惹。

5. 意志行为　评估患者有无意志活动增强，是否影响到社会功能；患者有无活动明显增多，兴奋话多，整日忙碌不停且毫无疲倦之感；有无行为轻率或追求享乐，爱穿奇装异服，好接近异性，自我护理能力受到影响；是否有活动紊乱，甚至伴有攻击行为。

6. 自知力评估　评估患者对自己疾病的认识程度及是否配合治疗。

（三）心理、社会状况评估

1. 心理状况　评估患者发病前的个性特征、兴趣爱好等；评估患者发病前是否发生过严重的生活事件；可以采用明尼苏达多相人格测验（MMPI）等心理测验量表检查。

2. 社会状况　评估患者的社会交往能力，对于社会活动是否过度参与；人际关系如何，包括和亲属、朋友、同事或其他人员相处情况；评估患者的婚姻状况、经济状况、居住环境、家庭成员对患者疾病知识的了解程度及对患者治疗的态度、获取医疗资源是否方便等。

（四）生理状况评估

1. 评估患者的生命体征、营养状况、饮食状况、睡眠状况（有无睡眠减少等）、排泄状况等；评估患者有无体重明显减轻。

2. 通过脑电图、颅脑CT、心电图等辅助检查，排除相关器质性疾病。

二、护理诊断

1. 有暴力行为的危险　与躁狂引起的情感高涨、兴奋性增高有关。
2. 睡眠形态紊乱　与躁狂兴奋、不知疲倦、精力充沛、睡眠时间少有关。
3. 营养失调：低于机体需要量　与情绪高涨、消耗过多有关。
4. 不合作　与情感高涨、易激惹、自知力缺乏有关。
5. 日常生活功能和社会功能障碍　与不节制花钱导致生活窘迫、精神运动性兴奋有关。
6. 自我认同紊乱　与思维障碍、夸大妄想内容有关。

7. 便秘　与生活起居无规律、饮水量不足有关。

8. 有药物中毒的危险　与抗躁狂发作药物的治疗量及中毒量接近有关。

三、护理目标

1. 短期目标　患者住院期间不发生因行为不当、兴奋性过高造成的自身躯体和物品的伤害；保持营养和水分的足量摄入；自主完成日常生活，建立稳定的人际关系；患者能够恢复日常生活节奏；睡眠改善，生活起居有规律。

2. 中长期目标　能够学会控制和疏泄自己的高亢和焦虑情绪，能描述躁狂发作的有关因素，认识到自己的鲁莽、激越行为是病态的，学会适当表达自己的个人需求和欲望，正确认识疾病的性质，建立正确的行为模式和良好的人际沟通。

四、护理措施

（一）一般护理

1. 提供安全舒适的病房环境　为患者提供安全和安静的生活环境是首要的措施，躁狂患者容易受周围环境刺激的影响，宜提供陈设简单、空间适宜、安静整洁、颜色淡雅的房间，以保证患者的安全和情绪稳定。病室内物品陈设要进行专项检查，一些随手可得的危险品要及时移开，患者的生活物品如尖锐的牙刷柄、锐利的塑料包装、眼镜片等能引起伤害行为的物品要及时去除，防止患者兴奋躁动时用于毁坏或伤人。

2. 基础护理

（1）饮食护理。躁狂患者常因忙忙碌碌而"废寝忘食"，需督促患者按时进餐。极度兴奋患者需避免外界干扰，单独进餐，饥饿过度时避免狼吞虎咽。因患者体力消耗大，说话滔滔不绝，可造成口干舌燥，极度兴奋时还会发生脱水，注意鼓励患者多饮水。

（2）睡眠护理。躁狂患者因精力充沛、兴奋、活动量和体力消耗大，睡眠少，无困倦感，一个病室避免安排两位躁狂患者，以给予安静的睡眠环境。睡前限制其活动范围，控制其活动量，避免其他人与其接触交谈，及时排除引起兴奋的因素。

（3）个人卫生方面的护理。如协助或督促洗漱、洗澡等，保持床铺干净，关注女性患者月经期护理。躁狂患者常常过分关注自身形象，好奇装异服，甚至把病员服当作腰带、头巾，需要耐心劝说，指导患者保证服饰整洁、衣着打扮得体，对于异常打扮和过分修饰要耐心教育，委婉地予以纠正。

3. 强化社交技能康复训练　引导患者将过剩的精力用于对身体健康发展的活动中,对兴奋性较高的患者,可以为其选择一些限制少、强度大、易完成的工娱活动,使患者的精力和体力得到一定的宣泄和消耗。另外,也可根据患者的爱好,引导做一些文娱活动,如下棋、绘画、书法、唱歌等。

4. 帮助情感高涨患者确认自己真正的感觉和看法　学会新的适应性技巧,引导他们正视自身疾病,积极配合治疗护理。

5. 出现不合理要求及行为的应对　护士必须了解这些是精神症状,对于可行的要求,可以同意,不合理的部分要用接受的态度去诚恳地倾听,可不立即给予答复,暂缓其不合理的要求。当患者激动得无法接受劝解及转移时,要用不责备的语气告知,达到限制的目的,使患者感受到安全与信任。

6. 做好对药物治疗的疗效观察和护理　严密观察药物的疗效和不良反应,及时发现中毒征兆,配合医生及时处理。宣教药物相关知识,告知患者规范的服药有利于及早控制病情。对于服药被动的患者,了解患者药物依从性差的原因,用正向的语言鼓励,消除患者对药物的不良认知与负性态度,确立积极服药信念,设法使患者配合治疗。

(二) 特殊护理

1. 冲动、毁物及暴力行为　患者有时以激惹、愤怒和敌意为特征。动辄暴跳如雷,怒不可遏,出现冲动毁物、伤人行为。护理人员要及时评估,发现患者无理要求增多,情绪激动、挑剔、质问、有意违背正常秩序等,应及时采取预防措施,设法稳定患者情绪。患者一旦发生冲动、攻击行为,护理人员应沉着冷静,尽快终止冲动行为,用简单、直接的言语提醒患者暴力行为的后果,降低其兴奋性,劝其将危险物品放下,或与患者对话转移其注意力,趁其不备将危险物品快速夺下,并注意保护其他患者免受伤害,与患者保持安全距离,必要时需将患者隔离或实施保护性约束以防止破坏性行为的发生。

2. 躁狂持续状态　因患者活动过多,极度兴奋,声嘶力竭,精力异常旺盛,睡眠减少而不知疲倦,易导致脱水、虚脱,甚至衰竭而死亡。故应将患者安置在隔离室内,限制其活动范围和活动量,避免过度消耗体力,必要时遵医嘱予以保护性约束或隔离。确保营养和水分摄入,保证充足的睡眠。病情稳定后引导患者参加适当的活动,使其过剩的精力得到宣泄。

(三) 药物治疗的护理

1. 观察药物不良反应　用药过程中密切观察患者服药的依从性、耐受性和不良反应。由于锂盐治疗量与中毒量接近,容易产生中毒反应,因此要加强识别观察。

(1) 掌握服用碳酸锂的各期不良反应,识别中毒先兆症状,同时要关注血锂浓度的监测值,当血锂浓度达到 1.4 mmol/L 时及时报告医生。

(2) 向患者宣教锂盐不良反应的临床表现与自觉状态,以便患者出现不适时及时向医护人员反映。

(3) 评估患者的不良反应和中毒症状,如出现腹部胀满感、厌食、恶心、呕吐、口渴、多尿、腹部不适、腹泻、手颤抖、肌肉抽动、视觉障碍、发热、血压下降、意识障碍、心肾功能障碍等,应及时报告医生并协助处理。

(4) 密切关注患者意识、生命体征及中毒症状的变化,及时书写护理记录并做好交接班工作。

(5) 鼓励患者多饮水,进食足量的食盐,一般每日不少于 3 g,以保证水与电解质的平衡,有利于锂盐的排出。

(6) 观察记录患者尿量的变化,肢体水肿情况,严防心、肾衰竭。

2. **碳酸锂中毒患者的护理** 一旦出现中毒反应即刻报告医生,停止使用锂盐,清除过多的锂,如洗胃、输液,给予大量生理盐水或高渗钠盐加速锂的排泄,必要时进行人工透析等。

(四) 心理护理

与躁狂发作患者交流时,注意言语态度及接触方式,不与患者争论,更不能讽刺和嘲笑患者,取得患者的信任。告知患者控制情绪切实可行的方式。例如,指导患者识别不良情绪将发作时的身体信号,如紧握拳头、咬牙、易激惹发怒等,应离开应激源,通过深呼吸、肌肉放松、冥想等方式,使情绪先降温,再仔细回想情绪将失控的原因,换位思考,采用与他人积极交流等理智解决问题的方式,最终提高自身对情绪的掌控能力,也可采用团体心理辅导的方式,用正向激励,引导其接纳自己。

(五) 健康指导

1. 指导患者掌握药物的不良反应,积极配合定期检测 例如,锂盐的治疗量和中毒量接近,应定期对血锂浓度进行动态监测。按时按量服药,不因病情稳定而自行停止治疗,以预防病情反复。

2. 指导患者参加工娱治疗 在治疗中分散、转移对疾病的注意力,同时使患者获得自我存在价值的满足,从而达到与现实生活接触、巩固疗效的目的。

3. 指导患者预防复发的方法 生活规律,不嗜烟酒及刺激物品,不参加过于兴奋激动的活动,保持心情舒畅。克服性格中的缺陷,保持良好的人际关系,正确对待及处理生活中的事件,应对并正确处理有关的社会矛盾。

4. 出院指导　教育患者出院后仍然要坚持执行护理计划、坚持服药、定期门诊复查和咨询。参加力所能及的家务劳动,能维持正常稳定的生活与工作,逐步适应社会生活,为重返工作岗位打下基础。

5. 做好家属指导工作　指导家属帮助患者管理药物并监护患者按时服药;密切观察患者的病情变化和药物不良反应;指导家属学习有关疾病知识及如何预防复发的常识,早发现、早诊断、早治疗,患者若能及早接受适当的治疗,对患者的进步,应及时给予正向的肯定和鼓励;为患者创造良好的家庭环境和人际互动关系,提高患者解决问题的能力和应对应激的能力。

五、护理评价

1. 患者高涨和激动的情绪是否稳定。
2. 患者食欲和睡眠状态是否改善。
3. 患者是否按医嘱服药,药物不良反应是否得到处理。

思考题

对于本项目"情境导入"中的案例,如何合理引导患者宣泄过多精力?

文字编写:鲁燕燕

数字资源:徐苗苗

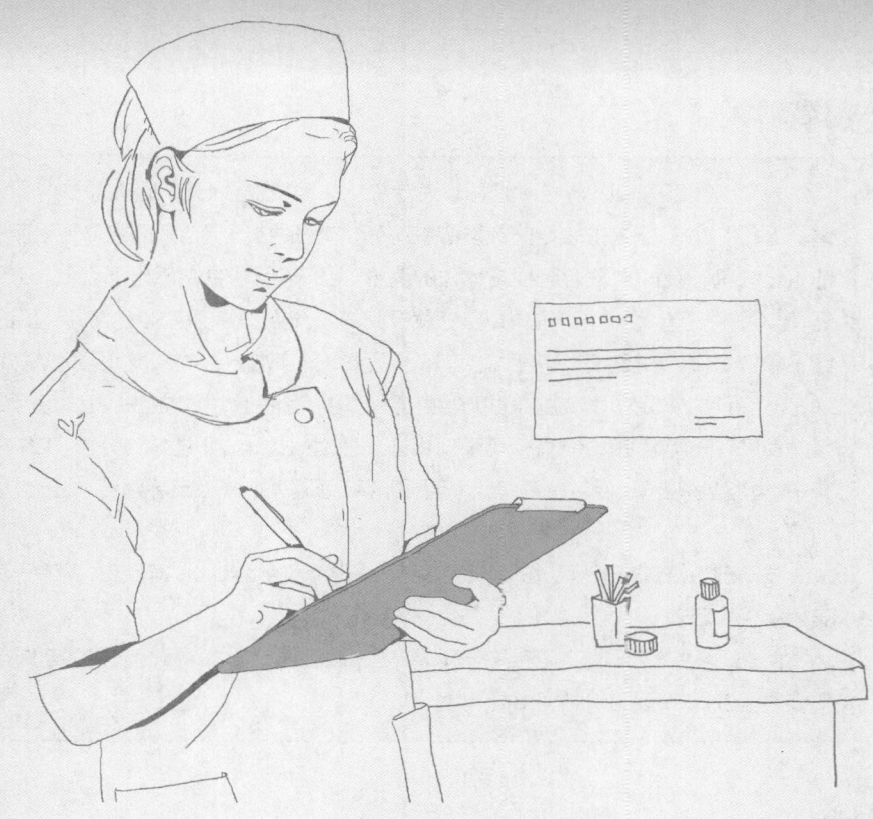

项目十 焦虑及恐惧障碍患者的护理

学习目标

1. 知识目标：了解焦虑及恐惧障碍的病因；熟悉焦虑及恐惧障碍的临床表现；掌握焦虑及恐惧障碍患者的护理知识。

2. 能力目标：能识别焦虑及恐惧障碍；能对焦虑及恐惧障碍患者进行护理。

3. 素质目标：具有对抗压力和挫折的心理素质；关爱焦虑及恐惧障碍患者。

情境导入

患者，男，30岁，已婚，公司职员，大专文化。因发作性心慌、极度恐惧、濒死感6个月就诊。2个多月前，患者的表姐夫突发心脏病死亡，同时恰巧当地新闻媒体报道了一位30多岁的青年教师在夜间突发心肌梗死死亡的消息。数天后，患者突然出现心慌，自感心脏跳动剧烈，出冷汗、气急，患者极度恐慌，自感就要死去。送至医院后查心电图示"窦性心动过速"，给予普萘洛尔、安定治疗。其后，患者在不同场合又多次出现类似发作，频繁时每周发作3~4次，少则每月2~3次，每次发作时无明显诱因，均伴有心慌、心搏加快，发作持续30~40分钟。缓解期患者无明显躯体不适，但仍表现忧虑发愁，害怕独处，不能单独外出，工作时注意力不能集中，虽能坚持上班，但自感工作效率明显下降，睡眠差。患者自感痛苦，故到当地精神科住院治疗。

发病前性格：做事认真，敏感、追求完美，易紧张，情绪波动。家族史：两系三代否认精神病史。体格检查未发现异常。

问题：该患者出现了哪些异常表现？发病的原因是什么？可能的疾病诊断是什么？如何对该患者进行治疗和护理？

任务一　认识焦虑及恐惧障碍

焦虑及恐惧障碍是一种以焦虑情绪为主的神经症，是个体或集体对一个模糊的、非特异性的威胁做出反应时所经受的不适感和自主神经系统激活状态，其紧张、惊恐的程度与现实情况很不相称，主要分为广泛性焦虑障碍和惊恐障碍两种。

一、临床表现

（一）广泛性焦虑障碍

广泛性焦虑障碍又称慢性焦虑，是焦虑性障碍最常见的表现形式，以慢性、弥漫性的对一些生活情景不现实的过度担心、紧张为特征。可起病于任何年龄，40岁以前多见，通常为慢性病程，女性更常见，临床表现主要有三组症状，见表10-1。

表 10-1 广泛性焦虑障碍临床症状汇总

精神症状	临床表现
精神性焦虑	表现为对日常琐事过度、持久的不安与担心，对一些指向未来的或不确定的事件过度担忧，怕有灾难、意外或不可控的事件发生，如担心家人患病、小孩发生意外等。内容可以变化不定，精神焦虑可同时伴有睡眠改变、易激惹、注意力集中困难、工作效率下降等
躯体性焦虑	主要表现为自主神经功能异常，患者可出现手心出汗、恶心、心悸、心率加快、口干、咽部不适、异物感、腹泻、多汗等；泌尿生殖系统症状有尿频、尿急、性功能障碍等；神经系统症状有耳鸣、视物模糊、周身不适、刺痛感、头晕及晕厥感
神经、肌肉及运动性不安症状	表现为烦躁不安、肌肉震颤、身体发抖、坐立不安、无目的活动增多、行为控制力减弱等。焦虑患者的外观可见到表情紧张、痛苦、双眉紧锁、姿势僵硬不自然，可伴有震颤；肌肉紧张症状表现为头挤压性疼痛、以额枕部为主，腰肩背疼痛、僵硬感、动作困难；睡眠障碍以入睡困难为主，上床后忧虑重重、辗转反侧、无法入睡，可有噩梦、大汗、恐惧，次晨感头晕

（二）惊恐障碍

惊恐障碍又称惊恐发作、急性焦虑、间歇发作性焦虑，是一种突然发生的不可预测的强烈的焦虑、躯体不适和痛苦。惊恐障碍常突然发生，10~30 分钟症状迅速到高峰，持续时间短暂，发作极少超过 1 小时。大部分患者体验到明显的躯体症状，但因为情绪症状不突出，所以，绝大多数患者首次就诊于急诊室。症状特点为反复发生、自发出现、难以预料的急性焦虑发作。处于惊恐发作中的患者常体验到害怕和自主神经症状的不断加重，这致使患者十分急切地要离开其所在场所。如果这种情况发生在特定场所或情境中，如在公共汽车上或置身人群中，患者以后可能会回避这些情境。同样，频繁的、不可预测的惊恐发作可导致害怕独处或害怕进入公共场所。一次惊恐发作常继之以持续性地害怕再次发作。典型惊恐障碍的临床症状包括精神体验与躯体症状，见表 10-2。

表 10-2 惊恐障碍临床症状

	精神体验	躯体症状
濒死感	患者突然产生胸闷、胸部压迫感、窒息感，不能自主呼吸的恐惧紧张感，甚至感到死亡将至而呼喊，常常不由自主地奔向窗户、推开门窗，让空气进入胸腔	1. 心搏加快、心悸 2. 出汗 3. 震颤 4. 气短，胸部压迫感 5. 胸痛不适 6. 喉部堵塞感 7. 恶心、腹部不适 8. 头晕、身体漂浮、眩晕 9. 发热或发冷感 10. 人格解体或现实解体的感觉 11. 麻木、皮肤刺痛感
失去控制感	表现为极度的精神紧张，有即将失去控制的焦虑或变得疯狂的恐惧	
精神崩溃感	部分患者体验到无法控制的精神崩溃的来临	
无论是哪种精神体验，有过这种发作的患者都对再次发作有极度的恐惧和焦虑，有回避与求助行为		

二、诊断

诊断依据参照 ICD-11。

1. 广泛性焦虑诊断要点　必须在至少 6 个月内的大多数时间存在焦虑的原发症状，这些症状通常包括以下要素：过度的焦虑和担忧（为将来的不幸烦恼，感到忐忑不安，注意困难等）；运动性紧张（坐卧不宁、紧张性头痛、颤抖、无法放松）；自主神经活动亢进（出汗、心动过速或呼吸急促、上腹不适、头晕、口干等）；排除躯体疾病、精神障碍、药物性相关的焦虑。

2. 惊恐障碍诊断要点

（1）患者以惊恐发作为主要临床症状，并伴有自主神经相关症状。

（2）惊恐发作后 1 个月内存在以下症状：持续担心再次发作；担心发作的后果和可能的不良影响；与发作相关的行为改变。

（3）排除其他临床问题，如物质使用和躯体疾病导致的惊恐发作。

三、治疗

广泛性焦虑障碍常以心理治疗为主，对于焦虑症状没有明显改善者再结合药物治疗。药物治疗对惊恐发作有明显的效果，惊恐障碍的治疗一般应在药物控制惊恐发作和焦虑的基础上适当配合心理治疗。

（一）心理治疗

认知疗法、行为治疗或认知－行为治疗是最常用于焦虑性障碍患者的心理治疗方法。焦虑性障碍患者的个性特征常表现为对现实不满，对人生期望过高，对疾病性质认识不清，凡事往坏处想，总担心结局不好，长期处于一种高度警觉状态中，势必会产生一些歪曲的认知，因此，需要应用认知疗法改变患者不合理的和歪曲的认知。

当人体处于焦虑状态时，会出现一系列的生理反应，其中最主要的就是肌肉紧张。肌肉紧张不仅会导致身体不适，还会进一步加剧心理焦虑，形成恶性循环。渐进式肌肉放松训练是一种通过主动松弛身体肌肉，使患者达到减轻身体紧张和心理焦虑的心理治疗方法。肌肉放松训练的基本步骤包括：首先，选择一个安静舒适的环境坐下，确保患者不受外界干扰；其次，按照一定的顺序，逐个放松患者身体的各个肌肉群，在放松每个肌肉群时，要注意感受肌肉的紧张和松弛感，学会控制自己的身体反应；最后，保持身体的放松状态，感受身心的平静和舒适。深呼吸是放松训练中的一个重要环节。通过深呼吸,患者可以降低自己的心率和呼吸频率,使身体逐渐进入放松状态。同时,深呼吸还可以帮助患者集中注意力,减少外界干扰,更好地感受肌肉的松弛感。放松训练的效果可以通过以下几个方面进行评估:首先,通过患者自我感受来评估身体的松弛程度和心理的平静程度;其次,通过观察患者身体的生理指标(如心率、呼吸频率等)来评估放松训练的效果;最后,通过对比患者训练前后的心理状态和焦虑程度来评估放松训练的效果。

(二) 药物治疗

抗焦虑药物的应用范围广泛,种类较多。目前,应用最广的为苯二氮䓬类,其他还有 5-HT_{1A} 受体部分激动剂丁螺环酮和坦度螺酮、β 肾上腺素受体阻滞剂,如普萘洛尔。苯二氮䓬类除了作抗焦虑药物外,还常作为镇静催眠药物使用。本任务主要介绍苯二氮䓬类抗焦虑药及非苯二氮䓬类抗焦虑药。

1. **苯二氮䓬类抗焦虑药** 苯二氮䓬类常用药物有地西泮、奥沙西泮、劳拉西泮、阿普唑仑、氟西泮、硝西泮、艾司唑仑、氯硝西泮、咪达唑仑等。其作用机制主要是作用于 γ- 氨基丁酸(GABA)受体、苯二氮䓬受体和氯离子通道的复合物。通过增强 GABA 的活性,进一步开放氯离子通道,氯离子大量进入细胞内,引起神经细胞超极化,从而起到中枢抑制作用。具体表现为四类药理作用:抗焦虑作用,可以减轻或消除患者的焦虑不安、紧张、恐惧情绪等;镇静催眠作用,对睡眠的各期都有不同程度的影响;抗惊厥作用,可以抑制脑部不同部位的癫痫病灶的放电,使其不向外围扩散;骨骼肌松弛作用,通过抑制脊髓和脊髓运动反射产生作用。

(1) 苯二氮䓬类抗焦虑药临床应用:① 适应证。适用于治疗各型神经症、各种失眠及各种躯体疾病伴随出现的焦虑、紧张、失眠、自主神经系统紊乱等症状,也可用于各类伴有焦虑、紧张、恐惧、失眠的精神病,以及激越性抑郁、轻性抑郁的辅助治疗;还可用于癫痫治疗和酒精急性戒断症状的替代治疗。② 禁忌证。严重心血管疾病、肾病、药物过敏、药物依赖、妊娠头 3 个月、青光眼、重症肌无力、酒精依赖等及中枢抑制剂使用时应禁用;老年、儿童、分娩前及分娩中慎用。

(2) 苯二氮䓬类抗焦虑药的不良反应较少,具体如下:① 最常见的不良反应。嗜睡、过度镇静、智力活动受影响、记忆力受损、运动的协调性减低等。② 耐受与依赖。苯二氮䓬类可产生耐受性,应用数周后需调整剂量才能取得更好疗效。长期应用后可产生依赖性,包括躯体依赖和精神依赖,与酒精和巴比妥可发生交叉依赖。躯体依赖症状多发生在持续 3 个月以上者,并且半衰期短的药物较易产生依赖。③ 戒断症状。突然中断药物,将引起戒断症状。戒断症状多为焦虑、激动、易激惹、失眠、震颤、头痛、眩晕、多汗、烦躁不安、耳鸣、人格解体及胃肠症状(恶心、呕吐、厌食、腹泻、便秘),严重者可出现惊厥。因此,苯二氮䓬类药物在临床应用中要避免长期应用,连续应用最好不要超过1个月。停药宜逐步缓慢进行。④ 过量中毒。一次大量服用可致急性中毒,主要表现为意识障碍,严重者可导致死亡。

2. 非苯二氮䓬类抗焦虑药

(1) 丁螺环酮和坦度螺酮:丁螺环酮和坦度螺酮的化学结构属于阿扎哌隆类,为 5-HT_{1A} 受体的部分激动剂。主要适用于各种神经症所致的焦虑状态及躯体疾病伴发的焦虑状态,还可用于抑郁障碍的增效治疗。孕妇、儿童和严重心、肝、肾功能障碍者应慎用。不良反应有口干、头晕、头痛、失眠、胃肠功能紊乱等。

(2) 唑吡坦、佐匹克隆和扎来普隆:起效快,作用时间短,适用于入睡困难、睡眠浅而中断、夜醒后难以再入睡者。老年人、体弱者慎用。

任务二　实施焦虑及恐惧障碍患者护理

一、护理评估

(一) 健康史评估

1. 现病史　本次就诊原因(主诉),此次发病的诱因、发病时间、就医经过等。

2. 既往史　评估患者既往健康状况,有无精神障碍或躯体疾病,包括发病情况、治疗经过、已用药物、药物反应、不良反应及药物过敏史等。

3. 个人史　评估患者生长发育过程,包括母亲妊娠期健康状况、家庭的教育方式、幼年的生活环境、成长过程情况、所受教育、就业情况、婚姻状况、有无烟酒及其他嗜好,女性患者还要评估月经史和生育史。

4. 家族史　家族成员中是否有精神障碍患者。

(二) 精神障碍症状评估

1. 认知　评估患者有无注意力不集中、记忆力下降、执行功能障碍、语言功能障碍、视空间障碍等。

2. 情绪、情感　评估患者有无持续或不适当的担忧、紧张、恐惧和不安等;评估患者有无严重的窒息感、濒死感和精神失控感等。

3. 意志、行为　评估患者有无运动性不安症状如坐立不安、搓手顿足、肢体发抖、全身肌肉跳动、肌肉紧张性疼痛及舌、唇、指肌震颤等。

4. 意识　评估患者有无不同程度的意识障碍。

5. 自知力　评估患者对自己疾病的认识程度及是否配合治疗。

(三) 心理、社会状况评估

1. 心理状况　评估患者病前的个性特征、兴趣爱好等；评估患者病前是否发生过严重的生活事件，患者的应对方式、抗压能力等；心理评估可以借助焦虑自评量表(SAS)、汉密尔顿焦虑量表(HAMD)等心理测验量表检查。

2. 社会状况　评估患者的社会交往能力，对于社会活动是否积极、退缩、回避等；人际关系如何，包括和亲属、朋友、同事或其他人员相处的情况；评估患者的婚姻状况、经济状况、居住环境、家庭成员对患者疾病及治疗的态度等。

(四) 生理状况评估

1. 评估患者的营养状况、饮食状况、睡眠状况、排泄状况。
2. 辅助检查　通过脑电图、颅内CT、心电图等检查，排除相关器质性躯体疾病。
3. 自主神经功能　评估患者有无自主神经功能失调症状如心悸、出汗、胸闷、胸痛、呼吸急促、呼吸困难、口干、便秘、腹泻、尿频、尿急、皮肤潮红或苍白、头痛、头晕等。

二、护理诊断

1. 焦虑　与非适应性的自我调控障碍有关。
2. 睡眠形态紊乱　与焦虑症状有关。
3. 潜在的或现存的营养失调　与焦虑症状导致的食欲差有关。
4. 有暴力行为的危险　与焦虑情绪导致的过激行为有关。
5. 生活自理缺陷　与疲劳乏力及紧张焦虑有关。
6. 知识缺乏：缺乏心理保健常识。

三、护理目标

1. 急性焦虑发作期间，患者在监护下无伤人及自伤行为发生。
2. 患者症状减轻或消失。基本的生理与心理需求得到满足，舒适度增加；能有效控制惊恐发作；能够得到足够的睡眠，醒后精神状态良好。
3. 患者能正确认识疾病，接受症状，能认识到心理、社会因素与疾病的关系；能有效缓解焦虑情绪。

四、护理措施

(一) 安全管理

对患者的焦虑症状进行初步评估,包括其焦虑程度、触发因素等。定期与患者沟通,了解其情绪变化,及时调整护理计划。注意观察患者可能出现的自杀、自伤等风险行为,及时采取干预措施。采用温和的语气和态度,避免对患者造成进一步刺激。

(二) 用药护理

严格按照医生的建议,要求患者按时服药。定期回诊,向医生汇报治疗效果和病情变化。密切观察患者的情绪变化,记录焦虑症状的发作频率、程度和持续时间,及时报告给医生,以便调整治疗方案。

(三) 心理护理

1. 应将患者安置在安静舒适的房间,避免干扰。周围的设施要简单安全,可根据患者的喜好,摆放一些让他们感到放松和愉悦的装饰物品。

2. 对伴有躯体疾病的患者,要向其讲明激烈的情绪会对身体造成不良影响,让患者能从主观上控制情绪反应。待患者情绪稳定时,应不失时机地为患者提供心理护理,给予安慰和鼓励,帮助患者学会放松,改变不良认知,平时运用良好的护患沟通技巧,注意倾听患者的主诉,允许患者适量的情绪宣泄,以防恶劣情绪暴发而影响身体健康。

视频:放松训练

3. 教授患者一些放松技巧,如深呼吸、肌肉松弛、冥想等。定期组织放松训练课程,巩固和提高患者的放松技能。

视频:系统脱敏疗法

4. 鼓励患者参加社交活动,如与家人和朋友聚会,参加兴趣小组等。在活动中,帮助患者学会放松和享受与他人相处的时光。

(四) 惊恐发作时的护理

1. 当患者遇到惊恐发作时要让其尽力保持冷静。不要试图抵抗或否认自己的感受,而是接受它们的存在。告诉患者虽然惊恐发作可能让人感到非常害怕和不适,但应了解它们是暂时性的,并且不会对身体造成伤害。适度的告知有助于减轻紧张感。

2. 教会患者在惊恐发作时,积极寻求支持与帮助,告诉家人、朋友或专业人员自己的感受,让患者知道他们可以给予自己支持和安慰,帮助自己更好地应对这种情况。

3. 告诉患者深呼吸有助于放松身体和减缓心悸。尝试通过鼻腔吸气,然后慢慢地通过口腔呼气,重复几次。也可以将注意力从惊恐发作转移到其他事物上,例如听音乐、阅读书籍或进行冥想等。这有助于患者缓解紧张感并减轻焦虑。

4. 教会患者识别并避免可能引发惊恐发作的因素,如过度使用咖啡因、处于过度拥挤或封闭的环境中。

(五) 康复护理

鼓励患者规律作息,保证充足的睡眠。告知患者均衡饮食,多摄入富含维生素B和ω-3脂肪酸的食物,如深海鱼、坚果和绿色蔬菜。教育患者识别并避免焦虑恐惧障碍的触发因素,如压力、不良生活习惯等。鼓励患者坚持治疗,培养积极的生活态度和应对压力的能力。

(六) 健康指导

1. 保持健康的生活方式

(1) 规律作息:保持每天固定的作息时间,确保充足的睡眠。

(2) 合理饮食:选择营养均衡的食物,避免过度摄入咖啡因、糖分和酒精。

(3) 适度运动:定期进行身体活动,如散步、跑步、瑜伽等,有助于释放压力。

2. 心理调适

(1) 放松训练:学习并使用深呼吸、渐进性肌肉松弛等放松技巧,有助于缓解焦虑情绪。

(2) 认知重构:调整自己的思维方式,以更积极、现实的态度看待问题。

(3) 社交互动:与亲朋好友保持联系,分享自己的感受,寻求支持。

3. 专业治疗　如果焦虑症状严重影响到生活质量,建议寻求专业医生的帮助。心理治疗(如认知行为疗法)和药物治疗可能是有效的治疗方法。

4. 预防复发

(1) 监测症状:注意自己的情绪变化,及时发现并应对焦虑症状。

(2) 避免触发因素:识别并避免可能导致焦虑的触发因素,如压力、冲突等。

(3) 维持健康生活方式:继续保持良好的生活习惯和心理健康。

五、护理评价

1. 住院期间患者有无并发症的发生。
2. 患者惊恐障碍发作的次数是否减少和终止,广泛性焦虑程度是否减轻。
3. 患者能评价自己存在一定的人格基础,采取各种方式改善人格和行为。
4. 患者家属了解焦虑障碍,并能配合医务人员开展治疗护理。

思考题

通过本项目的学习,你掌握了哪些缓解考试焦虑的方法?

文字编写: 徐　霞

数字资源: 徐苗苗

在线测试:项目十

护考直击:项目十

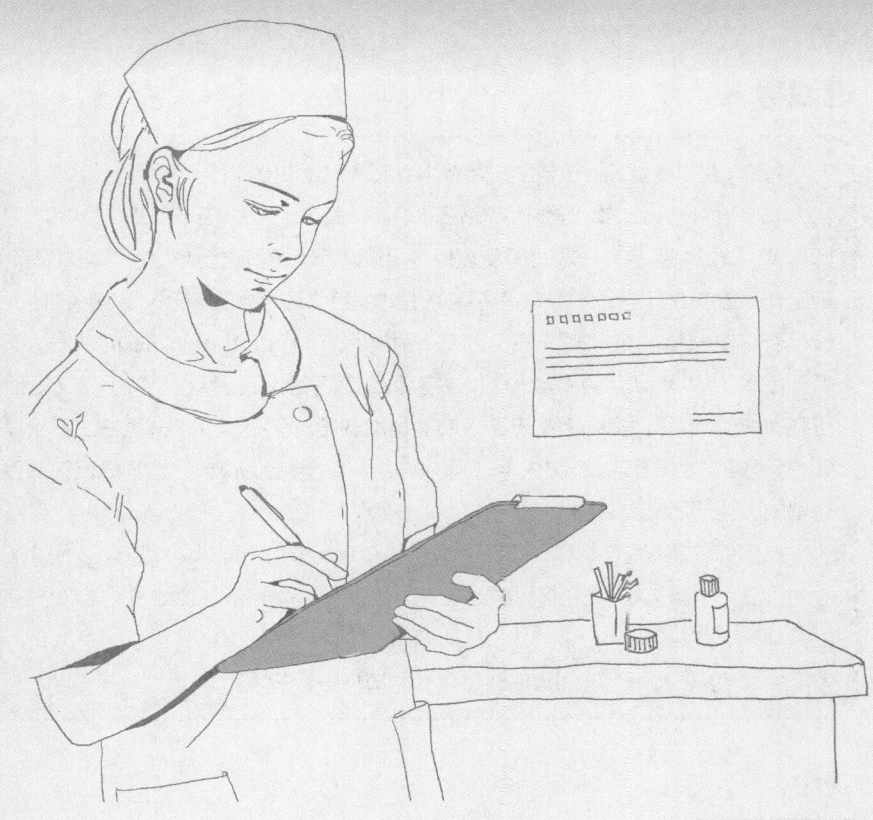

项目十一 强迫障碍患者的护理

学习目标

1. 知识目标：了解强迫障碍的病因；熟悉强迫障碍的临床表现；掌握强迫障碍患者的护理知识。

2. 能力目标：能识别强迫障碍；学会对强迫障碍患者进行护理。

3. 素质目标：合理看待强迫型人格；关爱强迫障碍患者。

情境导入

> 患者，女，19岁，高三学生。因做事犹豫不决，重复动作，痛苦紧张2年就诊。患者学习努力，成绩优良，考入重点高中后担任班干部。高二时担心班干部工作影响学习欲辞职，被老师批评。此后，患者有一段时间反复思考，权衡利弊，逐渐出现失眠，学习成绩下降。为此，老师主动撤去其班干部职务。患者平静一段时间后做事逐渐过于小心，如关灯锁门均需多次检验是否有误，书桌衣箱清理再三，以防失落物件。自感多余，但非如此心不安。某日走在路上，看到路边的树，即认认真真数一遍，数完后，突然又想起是否数错了，于是又返回去数，如此反复几次，明知这样做多余但又无法控制。每次洗脸洗手，反复揉搓，害怕洗不干净，手搓洗得发红，有时搓肿才肯罢休，每次洗手时间最长2小时，患者也恨自己这样做但无法控制，不这样做心里发急、发烦、难受。
>
> 发病前性格：遵守纪律，不知变通，做事认真，追求完美，小心谨慎，刻板紧张。家族史：父母两系三代无精神障碍史。体格检查未发现异常。精神障碍症状检查：自知力完好，各项检查配合，情绪有些紧张。
>
> 问题：该患者可能的疾病诊断是什么？如何进行护理？

任务一　认识强迫障碍

视频：强迫症及其预防

强迫障碍（obsessive-compulsive disorder，OCD）又称强迫症，是以强迫观念或强迫行为等症状为主要表现的一种神经症。患者深知这些强迫症状不合理、不必要，却无法控制或摆脱，感到无能为力、欲罢不能，因而焦虑、痛苦，甚至出现抑郁障碍。强迫障碍男女发病率相同，发病多在童年或成年早期，高峰年龄为15~20岁。强迫障碍因其起病早、病程迁延等特点，常对患者社会功能和生活质量造成极大影响，严重威胁人类的心身健康。研究表明，普通人群强迫障碍的终身患病率为1%~2%。

一、病因

（一）心理社会因素

精神分析理论认为，强迫症状起源于儿童时期被压抑的欲望及经历过的精神创伤。儿童时期的创伤经历，如被虐待、被忽视等，对OCD的发生和发展起了重要作用。OCD患者的父母具有严厉、过分关注、缺乏温暖、对孩子期望值高、不鼓励孩子独立等特点，不恰当的教养方式可能促使OCD发病前人格的形成。

（二）人格特征

OCD 患者常有不安全感、不完善感、不确定感，因而表现为小心多疑、事无巨细、求全求精、尽善尽美，且犹豫不决、优柔寡断，做事一丝不苟、循规蹈矩，不善变通。过分追求完美、关注细节、缺少灵活性是强迫型人格的重要特征。

（三）生物学因素

OCD 具有一定的遗传学基础，有文献报道，OCD 患者的一级亲属中 OCD 的患病率远远高于一般人群，对双生子的研究发现，同卵双生子中 OCD 同患率比异卵双生子高。脑影像学对 OCD 患者进行大脑功能和结构的研究发现，OCD 可能存在额叶眶区-基底节-丘脑结构的神经回路异常。生物化学方面研究发现，OCD 与 5-羟色胺（5-hydroxy tryptamine，5-HT）或儿茶酚胺系统功能失调有关。另有研究发现，OCD 还在神经内分泌、氨基酸、免疫学、活性氧自由基等方面存在生物学异常。

知识拓展

停不下来的思维——白熊实验

1987年，心理学家丹尼尔·魏格纳做了一个简单却令人震惊的实验。他把实验对象分为三组，然后给他们看一段长约50分钟的关于白熊的影片。看完后，他分别对三组实验对象说："你们要记得那头白熊。""你们可能会喜欢上那头白熊。""你们千万别去想那头白熊。"一年之后，结果竟然是被告知"千万别去想那头白熊"的一组对当初观看的影片最有印象。这就是心理学上著名的白熊实验。它告诉我们，对于事情，你越想忘记，反而"记得"越清楚。"白熊效应"本质上是自己与自己较劲，思维进行无意识的"自主监视"。因此，当 OCD 患者越想摆脱某种强迫思维，这个思维越容易出现，从而形成恶性循环。

停不下来的行为

加拿大的心理学家做了这样一项试验：他们让 AB 两组学生关掉电炉上的三个旋钮，并检查是否关好了，然后让学生回忆刚才关掉了哪些旋钮。AB 两组学生没有差别，回忆栩栩如生。接着，心理学家让 A 组学生反复开关电炉，B 组学生反复开关水龙头，都重复19次，结束后又让所有学生去关电炉上的三个旋钮，并检查是否关好了，然后回忆。结果发现，A 组学生，也就是19次重复开关电炉的学生，对记忆的信任感下降，回忆细节模糊不清。

这表明，越是频繁检查同一个东西，这个东西就会越熟悉，而大脑在记忆熟悉场景的时候，就较少去关注场景的物理细节了，这也许就是强迫症患者越反复检查心里越没底的原因之一。

二、临床表现

（一）强迫观念

强迫观念又称强迫思维，是反复出现的、难以摆脱的思维和联想。患者往往试图抵制，但不成功。强迫观念可以不伴有强迫行为，这种情况多见于那些感到没有一种行为能缓解这种强迫观念的患者。

1. 污染性强迫观念　患者关注或厌恶身体的排泄物或分泌物（如大小便、唾液、鼻涕），怕脏物或细菌，过分关注环境中的污染物、家庭用品、动物或黏性东西，担心受到污染而患病，担心因传染污物而使别人患病。

2. 强迫怀疑　患者无法控制地出现毫无根据的怀疑，并伴随焦虑和强迫行为。如一位患者每次见到地上的废纸就控制不住地想捡起来看看上面是否有自己的信息或家里的电话号码，怀疑自己遗失了重要的信息。明知这些废纸很脏，但仍控制不住不放过每一种废纸，否则极度焦虑，担心自己个人资料或家庭号码遗失会带来严重的后果。症状严重时不敢出门，怕在外面回不了家；走一站公交汽车的路需要几小时，每次都不得不由家人去接回来。

3. 与攻击有关的强迫观念　患者害怕伤害自己，害怕伤害别人，出现暴力或恐惧的想象，害怕说出侮辱性的语言，害怕做出令人尴尬的事情，害怕做出非意愿的冲动等。如母亲怀里抱着心爱的孩子，一列火车开过时产生将孩子扔进轨道的冲动；夜深人静时，某高中生做完作业看见已入梦乡的父母时，突然会产生拿起尖刀刺杀父母的念头；某电工看见电插插座时就想去触摸等。

4. 强迫联想　精神活动无法控制地指向与当前活动无关的注意、联想、思维。例如，一位高中生，为了提高学习效率，要求自己记住老师课堂上的每一个要点，但却控制不住要注意老师的鞋子是什么牌子、样式，鞋带的颜色等，明知毫无意义却无法控制。一节课不但没记住要点，反而被这些联想搞得头昏脑涨。

5. 强迫回忆　不由自主地反复回忆经历过的事情，无法摆脱，感到痛苦。

6. 强迫性穷思竭虑　对一些常见的事情、现象或与己无关的事情反复思考，自知毫无现实意义，但不能自控，例如反复思考"1+1为什么等于2""人活着的意义是什么""鸟为什么会飞"等。

7. 其他　与宗教、自我控制、性、迷信、对称和准确性相关的强迫思维、

(二)强迫行为

强迫行为是指为了减轻强迫观念伴随的焦虑和痛苦而采取的有意识的行为。

1. 强迫洗涤　多由污染或病菌有关的强迫观念诱发,患者反复洗手、洗脸、洗澡、洗衣服,一般一次洗几分钟,不断重复。严重者一次时间可达数小时。例如,同室工友因脑癌病故,患者担心被传染而反复洗手,一天要用掉三块肥皂,洗至两手发白发肿;一妇女担心年龄大,外观不美,丈夫会抛弃她,反复洗脸,一天至少50次。

2. 强迫检查　患者对已完成的动作感到不确定而导致强烈的焦虑,通过反复检查确定来缓解焦虑情绪。如煤气已关好,怀疑开关未关,要反复检查数次。

3. 强迫计数　患者不自主地计数一些事物,如走路时计数自己的脚步,去商场购物时去计数商场建筑的玻璃一共有几块,从家里到单位的路上一共有几根电线杆、几棵树和几朵花,上楼时计数楼梯的阶梯数,等等,直至如愿才可罢休,为此常常耽误了正事而痛苦不堪。

4. 强迫性仪式　患者的行为必须按照自己设定的行为程序,如摆放东西的角度、次序都严格按照自己认定的规则,未达到将会极不舒服并有焦虑感,必须重做直到符合要求,新的行为才能开始。

三、诊断

参照 ICD-11,强迫障碍的诊断要点如下。

1. 症状主要表现为强迫思维、强迫行为,或两者皆有。
2. 强迫症状必须占据一定时间(如:每天出现 1 小时或以上)。
3. 强迫症状引起患者明显的痛苦,或导致患者生活、家庭、社交、教育、职业等方面的损害。
4. 排除精神分裂症、抑郁症、广泛性焦虑症、脑器质性精神障碍。

知识拓展

强迫障碍的严重程度评估

轻度:强迫思维或行为占据的时间一天内少于 1 小时,感到轻微痛苦或烦恼,无须主动抵制强迫想法或行为,社交、工作或学习轻度受影响。此时是治疗效果最理想的时期,建议尽早治疗,心理治疗结合药物治疗能尽快改善症状。

中度:强迫思维或行为占据的时间为 1~3 小时,经常有痛苦或烦恼,大部分时间试图去克服,影响到社交、工作或学习。这个阶段必须接受心理治疗和药物治疗。

重度：强迫思维或行为占据的时间超过 3 小时,非常痛苦或烦恼,什么事都不能做,屈从于强迫思维或行为,不能进行社交、工作或学习,极易出现抑郁症状,通常需要住院治疗。

四、治疗

由于强迫障碍的起病与多种因素有关,其病因至今未明确。因此,临床上对于强迫障碍的治疗主要是对症治疗,一线治疗方法是选择性 5-羟色胺再摄取抑制剂(SSRI)和带有暴露-反应预防治疗的认知行为疗法(CBT)。

(一) 心理治疗

1. **认知行为疗法** 可以帮助患者了解和改变强迫症状,提高生活质量。充分且深入的认知行为治疗能成为药物和物理治疗的基石。理想情况下,认知行为治疗应当在强迫障碍的治疗中贯穿始终。

(1) 暴露-反应预防(ERP)治疗:是在专业人员的指导下,引导患者逐步暴露在可引起强迫思维的各个情境而不做出强迫行为。比如,患者很怕脏必须反复洗手,他就需要在治疗中逐步接触他所认为很脏的东西(桌子、门把手等)而不洗手。因患者所担心的事情实际上并不会发生,强迫症状伴随的焦虑将在多次治疗后缓解直至消退,从而达到缓解强迫症状的作用。一般每周一次,持续 12~20 周。

(2) 思维阻断法:是在患者反复出现强迫思维时通过转移注意力或施加外部控制,如利用设置闹钟铃声来阻断强迫思维,必要时配合放松训练缓解焦虑。

(3) 系统脱敏疗法:可逐渐减少患者重复行为的次数和时间。如在治疗一名强迫性洗手患者时,规定第一周每次洗手不超过 20 分钟,每天不超过 5 次;第二周每次洗手不超过 15 分钟,每天不超过 3 次。以后依次递减。若有焦虑不安时,使用放松训练缓解焦虑,还可配合地西泮和普萘洛尔减轻焦虑。

(4) 认知干预:提高患者对自己的个性特征和所患疾病的正确客观的认识,对周围环境、现实状况有正确客观的判断,鼓励患者减少精神上的负担和焦虑。

2. **精神分析疗法** 主要目的在于揭示患者被压抑的欲望和冲动,让患者认识到其症状中无意识的真正含义。

3. **森田疗法** 治疗理念是顺其自然,对强迫症状不抵抗。主要是鼓励强迫障碍患者带着症状生活,任由强迫观念出现,坚决克制强迫行为,最终打破患者的精神交互作用。患者心理的动机冲突排除了,痛苦就减轻了。

> **知识拓展**

暴露－反应预防（ERP）治疗实操

第一步，分级：个体根据焦虑/恐惧触发水平对情境进行分级（不实施强迫行为的情况下）。例如，某患者根据恐惧程度，由低到高列出怕脏引发洗手的情境是接触自己的鞋底、家里的门把手、单位的门把手、公共厕所的门把手。

第二步，暴露：患者确保自己在不实施强迫行为的同时，坚持待在暴露情境下直到痛苦水平距离练习开始时降低50%为止。例如，患者接触自己的鞋底后不洗手，坚持到痛苦水平自然下降50%为止。

第三步，反复暴露/延迟暴露（建立痛苦耐受）：重复练习直至暴露在同一情境中的痛苦水平不再快速上升、且实施强迫行为的冲动减弱为止，平均每周练习4~5次。当练习开始时痛苦水平稳定低于30%~40%，可以考虑挑战难度更高的情境。

若克制不住实施了强迫行为，立即"撤销"，重新开始暴露。

安全行为

当个体感到焦虑或痛苦时，有时会通过某些行为或寻求外界来让自己好过一些、获得安全感，这些做法就是安全行为。安全行为只能短暂缓解痛苦，长期来看，不仅无效，还会损害ERP治疗效果。要想ERP发挥作用，个体就要保证在练习过程中不去实施旨在减轻痛苦或转移注意力的安全行为，坚持暴露直到痛苦水平自然下降50%为止。还要注意的一点是，个体不能因为原有的转移注意力或强迫行为被禁止，就发展出新的替代行为（谈论与暴露联系无关的轻松话题，和别人说话来转移对当下情绪的关注或寻求安慰，等等）。练习过程中，专业人员会密切监控、防止这些行为出现，引导个体放弃安全行为。

（二）药物治疗

一线治疗药物：SSRI，包括舍曲林、氟西汀、氟伏沙明和帕罗西汀，耐受性好，所以推荐首选。其有效治疗剂量略高于用于治疗焦虑或抑郁的剂量，治疗起效时间较慢。

二线治疗药物：包括氯米帕明、其他抗抑郁药。

三线及增效治疗药物：必要时合并使用苯二氮䓬类药物如劳拉西泮、阿普唑仑等来缓解患者的焦虑情绪、改善失眠症状。对于难治性强迫障碍可以联用阿立哌唑、利培酮、喹硫平等作为增效剂来提高疗效。

治疗原则：足量足疗程治疗。选择合适的药物，及时处理药物的不良反应，药物治疗一般需要10~12周才能达到充分的抗强迫作用，且治疗有效后仍需维持用药

1~2年以巩固疗效。严重和难治性病例需要更长时间。停止药物治疗需要评估，剂量应该在几个月内逐渐减少，如果症状严重，则恢复原来的剂量。

(三) 物理治疗

物理治疗常用于强迫障碍的增效治疗。对于难治性强迫障碍，可以考虑脑深部电刺激术(DBS)、重复经颅磁刺激治疗、无抽搐电休克治疗等。

任务二　实施强迫障碍患者护理

一、护理评估

(一) 健康史评估

1. 现病史　本次就诊原因(主诉)，此次发病的诱因、发病时间、就医经过等。
2. 既往史　评估患者既往健康状况，有无精神障碍或躯体疾病，包括发病情况、治疗经过、已用药物、药物反应、不良反应及药物过敏史等。
3. 个人史　评估患者生长发育过程，包括母亲妊娠期健康状况、家庭的教育方式(有无过分控制或者忽略等)、幼年的生活环境、成长过程情况、所受教育、就业情况、婚姻状况、有无烟酒及其他嗜好，女性患者还要评估月经史和生育史。
4. 家族史　家族成员中是否有精神障碍患者。

(二) 精神障碍症状评估

1. 强迫症状(思维、意志、行为)　评估患者有无强迫观念或强迫行为，发作的背景因素，出现的时间、频率，每天花费的时间及对患者的影响等，可借助耶鲁布朗强迫量表(Yale-Brown Obsessive-Compulsive Scale, YBCOS)、症状自评量表(SCL-90)等心理测验量表检查；评估患者有无抵制强迫症状，效果如何；评估患者有无回避行为(回避会诱发强迫症状的人、地点、事物)；有无自杀倾向、有无冲动行为。
2. 情感　评估患者有无焦虑、抑郁等(结合视诊)，以及焦虑、抑郁障碍与强迫症状的关系。
3. 自知力　评估患者对自己疾病的认识程度及是否配合治疗。
4. 人格　评估患者有无病前人格基础，如做事过分追求完美、关注细节、小心谨慎、缺少灵活性等，可借助明尼苏达多相人格测验(MMPI)、艾森克人格问卷(EPQ)等。

耶鲁布朗强迫量表(YBOCS)

（三）心理、社会状况评估

1. 心理状况　评估患者的压力源、应对方式、兴趣爱好等。
2. 社会状况　评估患者的社会交往能力，对于社会活动是否积极、退缩、回避等；人际关系如何，包括和亲属、朋友、同事或其他人员相处情况；评估患者的婚姻状况，经济状况，居住环境，家庭成员对患者疾病及治疗的态度等。

（四）生理状况评估

1. 评估患者的营养状况、饮食状况、睡眠状况、排泄状况。
2. 辅助检查　排除由于器质性疾病引发的强迫症状。

二、护理诊断

1. 思维紊乱　与强迫观念有关。
2. 有皮肤完整性受损的危险　与反复洗涤有关。
3. 焦虑　与非适应性的自我调控障碍有关。
4. 睡眠形态紊乱　与焦虑有关。
5. 知识缺乏　强迫障碍相关疾病知识。

三、护理目标

1. 缓解患者的焦虑情绪，减少患者强迫症状出现的时间和次数。
2. 改善患者的睡眠和社会功能，提高患者的生活质量。
3. 患者能客观认识自己存在一定的人格缺陷。
4. 患者家属对强迫障碍了解。

四、护理措施

（一）安全管理

防范患者自杀、冲动行为，与患者建立有效的沟通，了解其内心体验、感受、情绪反应类型，及时、准确地掌握患者的情绪变化，并采取必要的防范措施，保护患者生命安全。

（二）用药护理

支持和督促患者完成药物治疗，观察药物疗效及不良反应，给予具体的服药指导,强调坚持服药的重要性。

(三) 心理护理

1. 避免刺激　提供安全、安静、舒适的治疗和休养环境,避免刺激及不愉快的事情发生,减少心理压力。

2. 建立良好的护患关系　护士运用真诚温暖、共情理解和接纳的态度对待患者,建立良好的护患关系。理解患者,耐心倾听患者诉说,对患者的痛苦体验表达共情,取得患者的信任。

3. 配合治疗　鼓励患者配合医生治疗,熟练应用认知行为疗法和森田疗法,并协助医生执行治疗。积极关注患者的进步并告知患者,反复强调患者的能力和优势,帮助患者树立治疗自信心,提高患者治疗依从性。

4. 指导患者学会放松技巧　如深呼吸、静坐、慢跑、生物反馈治疗等,协助患者找到适合自己的方法,舒缓患者的情绪。

5. 患者的认知教育　讲解强迫障碍相关的疾病知识,消除患者对强迫障碍的恐惧心理。患者病前多有不良生活事件,病后多担心社会歧视,学习、工作、生活受到不良影响,药物不良反应大,心理负担重。针对上述心理问题,护士应耐心地给予解释、分析和指导,解除患者顾虑,培养患者掌握正确解决问题和应对挫折的方法,调整不良情绪,增强心理承受能力。鼓励患者诉说心理创伤和紧张恐惧感受,把内心的痛苦发泄出来,帮助患者探寻痛苦体验产生的原因。与患者探讨其个性特征,引导患者认识个性中的不足,教会患者一些方法完善人格,如顺其自然,肯定自己,不与他人攀比,学会对自己宽容,帮助患者体验积极的生活。

6. 家属的认知教育　面对患者的强迫症状,有的家属会反复向患者保证担心的事情不会发生,或者服从患者的意愿,例如,患者担心门没有锁好,家属就自己去锁。反复保证与服从患者意愿会让强迫症状持续维持,不利于病情恢复。正确的做法是,对患者的强迫要求要善意拒绝,或者在提前表明立场之后不予理睬,不指责也不包容。多陪伴患者从事体育、文娱、社交活动,帮助患者逐渐从沉溺于穷思竭虑的状况中解脱出来。

(四) 对症护理

每日对患者的强迫症状做详细、认真的评估和记录,如洗涤处皮肤的健康情况、洗涤次数、表现等。对症处置,如让强迫洗手的患者使用性质温和、刺激性小的肥皂、洗手液,涂抹护肤药膏,调节合适水温。避免让患者在容易发生强迫行为的地点停留过长时间。

（五）康复训练

为患者制订每日的活动计划,督促患者多参加工作和娱乐治疗(简称工娱治疗)活动,使其在轻松愉快的环境中分散注意力,减轻关注和担心,使强迫症状得以减轻。参加工娱治疗活动还能减少白天的睡眠时间,改善晚间睡眠。

（六）健康指导

1. 做好心理调节　使患者对自己的个性特征和所患疾病有正确客观的认识,对周围环境、现实状况有正确客观的判断,以减轻不安全感;学习合理的应对方式,增强自信,以减轻不确定感;不好高骛远,不过分精益求精,以减轻其不完美感。

2. 正确认识疾病　采取顺其自然的态度,有强迫思维时不要对抗或用相反的想法去"中和",要带着"不安"去做应该做的事。有强迫动作时,要理解这是违背自然的过度反应形式,要逐步减少这类动作反应直到和正常人一样,坚持练习,必然有益。

3. 转移注意力　鼓励患者积极从事体育、文娱、社交活动,多从事有兴趣的工作,培养生活中的爱好,以建立新的兴奋点去抑制病态的兴奋点。

4. 家属健康教育　让患者父母意识到教养方式的重要性,父母以宽容民主的心态营造快乐和谐的家庭氛围,为患者痊愈创造良好的家庭环境。

五、护理评价

1. 患者的焦虑是否改善,强迫症状是否减轻。
2. 患者是否能接受症状,顺其自然,带着症状生活。
3. 患者是否能认识自己存在一定的人格缺陷,愿意改善人格。
4. 患者的睡眠质量和社会功能是否提高,是否学会了情绪与压力的管理。
5. 患者家属对强迫障碍了解,能配合医务人员开展治疗护理。

思考题

请根据所学知识,为本项目"情境导入"中的患者制订治疗方案,并角色扮演护理工作过程。

文字编写：董燕艳

数字资源：诸建军

在线测试：
项目十一

护考直击：
项目十一

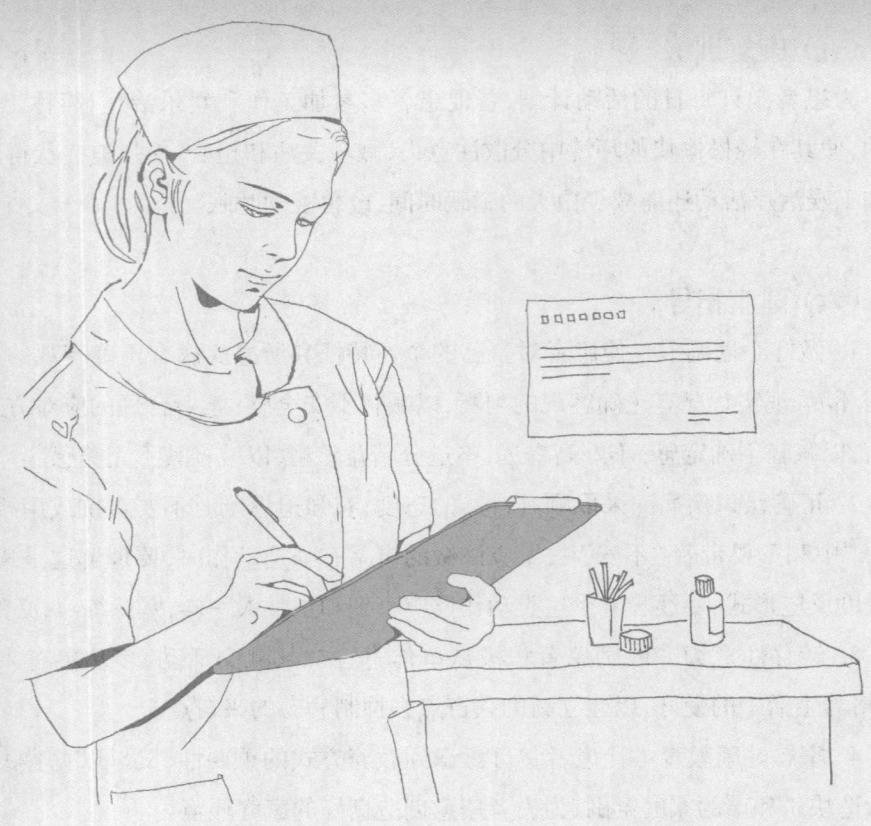

项目十二　分离性障碍患者的护理

学习目标

1. 知识目标：了解分离性障碍的病因；熟悉分离性障碍的临床表现；掌握分离性障碍的护理知识。

2. 能力目标：能识别分离性障碍；能对分离性障碍患者进行护理。

3. 素质目标：具有良好的心理素质，面对生活中的压力和挫折保持稳定积极的心态。

> **情境导入**
>
> 患者，女，21岁，大二学生。独生女，自幼娇生惯养，稍不顺心即在地上打滚撒娇。成年后，在家中凡事要以她为中心，否则便沉默不语数日。善文艺，但心胸狭隘。某日排练时，因受到教练批评，即刻伏倒在地、意识不清、双目紧闭、大喘气、四肢挣扎乱动、拍捶。约1小时后恢复平静，不能说话，但能用笔书写对答，双下肢呈瘫痪状态。
>
> 既往史：无重病史。家族史：父亲健康，母亲重感情，每受刺激时常有"晕厥"现象。体格检查未发现异常。精神检查：仪态端正，意识尚清，用手势示意有一个块状物自小腹上升至喉头部，气急，呈喘息状态。双下肢镇痛，肌张力正常，卧床时两腿运动不能，膝腱反射正常，无锥体束征，无尿潴留或尿失禁。
>
> 诊断：癔症性痉挛、不言、截瘫。
>
> 问题：
> 1. 请简述该患者的治疗原则。
> 2. 如何对该患者开展有效的护理？

任务一 认识分离性障碍

分离性障碍以往称为癔症，是指一种以解离症状和转换症状为主的精神障碍。这些症状没有可证实的器质性病变基础。患者有分离性障碍性人格基础，起病常受心理、社会因素影响。除分离性障碍性精神分裂或分离性障碍性意识障碍有自知力障碍外，自知力基本完整。病程多反复迁延。常见于青春期和更年期，女性较多。

视频：癔症

一、病因

（一）精神刺激

童年期创伤性的经历，如遭受精神虐待、躯体或性的摧残，是以后发生转换型和分离型分离性障碍的重要原因之一；使患者感到委屈、气愤、精神紧张、恐惧等精神刺激或重大生活事件，常是分离性障碍发病的直接原因或成为第一次发病的因素。有些患者在以后的发作中可无明显的诱发因素，而是通过触景生情、联想或自我暗示发病。

（二）心理素质

具有分离性障碍型性格的人遭遇精神刺激后容易发生分离性障碍。分离性障碍型性格有以下四个特征。

1. 情感丰富　情感鲜明强烈，但不稳定，容易感情用事。

2. 暗示性强　主要是指在一定环境气氛和情感基础上容易受到外界影响，容易对自身的某种感觉或某种观念无条件地接受（自我暗示）。

3. 自我中心　处处吸引他人对自己的注目，富于表演性、戏剧性和夸张性，目的是为了博得人们对自己的重视与同情。

4. 富于幻想　在情感基础上想象丰富、生动、活泼，甚至难以区别现实与幻想。

（三）遗传因素

对分离性障碍的遗传研究结果颇不一致，总体来说，男性患者一级亲属的患病率为2.4%，女性患者为6.4%，高于一般居民的患病率。以上研究说明分离性障碍存在遗传因素影响，而对双生子的研究不能支持本病的遗传假说。

（四）其他易感因素

文化水平低、迷信观念重及完全依赖配偶供养的女性，或是青春期、更年期的女性，易患分离性障碍。

二、临床表现

分离性障碍按主要表现可分为分离型和转换型，偶尔可见分离性障碍集体发作。

（一）分离型

分离型分离性障碍的临床表现主要有情感爆发、意识障碍、分离性障碍性精神分裂和分离性障碍性神鬼附体四个方面。

1. 情感爆发　在患者受精神刺激后突然出现，表现为号啕痛哭、吵闹不休、以极其夸张的姿态向人诉说所受的委屈和不快，甚至捶胸顿足、以头撞墙、在地上打滚，但意识障碍不明显。发作持续时间的长短与周围环境有关。情感爆发是分离性障碍患者最常见的精神障碍。

2. 意识障碍　表现为意识蒙眬状态或昏睡，患者突然昏倒，呼之不应，推之不动。分离性障碍性蒙眬状态：兴奋激动，情感丰富或有幻觉、错觉；分离性障碍性神游症：离家出走，到处游荡；分离性障碍性梦行症：睡中起床，开门外出或做一些动作之后又复入睡；分离性障碍性假性痴呆：表情幼稚，答非所问。

3. 分离性障碍性精神分裂　患者表现为情绪激昂、言语零乱、短暂幻觉或妄想、盲目奔跑或伤人毁物，一般历时3~5天即恢复正常。

4. 分离性障碍性神鬼附体　常见于农村女性,发作时意识范围狭窄,以死去多年的亲人或邻居的口气说话,或自称是某某神仙的化身,或称进入阴曹地府,说一些"阴间"的事情,与迷信、宗教或文化落后有关。

(二) 转换型

转换型分离性障碍是指具有各种心理问题的患者在面对心理压力时无意识地将这种心理痛苦转化为躯体上的痛苦。常见的表现有躯体化障碍、感觉障碍和运动障碍。

1. 躯体化障碍　以胃肠道症状为主,也可表现为其他系统症状。

(1) 呕吐:表现为顽固性呕吐,吐前无恶心,食后即吐,吐后可继续进食。消化系统检查无相对应的阳性体征。

(2) 呃逆:呃逆发作顽固、频繁、声音响亮,在别人注意时尤为明显,无人时则减轻。

(3) 过度换气:呈喘息性呼吸,发作频繁、强烈,无缺氧和发绀表现。

(4) 其他表现:癔症球、尿频、尿急、心动过速等症状。

2. 感觉障碍

(1) 感觉脱失:各种浅感觉减退或消失,表现为全身型、半侧型、截瘫型、手套或袜套型等形式,以半侧型多见,麻木区与正常侧界限明确,或者沿中线或不规则分布,神经系统检查无器质性病变的依据。

(2) 感觉过敏:身体某部位出现剧烈而持续性疼痛,如皮肤痛觉过敏,腹部疼痛容易误诊为急腹症。

(3) 特殊感官功能障碍:有视野缩小(管状视野,又称管窥)、弱视或失明,暴发性耳聋,嗅觉和味觉障碍等。

3. 运动障碍

(1) 痉挛发作:发作时缓慢倒地,痉挛发作无规律性或者呈现角弓反张状态,或有挣扎乱动、双手抓胸、揪头发、扯衣服、翻滚、喊叫等富有情感色彩的表现。发作时面色潮红、双目紧闭、眼球游动、瞳孔正常,对光反应存在,各种病理反射阴性。一般无咬破舌头、口吐白沫、尿失禁和其他外伤。发作可持续数十分钟,有不完全意识丧失,发作后能部分回忆。注意与癫痫鉴别。

(2) 震颤:表现为阵发性粗大、不规则的抖动,常涉及的范围有头、舌、肢体、腹壁等,当患者分散注意时震颤可以减轻。

(3) 站立不能或瘫痪:患者发作后不能站立,寸步难行,体检显示患者卧位时双下肢活动正常,肌力良好,神经系统无阳性体征。严重者表现为截瘫或偏瘫,体检显示肌张力正常、减低或增强,被动运动时有抵抗,无肌萎缩,腱反射存在,无病理反射和膀胱、直肠括约肌功能障碍。

三、诊断

参照 ICD-11 标准,分离性障碍的诊断要点如下。

1. 症状复杂多样,如感知觉障碍、遗忘症、人格解体等,但就同一患者,反复发作的主要症状基本相同。

2. 症状无法被另一种精神障碍所解释(如精神分裂症或其他原发性精神病性障碍)。

3. 症状导致个人、家庭、社交、学业、职业或其他重要领域功能的显著损害。

四、治疗

分离性障碍的治疗以心理治疗为主,辅以药物等综合治疗。

(一)心理治疗

1. 心理支持性治疗　治疗过程中,首先应取得患者对医护人员的信任,建立良好的医患关系,耐心聆听患者的陈述和发泄。通过指导、解释和保护,使患者对所患疾病有一个正确认识,明确分离性障碍是一种功能性疾病,是完全可以治愈的。消除对疾病的误解和不必要的紧张、恐惧,树立战胜疾病的勇气和信心,积极配合治疗,稳定情绪。认识疾病的病因与治疗的关系,给患者机会尽情疏泄内心不良感受,同时用理智的态度处理所面临的一切,不要感情用事,用积极主动的姿态去克服个性方面的缺陷。

2. 暗示治疗　暗示治疗是消除分离性障碍症状,尤其是分离性障碍性躯体障碍的有效方法。暗示治疗须注意两方面问题:

(1)向患者询问病史,做全面检查的过程中,态度应热情、沉着、自信,对治疗充满信心,取得患者的信任,使治疗者在患者心目中树立权威性,患者对治疗者信赖和具有权威性的程度往往是决定暗示治疗成败的关键。

(2)治疗环境要安静,以消除环境对患者的各种不良影响。

3. 催眠疗法　催眠疗法是利用催眠时大脑生理功能的改变,通过言语暗示,从而达到消除分离性障碍症状的目的。

（二）药物和物理治疗

对于精神障碍症状明显者,可给予抗精神病药物。患者情感暴发及抽搐发作时,可立即肌内注射地西泮(安定)10~20 mg 或氯硝西泮 1~2 mg。有头痛、失眠者,可口服阿普唑仑 0.4 mg,或劳拉西泮 0.5 mg,1~3 次 / 天。

（三）物理治疗

针刺人中、合谷、内关穴位对具有痉挛发作、朦胧状态、昏睡状态、木僵状态的患者有效,可选用较强刺激或通电加强刺激;对有瘫痪、挛缩、呃逆、呕吐等症状的患者,选用直流感应电兴奋治疗或针刺治疗;对失声、耳聋症患者选用电刺激、电兴奋治疗等配合,增强疗效。

任务二　实施分离性障碍患者护理

一、护理评估

（一）健康史评估

1. 现病史　本次就诊原因(主诉),此次发病的诱因、发病时间、就医经过等。

2. 既往史　评估患者既往健康状况,有无精神障碍或躯体疾病,包括发病情况、治疗经过、已用药物、药物反应、药物不良反应及药物过敏史等。

3 个人史　评估患者生长发育过程,包括母亲妊娠期健康状况、家庭的教育方式、幼年的生活环境、成长过程情况、所受教育、就业情况、婚姻状况、有无烟酒及其他嗜好,女性患者还要评估月经史和生育史。

4. 家族史　家族成员中是否有精神障碍患者。

（二）精神障碍症状评估

1. 认知　评估患者有无感觉功能部分或完全丧失;评估患者有无遗忘及其特点;评估患者有无智力减退、甘瑟综合征、童样阿尔茨海默病等;评估患者有无意识改变,如梦样状态、蒙眬状态等,有无多重人格障碍、出神与附体障碍。

2. 情绪、情感　评估患者有无情感暴发,有无恶劣情绪等。

3. 意志、行为　评估患者有无肌肉紧张、少语少动、不语不动、违拗或突然冲动伤人毁物等行为。

4. 自知力和其他　评估患者是否属于"癔症型人格";评估患者对疾病的认识程度及是否配合治疗。

(三) 心理、社会状况评估

1. 心理状况　评估患者病前的个性特征、兴趣爱好等;评估患者病前是否发生过严重的生活事件,患者的应对方式、抗压能力等;心理评估可以采用明尼苏达多相人格测试等心理测验量表检查。

2. 社会状况　评估患者的社会交往能力,对社会活动是否积极、退缩、回避等;人际关系如何,包括和亲属、朋友、同事或其他人员相处情况;评估患者的婚姻状况、经济状况、居住环境、家庭成员对患者疾病及治疗的态度等。

(四) 生理状况评估

1. 评估患者的营养状况、饮食状况、睡眠状况、排泄状况。
2. 通过脑电图、颅脑CT、心电图等辅助检查,排除相关器质性疾病。

二、护理诊断

1. 有暴力行为的危险　与发作时意识活动范围狭窄有关。
2. 有受伤的危险　与漫游时意识蒙眬有关。
3. 有废用综合征的危险　与分离性障碍性瘫痪、肢体功能障碍有关。
4. 知识缺乏　与患者心理卫生知识不足、缺乏心理保健常识有关。

三、护理目标

1. 分离性障碍发作期间,患者在监护下无伤人及自伤行为发生。
2. 出现分离性障碍性瘫痪时,患者在护理下不出现肌肉萎缩及便秘、压疮等并发症。
3. 在接受了健康教育指导后,患者能客观评价自己存在一定的人格缺陷,采取各种方式努力改善人格和行为。
4. 患者家属可以清楚地复述本病的特点、症状、护理要点等;监护患者不出现"漫游症",消除不安全因素。

四、护理措施

(一) 有暴力行为危险患者的护理措施

1. 注意语言的使用　分离性障碍的情感爆发具有戏剧性和发泄性的特点,在护理上和患者接触时避免用过激的言辞刺激或过分地关注,否则患者可能做出更加夸张的行为,造成自伤或伤人的后果。所以,要注意语言的使用,使语言既要有权威的力量让患者听从,明白自己行为的错误之处,又不对患者心理构成恶性刺激。

2. 暴力行为发生时的护理　患者发作时,尽可能地维持好周围的环境,保持安静,避免嘈杂,减少过多人的围观,以减轻患者发作的程度,也有利于治疗、护理的顺利进行。(详细内容参见项目五任务一)

3. 住院患者的护理　对住院患者,要严格控制探视,尤其是要限制可能会对患者构成不良刺激的有关人员的探视,以利于病情的尽快康复。

4. 兴奋患者的护理　对极度兴奋、躁动、情绪反应强烈的患者要严密监护,必要时请示医生应用适量的镇静药。

(二) 有受伤危险患者的护理措施

主要针对分离性障碍发作时表现出漫游症的患者,伴有不同程度的意识障碍,突然出走,有受伤的危险。

1. 院外护理　门诊治疗的分离性障碍患者,需要家人的关心和照顾,对有漫游症行为的患者应倍加关注,及时做好防范措施,防止意外伤害的发生。

2. 居家及住院患者的护理　最好能做到专人看护,不让患者独居一室,晚上房门要上锁。住院患者要限定其活动范围。

3. 安全护理　不在患者居住的房间内放置危险物品,以减少安全隐患;为患者佩戴可以表明身份的证件,以备走失后能及时取得联系。

(三) 有废用综合征危险患者的护理措施

废用综合征指分离性障碍患者出现功能性分离性障碍性瘫痪症状,长期卧床不能下地行走,依赖他人料理日常生活,导致躯体系统退化的危险状态。

1. 分离性障碍性瘫痪患者护理　患者出现"瘫痪"时,要为患者讲清这种病症的性质,减轻患者的恐惧、焦虑情绪。告诉患者只要配合治疗,疾病是完全可以治愈的,以坚定战胜疾病的信心,赢得他们的合作。

2. 催眠暗示护理　掌握运用药物、催眠和良性语言暗示相结合的方法和技巧协助医生。帮助患者定期训练肢体的功能活动。鼓励患者下床走动,防止肌肉萎缩。

3. 并发症护理　　防止压疮的发生,对于长期卧床患者,每日定期帮助其翻身、擦洗、按摩,促进局部组织的血液循环。保持大便通畅,预防感染,为患者提供营养丰富的食物,在此基础上增加高纤维素类的食物,补充水分,防止便秘。

(四) 人格有缺陷患者的护理措施

以健康教育为主,教给患者易懂的心理保健知识,掌握最基本的应对应激和人际沟通的技巧,帮助患者充分认识自己,挖掘出自身人格上的弱点及其与疾病的关系;教会患者一些科学的、适用的方法完善人格,处理紧张的人际关系;调整不良的情绪,增强心理承受能力;指导患者用理智的行为方式处理一些生活和情感等问题,不要感情用事;有针对性地帮助患者家属了解分离性障碍的相关知识,使患者能从中获得更有效的帮助。

(五) 健康指导

1. 养成有规律的生活方式　　生活要有规律,按照人体生物钟的规律进行生活、工作、学习和休息,保证充足的睡眠,提高大脑皮质对各种刺激的应对能力,防止疾病发作。

2. 做好心理调节　　分离性障碍患者往往有一定的人格缺陷。为了能逐渐弥补缺陷,在生活与工作中要有意识地调整自己的心理状态。对于明显感到情感强烈而不稳定、易感情用事、情感幼稚、急躁及任性等人格特点的患者,要加强对意志品质的训练,培养开阔的心胸和脚踏实地的务实精神。

3. 正确认识疾病　　分离性障碍患者并无神经系统的器质性病变,一旦诱因消失,疾病可以痊愈。护理人员应帮助患者正确认识疾病,使他们了解本病是由于高级神经活动失调所致的发作性症状,是暂时性的脑功能障碍,不会留下任何后遗症。

4. 转移注意力　　防止发作的措施因人而异,如有的分离性障碍患者在发作前常有某些症状,此时可使其有意识地转移自己的注意力,做一些其他事,或暂时离开当时的环境,以改变心境,这样常能防止发作。

5. 避免不良暗示　　做好患者周围同学、亲属等人的工作,向他们介绍本病的特点,尤其在儿童分离性障碍发作时,父母不要过分地关注和紧张,解除儿童对分离性障碍的顾虑,改变不正确的态度。

6. 减少负性刺激　　常见的负性刺激很多,诸如亲人死亡或其他不幸意外遭遇、自尊心受到挫折、人格遭受侮辱、家庭不和、父母冲突、父母对孩子态度生硬、同学之间的纠纷等所引起的气愤、委屈、恐惧或其他种种内心痛苦,均可导致本病发生。某些躯体疾病、疲劳、健康状况不良等原因也容易促发本病。

五、护理评价

1. 支持和良性暗示等方法是否能减少患者发作次数和减轻发作时的症状、体征。

2. 患者分离性障碍发作的次数是否减少或发作终止。

3. 患者是否能客观评价自己存在一定的人格缺陷,采取各种方式努力改善人格和行为。

4. 住院期间患者是否有并发症发生。

思考题

分离性障碍患者有哪些临床症状?如何进行对症护理?

文字编写:辛惠明
数字资源:吴婷婷

在线测试:
项目十二

护考直击:
项目十二

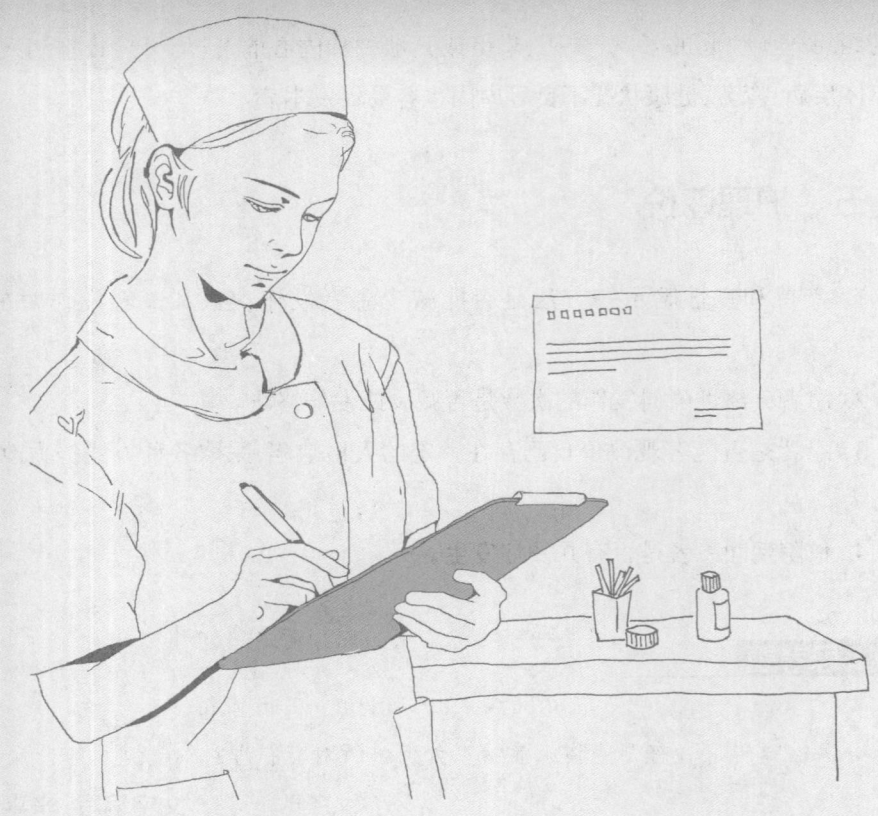

项目十三　失眠障碍患者的护理

学习目标

1. 知识目标：了解失眠障碍的病因；熟悉失眠障碍的临床表现；掌握失眠障碍的护理知识。

2. 能力目标：能识别失眠障碍；能对失眠障碍患者进行护理。

3. 素质目标：具有健康的睡眠；关爱失眠障碍患者。

情境导入

患者，女，50岁，家庭主妇。半年前与邻居争吵几句后，逐渐出现失眠，以入睡困难为主，上床后近2小时才能入睡，伴有多梦、易醒。日间感头晕、疲乏，没有精力完成日常事务。时常担心自己的失眠问题会导致身体比一般人衰弱得早，白天就会担心晚上是否能睡好，但心情尚可，无情绪低落、消极悲观表现。

个人史：1年前绝经。家族史：母亲有失眠史。

体格检查未发现异常。精神检查：对答切题，主动言语适中，无幻觉、妄想，无心境低落。存在对失眠的预期性焦虑，对睡眠有不正确的认识，如要求睡眠时间一定要达到8小时才算正常，否则容易变老；自知力存在。

问题：如何对该患者进行护理？

视频：失眠和失眠障碍

任务一 认识失眠障碍

失眠障碍是最常见的睡眠障碍，是指睡眠始发、维持困难或醒得太早，或者长期存在睡眠后不能恢复精力或质量令人不满意，并伴随着明显的苦恼或影响到日间的社会、职业功能，致使睡眠的质和量不能满足个体正常需要的一种状况。由各种躯体和精神疾病引起的失眠障碍称为继发性失眠障碍；失眠障碍作为独立的诊断概念是指仅仅由某些心理社会因素诱发，无明显直接致病原因的原发性失眠障碍。成人失眠障碍年患病率为1%~10%，老年人高达25%。

一、病因及发病机制

（一）生理因素

年龄因素、饥饿、过饱、疲劳、女性激素水平变化等可成为失眠的诱发因素。

（二）环境因素

睡眠环境改变、声音嘈杂、居室温度过冷或过热、光线刺激等都有可能影响睡眠。

（三）心理社会因素

突发的负性生活事件及长期心理压力过大，由此产生的精神紧张、抑郁、悲伤及焦虑情绪，都有可能导致失眠障碍，过度关注睡眠问题而产生的焦虑不仅会加重失眠障碍,还会造成失眠障碍持续存在。

(四) 生活行为因素

喝茶、喝咖啡、吸烟、饮酒、睡前看电视或手机、入睡时间不规律、熬夜工作都可能扰乱正常作息,影响睡眠。

二、临床表现

失眠障碍的症状有多种形式,包括入睡困难、睡眠不深、易醒、多梦早醒、醒后不易再睡、醒后不适感、疲乏或缺乏清醒感等,其中最常见的症状是入睡困难,其次是早醒和维持睡眠困难,如经常醒转、多梦、醒后不易再睡等。患者常因失眠障碍出现心力交瘁、困倦、焦虑、忧郁、易激惹和对自身的过分关注,导致工作或学习效率下降,严重者甚至影响社会功能。由于失眠障碍所致的后果和患者对失眠障碍所致后果的过分担心,导致就寝时紧张、焦虑、无法入睡。这种"失眠—焦虑—失眠"的恶性循环导致失眠障碍持续存在,迁延难愈。

三、辅助检查

1. 整夜睡眠呼吸监测(PSG) PSG 是集监测、记录及分析整夜睡眠过程中的脑电图、心电图、下颌肌电图、眼动图、口鼻气流、呼吸运动、体位体动、血氧饱和度等为一体的睡眠监测仪器。PSG 能全面客观地判断检测者的睡眠状态及失眠障碍患者睡眠结构的改变。

2. 日间多次小睡潜伏期测试(MSLT) MSLT 用于评估日间过度嗜睡或者警觉程度:平均 MSLT 潜伏期越短,表示日间嗜睡程度越明显;相反,平均 MSLT 潜伏期越长,表示警觉程度/生理性觉醒程度越高。慢性失眠患者的平均 MSLT 潜伏期较正常睡眠者显著延长,提示患者处于过度警觉或者过度觉醒状态。

四、诊断

根据临床实际情况,诊断要点如下。

1. 主诉多是入睡困难,或是难以维持睡眠,或是睡眠质量差。
2. 睡眠紊乱每周至少发生 3 次并持续 3 个月以上。
3. 日夜疲劳、嗜睡,社会功能受损。

五、治疗

(一) 心理治疗

针对病因,消除或减轻造成失眠的各种因素,如心理及社会应激因素、环境因素等。心理治疗包括认知行为治疗、自我诱导治疗、森田疗法、放松训练等。

(二) 药物治疗

症状严重者可适当以镇静催眠药物作为辅助治疗手段。常用催眠药物主要为苯二氮䓬类(BDZ)和非苯二氮䓬类(DBDZ)。使用原则:首选半衰期较短的药物,按需间断使用,避免长期连续使用,一般以1~2周为宜,不宜超过4周,避免长期用药导致药物依赖。根据失眠障碍的症状分别选用不同类型的药物,入睡困难者应选用超短效类药物;夜间易醒、多梦者可用短效或中效类药物,以加深睡眠;早醒者则使用中至长效类药物,可起到延长睡眠的作用。

(三) 物理治疗

1. 经颅磁刺激治疗　是一种非侵入性磁场刺激作用于中枢神经系统(主要是大脑),改变皮质神经细胞的膜电位,使之产生感应电流,影响脑内代谢和神经电活动,从而引起一系列生理反应的磁场刺激技术。

2. 脑波治疗　是依据脑波同步及经络平衡原理,将特殊编制的声光及低频电脉冲分别作用于人体的耳、眼和相关经络,从而减轻焦虑紧张、缓解压力、控制疼痛、消除疲劳。

3. 电子生物反馈治疗　电子生物反馈疗法利用现代生理科学仪器,通过人体内生理或病理信息的自身反馈,使患者经过特殊训练后,进行有意识的"意念"控制和心理训练,通过内脏学习达到随意调节自身躯体放松的机能,从而消除病理过程,恢复身心健康。

4. 光照治疗　具体内容参考抑郁障碍患者的护理。

视频:生物反馈放松训练

任务二　实施失眠障碍患者护理

一、护理评估

（一）健康史评估

1. **现病史**　失眠障碍的诱因及原因，失眠障碍及持续时间，既往对失眠障碍的处理方式。评估伴随的情绪体验，有无焦虑、抑郁及躯体不适感。

2. **既往史**　评估患者既往健康状况，有无神经精神障碍或躯体疾病史，有无过敏史。

3. **个人史**　评估患者生长发育过程及成长过程情况，工作、生活状况及环境，有无倒班史、有无烟酒及其他嗜好，患者的睡眠行为习惯。女性患者还要评估月经史，是否处于围绝经期。评估患者个性心理特征。

4. **家族史**　家族成员中是否有精神障碍患者。

视频：睡眠诊疗中心

（二）精神症状评估

1. **认知**　评估患者有无感知觉障碍，如感觉过敏或减退；有无记忆、理解、注意力等认知功能减退；患者对失眠障碍的认知评价，是否过于担心失眠障碍带来的不良后果。

2. **情绪、情感**　评估患者有无焦虑、抑郁、恐惧、激越等情绪，并了解患者因情绪症状而引发的其他症状。

3. **意志、行为**　评估患者有无冲动、消极等行为；有无意志减退的回避行为。

4. **自知力**　评估患者对疾病有无认识能力，有无主动求治的愿望。

（三）心理社会状况评估

1. **心理状况**　评估患者病前性格特征、认知结构，有无对睡眠过度关注和睡眠相关的歪曲认知；评估起病诱因，有无与失眠直接相关的心理因素，如重大生活变迁、工作调动或离职、升学及其他创伤应激事件；评估心理因素对患者的影响程度及时间，患者的应对方式。

2. **社会状况**　评估患者学习、工作能力和生活习惯，有无因睡眠障碍而影响学习、工作、生活等；患者日常的人际关系，有无人际关系改变；患者的社会支持系统，家庭、婚姻、子女关系如何，以及家庭和社会的支持状态。

(四) 生理状况评估

1. 评估患者的营养状况、饮食状况、睡眠状况、排泄状况。
2. 辅助检查　通过脑电图、颅脑 CT、心电图等检查,排除相关器质性疾病。

(五) 睡眠主观评估

填写睡眠日志可以引导患者注意一些容易被忽视的行为,并且能够帮助识别睡眠时间和不良的睡眠卫生(表 13-1)。

二、护理诊断

1. 睡眠形态紊乱　与心理社会因素刺激、焦虑、睡眠环境改变等有关。
2. 疲乏　与失眠障碍状、异常睡眠引起的不适状态有关。
3. 焦虑　与睡眠形态紊乱有关。
4. 恐惧　与异常睡眠引起的幻觉、梦魇有关。
5. 绝望　与长期处于失眠或异常睡眠状态有关。
6. 个人应对无效　与长期处于失眠障碍或异常睡眠有关。
7. 有受伤的危险　与异常睡眠引起的意识模糊、定向力障碍有关。

三、护理目标

1. 短期目标　患者睡眠形态紊乱的症状减轻或消失,睡眠质量改善。患者的焦虑、紧张、恐惧、抑郁等不良情绪改善。
2. 中长期目标　患者建立良好的睡眠行为习惯,认识到失眠的原因,逐渐学会消除这些因素,对睡眠有正确的认知,对失眠导致不良后果的担心减轻,对生活事件的应对能力提高,社会适应能力增强。

四、护理措施

(一) 建立良好的护患关系

加强护患间的理解和沟通,与患者及家人共同分析失眠障碍发生的原因或诱因,并积极减轻或消除这些因素;通过倾听、陪伴、同理等支持性心理护理技术,让患者感到被接纳及理解;帮助患者及家人正确认识失眠障碍的表现,了解睡眠的基本知识,学会自行调节情绪,正确面对心理压力;帮助患者做到对睡眠保持符合实际的期望;

表 13-1 睡眠日志示例

睡眠日志

● 熄灯或躺在床上试图睡着	┣━━┫ 睡着的时段（包含午睡及打盹）	○ 开灯或起床	┣━━┫ 半睡半醒（或是感觉多梦）
C 饮用含咖啡因的饮料（咖啡、茶）	A 饮酒	M 服用药物	S 感觉很困	E 运动	R 放松训练	☼ 光照

请于每日起床后或固定白天特定时段填写；如有需要可自行加入其他的符号

日期	星期	时间点	前一天晚上						午夜						今天早上						中午						下午						药物（名称/量）	睡眠质量 1-2-3-4-5 很差—很好	白天精神 1-2-3-4-5 很差—很好	干扰睡眠的人或事
			6	7	8	9	10	11	12	1	2	3	4	5	6	7	8	9	10	11	12	1	2	3	4	5	6								
示例 1/8（二）							M●				┣━┫					○	C				S					E	佐匹克隆 1片	2	4	蚊子

不把白天发生的不愉快都归咎于失眠；不努力入睡；不给睡眠施加压力；对短期内的睡眠不好，放松心态，不悲观；学会承受睡眠缺失的后果；以此引导患者以正确的态度对待失眠障碍，消除对失眠障碍的顾虑，解除心理负担，纠正恶性循环状态。

（二）帮助患者培养良好的日常生活习惯和睡眠行为习惯

1. 日常生活习惯

（1）将三餐、睡眠、活动的时间尽量固定。

（2）营造最佳的睡眠环境，避免光线过强或直射面部；维持适当的温度和湿度；保持空气流通；避免噪声干扰；选择舒适的寝具，用熟悉的物品入睡，如用固定的被褥等。

（3）白天多在户外活动，接受太阳光照。

（4）运动"333法则"：规律的运动，每次运动30分钟，每周3次，每次心率达到130次/分。

（5）午睡"33法则"：午睡或躺在床上休息的时间以30分钟为限；下午3:00以后不补眠。

（6）避免白天担心晚上睡不着。

（7）避免白天工作时数太长。

（8）晚上不饮用含有咖啡因的饮料（如咖啡、茶、可乐），或使用刺激性物质（如抽烟）。

（9）避免睡前进食太多或喝太多饮料，尤其是饮酒。

（10）避免睡前2小时做激烈的运动，避免睡前进行易兴奋的活动，如看刺激紧张的电视节目。

2. 睡眠行为习惯

（1）避免过度躺在床上休息；避免睡前担心自己会睡不着；避免睡前有不愉快的谈话。

（2）睡前需要足够的时间让自己放松，至少30分钟。

（3）把床当作睡眠的专用场所，感到有睡意时才上床，而不是一疲乏就上床；避免在床上从事与睡眠无关的事（如看电视、看书）或开着电视、放着音乐入睡。

（4）减少在床上的非睡眠时间，增加有效的睡眠时间。

（5）避免躺在床上思考未解决的问题。

（6）避免半夜起来看时钟。

（7）睡眠时间要规律，有效"偿还睡眠债"。

（8）入睡困难或中途醒觉无法再入睡（醒觉后20分钟）时，立刻起床到客厅或书房,直到睡意袭来时再回到床上。

(9) 无论夜间睡眠质量如何,都必须按时起床,经常参加锻炼,避免白天睡觉。

(10) 睡前使用诱导放松的方法,包括腹式呼吸、肌肉松弛法等,学会有意识地控制自身的心理生理活动,降低唤醒水平。

(三) 用药指导

失眠障碍患者常常自行用药,造成药物耐受和药物依赖。因此,需要指导患者按医嘱用药,并向患者讲解滥用药物的危害,以及正确用药的五个基本要点:

1. 选择半衰期较短的药,并使用最低有效剂量,以减轻白天镇静作用。
2. 间断给药(每周2~4次)。
3. 短期用药(连续用药不超过3~4周)。
4. 缓慢停药,突然停药会出现撤药反应,尤其半衰期较短的药比半衰期较长的药撤药反应出现得更快、更严重,故停服半衰期短的药物,需经过几天的逐步停药过程。
5. 用药的同时不可饮酒,否则会增加药物成瘾的危险性。

(四) 健康指导

指导患者和易感人群首先要缓解精神的过度紧张,纠正对失眠障碍的误解,消除对失眠障碍的恐惧心理;正确评价自己;客观看待外界事物,学会疏导自己;短期内的失眠障碍,可采用前述的自我辅助睡眠措施;建立良好、规律的生活方式,适当锻炼;及时寻求医护人员的帮助等。注意健康宣教,内容包括:导致失眠障碍的常见心理社会诱因,对失眠障碍的错误认知及纠正等。

五、护理评价

1. 患者及家属对失眠障碍的相关知识能否正确认知。
2. 患者的睡眠行为习惯及生活方式是否改善。
3. 患者对其睡眠质量是否满意,有无不良情绪,程度如何。
4. 患者的家庭及社会功能是否得到改善。

知识拓展

睡眠周期和结构

人们正常的睡眠结构周期分两个时相:非快速眼动睡眠期和快速眼动睡眠期。

非快速眼动睡眠期又包括入睡期、浅睡期、熟睡期和深睡期。

入睡期是睡眠的开始,感觉昏昏欲睡的状态就属于这一阶段。清醒状态的脑电α波频率渐缓,振幅渐小。

浅睡期是睡眠的正式开始。此时脑波渐呈不规律进行,频率与振幅忽大忽小,其中偶尔会出现被称为"睡眠锭"的高频、大波幅脑波。

熟睡期和深睡期是沉睡阶段,不易被叫醒。此时脑波变化很大,转变为频率低、振幅较大的δ波。

快速眼动睡眠期是睡眠的第五个阶段,此时睡眠者通常会有翻身的动作,容易惊醒,眼球呈现快速跳动现象,梦境一般出现于此期,如果此时将睡眠者唤醒,大部分人报告说正在做梦。此期脑波迅速改变,出现与清醒状态时的脑波相似的高频率、低波幅脑波,但其中会有特点鲜明的锯齿状波。经过以上几个阶段,即完成了一个睡眠周期,下一个周期从上个周期的快速眼动睡眠期直接进入浅睡期开始。健康成年人一般每夜有4~5个睡眠周期,每个周期90~110分钟,而且睡眠中的每个阶段都占恰当的比率以保持良好的睡眠结构。

深睡期和快速眼动睡眠期是人体最重要的睡眠时段,深睡期有利于保护大脑和脏器,促进发育和免疫,消除疲劳,维护生理平衡;快速眼动睡眠期有利于记忆、智力的发展。随着正常老化,熟睡期和深睡期的比例减少,因此老年人常感到睡眠不深及睡眠后仍有疲乏感。病理情况下,睡眠的周期和结构紊乱,导致各种睡眠障碍的发生,通过对睡眠时脑电波的监测可以辅助诊断。

思考题

根据所学知识,以情景剧形式对本项目"情境导入"中的失眠障碍患者进行干预。

文字编写:董丽芳

数字资源:鲍洁琼

在线测试:
项目十三

护考直击:
项目十三

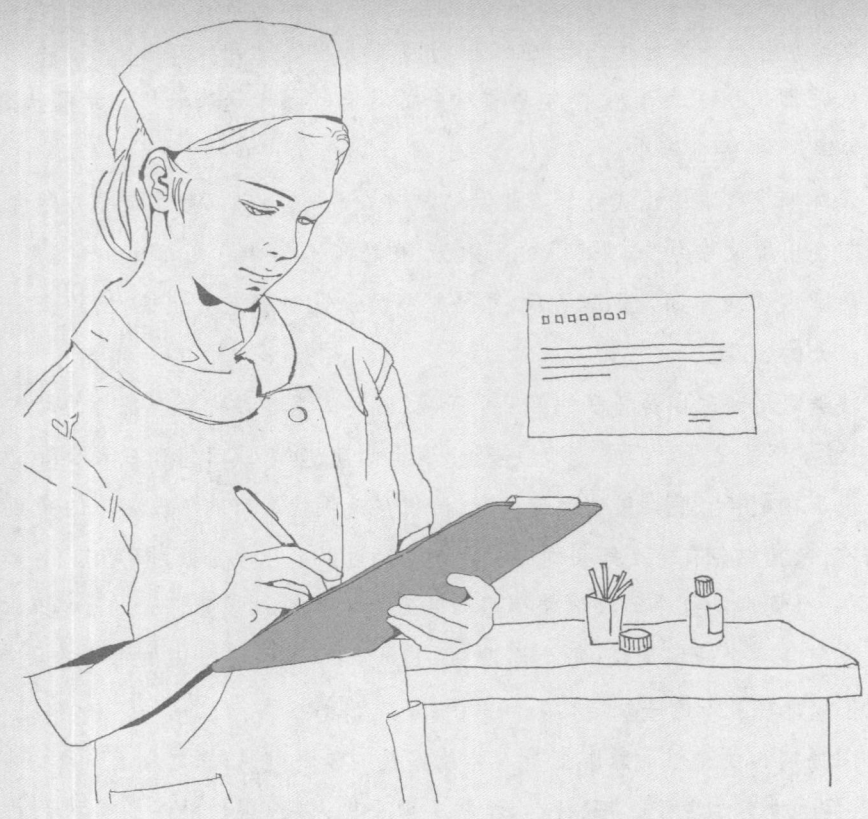

项目十四 神经性厌食症患者的护理

学习目标

1. 知识目标：了解神经性厌食症的病因；熟悉神经性厌食症的临床表现；掌握神经性厌食症的护理知识。

2. 能力目标：学会计算标准体重的方法；能对神经性厌食症患者进行护理。

3. 素质目标：具有健康的体像认知；关爱神经性厌食症患者。

> **情境导入**
>
> 患者,女,21岁,大学二年级学生。1年前因同学说她"太胖"开始减肥,采取限制进食、过分运动等方式。半年前患者体重已经从原来的55 kg下降至42 kg,并出现月经停止,但患者仍不听家长、老师劝告,继续限制进食,并因身体虚弱休学在家。近半年,患者在家时常感到心情低落,心情低落时吃大量的零食,能一次性吃掉2 kg的食物,吃完后又担心会使身体发胖,故用手指刺激咽喉,吐掉吃下的食物。因体重下降、月经停止及情绪低落就诊。
>
> 个人史:自小学习优秀,个性争强好胜,追求完美。家族史:早年父母离异,跟随母亲长大。
>
> 体格检查:身高165 cm,体重37 kg,营养不良体貌。精神检查:意识清晰,对答切题,主动言语适中,无幻觉、妄想,有时有心情低落及强烈的暴食欲望,但事后感到后悔,觉得自己没有控制能力,无持续情绪低落超过半个月的表现。自知力存在,对过分减肥导致月经停止有认识。
>
> 问题:该患者目前存在的主要问题是什么?如何进行有效的护理?

任务一 认识神经性厌食症

视频:神经性厌食症

神经性厌食症(anorexia nervosa)是一种多见于青少年女性的进食行为异常,特征为故意限制饮食,使体重降至明显低于正常标准,为此而采取过度运动、引吐、导泻等方法以减轻体重。常过分担心发胖,甚至已经明显消瘦仍自以为太胖,即使医生进行解释也无效。常有营养不良、代谢和内分泌紊乱,女性可出现闭经,男性可有性功能减退,青春期前的患者性器官呈幼稚型。有的患者伴有发作性的暴饮暴食。

一、病因

(一)社会心理因素

青春期是神经性厌食症发病率最高的时期,在这一时期伴随着第二性征的发育,女性体形发生变化,患者容易产生不自信、焦虑及恐惧感。首先,现代社会的审美取向把女性的体形苗条作为外表美和有吸引力的象征,因而使众多女性刻意追求体形苗条而罹患此病;其次,不良的家庭教育方式、父母离异、家庭中有节食减肥或酗酒者,或家庭中存在过多谈论减肥和体形胖瘦的环境,以及个人童年早期的不幸经历,尤其是性心理发育上的创伤性经历等对发病有一定影响。

(二) 生物学因素

研究表明,单卵双生子的同病率高于双卵双生子。急性期大脑神经递质尤其是 5-羟色胺、去甲肾上腺素和某些神经肽代谢紊乱,存在明显的下丘脑—垂体—性腺轴等系统异常,如月经紊乱或闭经、血液中甲状腺素水平低、体温调节障碍、食欲及进食量异常、情绪低落或烦躁等可能是神经性厌食症的生物学基础。

(三) 个体的易感素质

常常表现为一方面争强好胜,追求尽善尽美,过分注重别人的评价,渴望独立;另一方面又常表现为不成熟、不稳定、多疑敏感、以自我为中心、孤僻、内向、对家庭过分依赖。

二、临床表现

本病的核心症状为对肥胖的强烈恐惧,对体形、体重的超价观念及残酷地追求低体重。其病程可表现为轻症或一过性,也可表现为严重或持续性病程,是一种以患者对自身体像认知障碍,病理性害怕肥胖而故意节食致体重显著下降,并拒绝维持最低限度正常体重而引起营养不良为主要特征的进食障碍。

(一) 体像认知障碍

患者对体形、体重要求非常严格,对肥胖极度恐惧,多数患者为自己制定了明显低于正常的体重标准,部分患者虽无确切标准,但要求体重不断下降。有些患者即使体重已经严重不足,甚至骨瘦如柴,仍认为自己太胖,或认为身体的某一部位太胖,如臀部太大、大腿太粗等,拒绝正常进食和改善健康状况,即使他人解释劝说也无效。尽管患者的身体越来越衰弱,但其对体重的先占观念和焦虑有增无减,这种特征性的表现被称为体像认知障碍。患者对自身胃肠刺激的感受和认知也表现异常,曲解饥饿意识,否认疲劳感;对自身的情绪状态(如愤怒和压抑)缺乏正确的认识。否认病情是本病的另一个显著特征,患者从不抱怨厌食或体重下降,甚至拒绝求医和治疗。常由家人发现并带其到医院就诊,也可由于并发症或其他不适,如腹部不适、便秘、闭经等因素到医院就诊。

(二) 病理性减肥

为达到自己制定的体重标准,患者常常想方设法控制体重。其中最常采用的措施是严格限制饮食。最初只是少吃主食、肉、蛋等,之后可以发展到只摄入蔬菜汁、水果汁。患者会通过自我诱发呕吐、滥用泻药或利尿剂、过度运动等方式来减轻体重。

(三)其他生理功能障碍

性功能障碍是本病常见症状之一,表现为性欲减退、第二性征发育停滞或不完整。女性突出表现为闭经、月经稀少或初潮不来,约20%女性患者的闭经出现在体重下降之前,多因闭经就医。

(四)临床分型

根据神经性厌食症是否呈现暴食/清除行为,可将其分为限制型和暴食/清除型两个亚型。限制型厌食症患者常通过节食、禁食或过度运动控制或减轻体重,不会出现间歇性暴食/清除行为。暴食/清除型厌食症患者常表现为过度节食—间歇性暴食—清除行为的进食行为模式,其清除行为主要有自我诱导呕吐、滥用泻药、利尿剂或灌肠剂等。

三、诊断

ICD-11中诊断神经性厌食症的必备条目如下。

根据ICD-11标准,目前诊断神经性厌食的必要条件有3条:

1. 由患者自己造成的显著低体重,即低于正常体重范围的最低值(ICD-11中成人为BMI<18.5 kg/m^2)或低于儿童/青少年体重的最低预期值(ICD-11规定为BMI低于与其年龄相对应的BMI百分位的第5个百分点)。

2. 尽管BMI低于正常体重范围的最低值,仍然强烈害怕体重增加或害怕变胖或有持续的妨碍体重增加的行为。

3. 对自己的体重或体形有体验障碍,对体重或体形的自我评价不恰当,或对目前低体重的严重性持续缺乏认识。

四、治疗

神经性厌食症以心理治疗为主,以药物治疗和对症支持治疗为辅,采取综合性治疗方法。

(一)心理治疗

心理治疗是治疗神经性厌食症的重要方法,主要包括认知行为治疗和家庭治疗。认知疗法是通过探讨和纠正患者的错误认知,帮助患者正确认识自己的疾病,从而消除心理冲突;行为治疗是通过充分利用正强化和负强化的方法,调动患者自己的积极性,有效地改善进食行为,逐渐建立规律、适量的饮食习惯,对短期为增加体重有一定治疗效果；家庭治疗主要是帮助患者家庭正确认识该病的发病原因，避免对患者进食问题的过分关注和不安，纠正对患者不恰当的处理方式，以解决家庭矛盾和促进家庭功能。

视频：认知行为治疗

（二）药物治疗

使用抗抑郁药、抗焦虑药和心境稳定剂改善患者的恐惧、易激惹、沮丧等不良情绪，以促进患者行为的改善，并可用于治疗合并有精神障碍的患者。

（三）对症支持治疗

对营养不良或电解质紊乱的患者，纠正水、电解质紊乱和给予足够维持生命的能量，以尽快解除生命威胁，恢复患者正常营养状态。

任务二　实施神经性厌食症患者护理

一、护理评估

（一）健康史评估

1. 现病史　限制饮食及减轻体重的持续时间及行为方式，有无可能或明确的心理因素，有无间歇性暴食、内分泌失调等症状伴随及症状的持续时间，患病后就医经过等。
2. 既往史　评估患者既往健康状况，有无精神障碍或躯体疾病。
3. 个人史　评估患者生长发育情况、求学就业情况、婚姻状况、月经史和生育史，有无烟酒及其他嗜好，患者个性心理特征、成长过程中家庭环境、包括父母婚姻质量及教养方式。
4. 家族史　家族成员中是否有精神障碍患者。

（二）精神障碍症状评估

1. 认知　评估患者有无感知综合障碍，如感觉身体部位不对称；有无对自己体形过胖的先占观念。
2. 情绪　评估患者有无抑郁及焦虑情绪，节食或暴食行为是否与不良情绪有关。
3. 行为　观察患者有无限制饮食，有无在进食后采取各种方式以达到减轻体重的目的；是否配合治疗和护理；有无消极、自伤自杀行为。

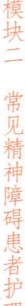

(三) 心理社会状况评估

1. 心理状况　评估患者发病前的个性特征、兴趣爱好等；评估患者病前是否发生过严重的生活事件；可以采用明尼苏达多相人格测验(MMPI)等心理测验量表检查。

2. 社会状况　评估患者的日常生活及学习工作能力是否受损；评估患者的人际关系，包括和亲属、朋友、同事或其他人员相处情况；评估患者的婚姻状况、经济状况、家庭成员对患者疾病知识的了解程度及对患者治疗的态度、获取医疗资源是否方便等。

(四) 生理状况评估

1. 评估患者的营养状况、饮食状况、睡眠状况、排泄状况等；重点评估有无脱水症状及严重营养不良症状，患者进食的食物种类、数量及营养结构。

2. 通过脑电图、颅脑CT、心电图等辅助检查，排除相关器质性疾病。

二、护理诊断

(一) 生理功能方面

1. 营养失调：低于机体需要量　与限制或拒绝进食或存在清除行为有关。

2. 体液过多或不足　体液过多与营养不良、以水充饥过多有关；体液不足与过度运动、自我引吐、导泻等行为致体液丢失过多或补充不足有关。

3. 有感染的危险　与营养不良导致机体抵抗力下降有关。

4. 活动无耐力　与饮食不当引起的能量供给不足有关。

5. 潜在并发症：便秘、心功能不全、感染、酸碱及水电解质紊乱　与长期营养失调有关。

(二) 心理功能方面

1. 感知改变　与体像认知障碍有关。

2. 恐惧　与对体重的过分关注和担心有关。

3. 抑郁　与病情的演变过程有关。

4. 焦虑　与病情的演变过程有关。

(三) 社会功能方面

1. 个人应对无效　与感觉超负荷、支持系统不得力、对成长过程的变化缺乏心理准备有关。

2. 家庭应对无效：妥协或无能　与家庭冲突有关。

三、护理目标

1. 短期目标　纠正严重脱水及营养不良等威胁生命的并发症。逐步建立良好的进食方式和合理的膳食结构。纠正患者的体像认知障碍，改变导致进食障碍发生的歪曲信念。焦虑、抑郁等不良情绪改善。月经等内分泌失调症状消失。

2. 中长期目标　患者建立正确的审美观念。对应激事件的应对能力提高，人格趋向成熟。社会、家庭功能改善。

四、护理措施

（一）生活及饮食护理

评估患者达到目标体重和正常营养状态所需的热量。与营养师和患者一起制订饮食计划和体重增长计划，食物性质按流质、半流质、软食、普食的顺序过渡，注意营养平衡，确定目标体重为标准体重的 85%~90%，以每周增加 0.5 kg 为宜。进食后防止患者采取引吐、导泻等清除行为和过度运动的行为。严重缺乏营养又拒绝进食的患者，可辅以胃管鼻饲或胃肠外营养，以保证患者的营养需要。

（二）心理护理

与患者建立相互信任的关系，对患者表示关心和支持，使患者有被接纳感。倾听患者对肥胖的感受和态度，鼓励其表达对自己体像的看法，包括喜欢的和不喜欢的方面，以及对体像改变的感受，重要关系人物的审美观和态度对自己的影响。帮助患者正确认识身体与营养、体形与食物的相关问题，告知患者减肥、节食是增加暴食发生的因素及长期节食对生理功能的不良影响等。帮助患者认识到自身对体形、体重的不合理的信念，促使患者纠正其错误的思维方式和放弃存在的不合理信念。教会患者正确处理各种应激源的策略，以预防复发。对有严重抑郁情绪的患者，护士应做好相应的心理护理、用药护理及安全防护，防止自伤、自杀。

（三）健康指导

宣传体形美的正常标准和内涵、合理营养的必要性及过度消瘦的后果。对患者家庭进行健康宣教，帮助他们认识和关注患者的病情，正确与患者沟通。指导家庭对患者的心理问题给予疏导而不是制约；鼓励家属参与家庭治疗和集体治疗，帮助家庭找到对患者疾病造成影响的因素，如父母离异或出现婚外情、父母对子女过度保护或放任不管、不正确的爱情婚姻观等，并帮助家庭消除这些因素的不良影响。这些措施对于因家庭矛盾冲突、教育管理方法不当而患病的患者有着十分重要的意义。

五、护理评价

1. 患者营养状况是否改善，有无躯体并发症发生，原有的症状是否好转。
2. 患者是否遵从疾病治疗与护理的各项计划。
3. 患者是否逐渐建立健康的进食习惯。
4. 患者的体像认知障碍和病理性怕胖心理是否改善。
5. 患者的家庭关系是否得到改善。

知识拓展

神经性厌食症的家庭治疗

家庭治疗是以整个家庭作为治疗单位的一种心理治疗模式。家庭动力学理论认为，神经性厌食症患者的家庭模式有过分纠缠、过度保护、回避冲突、僵化等特征。

关系纠缠：家庭成员彼此过度涉入且过度反应；人际界限模糊，家庭成员涉入彼此的思考、感情以及沟通，个人的自主性也受到家庭系统的严重限制，厌食症状可能是对这种限制的反抗。

过度保护：家庭成员过度关心彼此的幸福，经常出现保护性的反应；譬如家中若有一个生病的孩子，则全家都会涉入其间，且在过程中常出现冲突。过度保护导致家庭中孩子有过度依赖的个性特征，厌食行为实际上是在拒绝成长，因此在生理上不愿意身体出现青春期的变化，如月经出现。

回避冲突：他们对冲突的忍受度低，有些家庭甚至否认家中有任何冲突存在；有些可能是夫妻中的某一方能够面对现实，而另一方则为逃避者；还有一些则可能是家人相互争吵，患者却努力逃避。神经性厌食症患者在避免家庭冲突中起到了重要作用，如儿童患神经性厌食，让关系不良的父母避免冲突。

僵化：家庭成员认为他们不需要也不想要任何改变，他们总是一成不变保持着自己所坚持的沟通模式。

家庭治疗就是针对以上家庭模式异常，通过治疗使失去功能的家庭达到结构性改变,通过改变家庭的动力和组织去改变个人及家庭,达到消除患者症状的目的。

在线测试：
项目十四

护考直击：
项目十四

思考题

1. 请为本项目"情境导入"中的患者制订干预方案。
2. 如何预防神经性厌食症？

文字编写：王　焕

数字资源：鲍洁琼

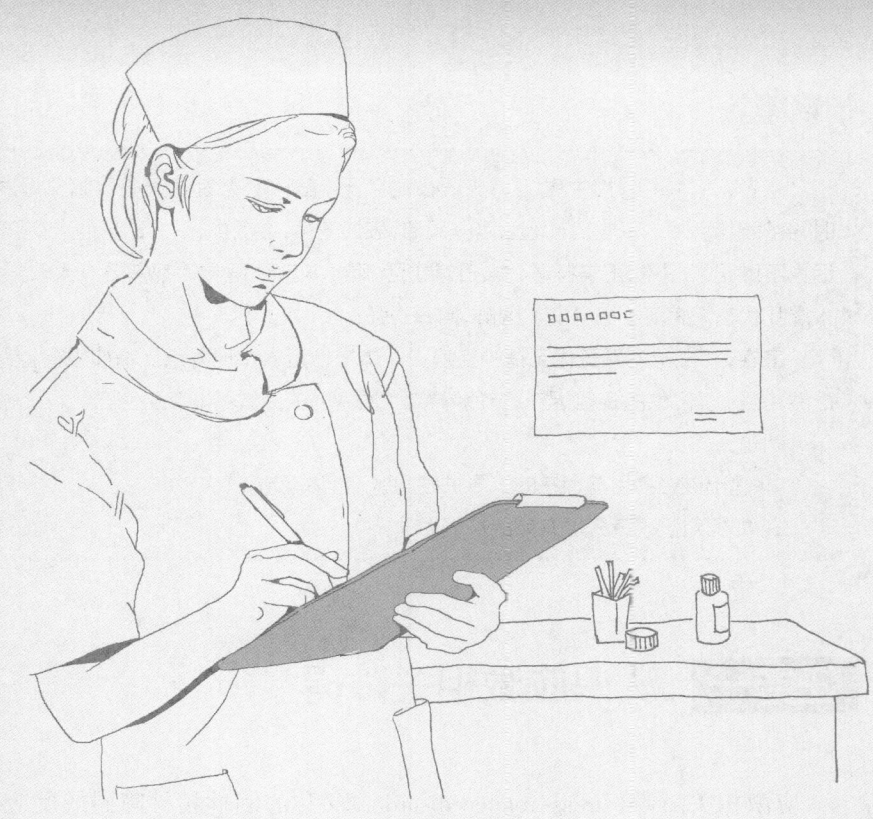

项目十五　应激相关障碍患者的护理

学习目标

1. 知识目标：了解应激相关障碍的病因；熟悉应激相关障碍的临床表现；掌握应激相关障碍的护理知识。

2. 能力目标：能识别创伤后应激障碍并进行护理；能识别适应障碍并进行干预。

3. 素质目标：具有对抗压力和挫折的心理素质和应对技巧；关爱应激相关障碍患者。

情境导入

患者,女,13岁,初中生,因"少语少动3天"就诊。患者3天前目睹父母发生激烈争吵时,突然晕倒,呼之不应。苏醒后目光呆滞,表情茫然,说话少,不主动与他人交流,对别人的问话也不愿回答,不能正常料理个人日常生活,喝水、吃饭、睡觉等都需要家人督促,个人生活陷入混乱状态。病前性格:内向,温顺,自尊心强。

家族史:父母两系三代无精神疾病史。体格检查未发现异常。精神检查:意识清楚,表情茫然,注意力不集中,应答迟钝,神色倦怠,对发病时的经过不能完全回忆。

问题:
1. 提出该患者目前存在的主要护理问题及相关因素。
2. 如何对该患者开展有效的护理?

视频:应激源

视频:应激反应

任务一　认识应激相关障碍

应激相关障碍(stress-related disorder)又称心因性精神障碍或反应性精神障碍,是一组主要由心理、社会(环境)因素引起异常心理反应所致的精神障碍。根据ICD-11的标准,应激相关障碍分为创伤后应激障碍、延长哀伤障碍、适应障碍、反应性依恋障碍等。本项目主要介绍急性应激反应、创伤后应激障碍及适应障碍。

一、病因

心理、社会因素在本病的发生发展中起重要作用,但并非所有经历应激的人都会患病,个体的易感素质和生物学因素也在发挥着作用。

(一)强烈的精神刺激

如亲历自然灾害、意外事故、战争、罹患重病、财产损失、事业失败、亲人去世、特殊遭遇等,由于事发突然,且强度剧烈,给个体带来极为强烈的冲击和精神创伤,超出了个体的承受能力,常常是造成急性应激障碍和创伤后应激障碍的应激源。

(二)持久的精神困扰

如家庭矛盾、挫折与压力、被限制自由、环境改变(如移民、转学)、人际关系紧张、境遇改变等,虽然强度不算剧烈,但由于持续时间较长,频繁刺激,也会导致个体难以承受而患病，成为引起适应障碍的主要原因。

（三）个体的易感素质

个体的成长背景和人格特点的不同，使得不同个体对同样性质和强度的应激源产生了不同的认知评价，应激反应的种类和程度也因此而有较大差异，这些都构成了本病的易感素质。例如，经历同一场灾难的人，只有一部分人表现出某种精神障碍；或者应激源的强度并不大，但个体却难以承受而表现出精神障碍；或者对强烈的负性应激能够耐受，但对于强度不大但持续时间较长的应激事件发生适应障碍。

（四）生物学因素

目前的研究均提示创伤后应激障碍的发生与遗传、神经生理、生化、内分泌等方面因素具有一定关系。既往应激障碍病史、人格缺陷、身体健康状况较差、年老和年少也构成发病的危险因素。

总之，在分析病因时，既要考虑到应激事件的性质、严重程度、持续时间，又要考虑患者当时所处的社会背景、患者的人格特点、生活处境、文化程度、宗教信仰、智力水平、健康状况、社会支持系统、认知评价等，做出完整的分析。

二、临床表现

（一）急性应激反应

急性应激反应是指在突然遭受强烈精神刺激后数分钟到数小时内产生的短暂精神障碍。病情的发生发展与个体的人格特点、应对方式、当时的健康状态等密切相关。一般认为，具有精神疾病家族史、个体具有易感素质、适应能力较差、过度疲劳或合并脑器质性疾病者，发病风险可能增加。不同患者的临床表现可有较大差异。

1. 意识障碍　是本类型的典型表现，多数患者先出现震惊、茫然或麻木状态，并出现意识清晰度下降伴意识范围缩小，呈现意识恍惚或蒙眬状态。定向力障碍，注意力不集中，对周围事物感知迟钝，有的可出现片段的心因性幻觉和人格解体，偶见冲动行为。意识恢复后可有不同程度的遗忘。

2. 精神运动障碍　有些患者表现为不协调性的精神运动性兴奋，伴有强烈的恐惧体验、激越、喊叫、自言自语或只言片语，其内容缺乏条理，涉及所受的精神应激；动作杂乱，无目的性，可出现冲动行为和神游；有些患者则表现为精神运动性抑制，目光呆滞、表情茫然、少动少语、情感迟钝、行为退缩、呆若木鸡，对外界刺激缺乏反应，即亚木僵状态甚至木僵（心因性木僵）。

3. **情感障碍** 患者表现为情感淡漠、麻木或情感爆发、抑郁、焦虑、恐惧、悔恨、绝望等,严重时有自杀行为。

4. **其他精神症状** 失眠是本病的常见症状,相当一部分患者常处于警觉状态,易激惹,坐立不安。少数患者还会出现假性痴呆或一些精神病性障碍,如妄想、情感症状等,但持续时间较短,且内容与所受精神创伤有关,容易被人理解。

5. **躯体症状** 患者常伴有心悸、出汗、呼吸急促、颜面潮红、震颤等交感神经兴奋的症状。

以上症状可单独出现,也可混合出现。此类型病程短暂,可在数日至一周内恢复,一旦应激源去除,症状迅速消失,病程很少有超过1个月,预后良好。

典型病例

急性应激反应

患者,女,40岁,3天前因学习和交友问题与16岁女儿发生激烈争执,女儿离家出走,隔日患者接到警方通知前往认尸。见到溺水身亡的女儿,患者顿时呆若木鸡,转而精神恍惚,像变了个人似的,跟女儿轻声说话,众人劝阻无效,不肯离开现场,在被家属强行带离现场时声嘶力竭地哭喊,直至晕倒。醒后不断喃喃自语,有时还会对空讲话,内容多是与女儿的对话,对来访亲友却视而不见,不予理睬。食欲缺乏,体重骤减。睡眠差,有时彻夜不眠,称"等女儿回来再睡",或很早起床,要去市场买女儿爱吃的东西。门诊以"急性应激反应"收入院。

(二)创伤后应激障碍

创伤后应激障碍又称延迟性心因性反应,是由突发性、威胁性或灾难性的应激事件导致的延迟和/或持续的精神障碍。这类应激事件几乎可以使每个人都产生痛苦,但只有部分人会发生本病,其中有精神障碍家族史和既往史、性格缺陷、健康状况不佳或童年时受过心理创伤等因素使罹患本病的风险增加。

本病通常在遭受创伤后间隔数日甚至数月后才发病,核心症状为闯入性重现创伤性体验、持续性回避、警觉性与激惹性增高。

1. **闯入性重现创伤性体验**

(1)短暂"重演"性发作(闪回):患者不愿却又不由自主地反复回想、回忆或在梦境中重现创伤性情境,挥之不去,使得患者极度恐惧、悲伤和痛苦。或者患者仿佛又置身于创伤性情境中,出现错觉、幻觉、分离性障碍和强烈的情感反应。儿童常通过绘画、反复玩某种游戏等来重现创伤经历。

（2）触景生情：当面临相似或相关情境，如生日、祭日、整理纪念物时，又引起患者强烈的情感体验。例如，经历惨烈车祸的幸存者，听到急刹车声就会想起车祸时的场景而极度恐惧、警觉。

（3）梦魇：成人常有噩梦或在梦中重现创伤性情境，而儿童多为在梦中尖叫或从噩梦中惊醒，但描述不清梦境内容。

2. 持续性回避　患者情感麻木，反应迟钝，社会性退缩，失去以往的兴趣爱好，回避社交，与人疏远，长期避免接触与创伤情境有关的人、事、活动、环境和话题。选择性遗忘（心因性遗忘）也被认为是回避的一种形式。患者自知力较为完整，能够意识到自己的变化，能够觉察自己刻意与别人疏远。

3. 警觉性与激惹性增高　过分警觉，易受惊吓，轻微刺激就可有惊跳反应，注意力难以集中，情绪易激动、突然发脾气。儿童总是担心事情再发生，害怕与父母分离，不敢独自活动，连去厕所也要人陪伴。患者常出现睡眠障碍，主要表现为入睡困难和易惊醒。

4. 抑郁心境　感到前途渺茫、失望，甚至因为自己幸存而别人死亡而有罪恶感、负疚感，甚至产生自杀念头。

此类型病程较长，持续至少 1 个月以上，可长达数月或数年，多年之后仍可触景生情而出现应激性体验。预后一般较好，但病前有神经症病史或有病前人格缺陷等易感素质者预后不良。值得注意的是，有的患者表面并无异常，通过努力工作等方式掩盖自己所受的心理伤害。本病常与其他精神障碍同时发生，如物质滥用、人格障碍、焦虑症、抑郁症等，造成的社会影响已引起全球性关注。

典型病例

创伤后应激障碍

患者，女，32 岁，护士。因"反复失眠、易怒 6 个月"入院。患者 7 个月前参与一场特大火灾的救援工作，亲眼目睹当时的惨烈场面。近半年来，患者经常做噩梦，梦见着火和伤者。平日里经常唉声叹气，打不起精神，难以集中注意力，对病房呼叫器的响声非常敏感，害怕声音响起。健忘，工作效率下降，稍有不顺心就发脾气，厌倦工作，头痛，胸闷，乏力，食欲减退。既往体健，无家族史及精神疾病病史，性格内向、敏感。

精神检查：神清语明，查体合作，面容疲倦，沮丧，自诉无法维持现有工作，想休息一段时间。体格检查未见异常。

（三）适应障碍

适应障碍是指具有某些人格缺陷的个体，因生活或环境的明显改变而引起的反应性情绪障碍、适应不良性行为、生理功能障碍和社会功能受损。这是一种短期、轻度的情绪失调,通常在遭遇应激事件后1~3个月内发病,经历的应激事件强度较弱,多为生活和境遇的改变,如移民、转学、失业、人际关系紧张、工作学习受挫、退休等,患者病前多具有人格缺陷、应对不良、健康状况不佳等易感因素。

1. 情绪障碍　成年患者多以抑郁心境为主(抑郁型适应障碍),也可表现为焦虑(焦虑型适应障碍)或抑郁和焦虑同时存在(混合型适应障碍),但程度均比抑郁症和焦虑症轻,诊断时要注意鉴别。

2. 行为障碍　可表现为社会性退缩,工作学习效率下降,部分患者可以出现品行障碍和社会适应不良行为,不符合公共道德和社会准则,如厌学、逃学、打架、偷窃、离家出走、物质滥用、粗暴行为等。儿童可出现遗尿、幼稚言语、吸吮手指等退缩行为。

3. 生理功能障碍　出现睡眠障碍、食欲减退,常有躯体不适,如疲乏、头痛、腰背部疼痛、胃肠道不适等。

本病临床表现差异较大,成年人多表现为抑郁症状,青少年多表现为品行障碍,儿童则多表现为退缩现象。有的患者并无焦虑、抑郁情绪,仅表现为不典型的适应障碍,如社会退缩,或不能适应原有日常工作学习;有的患者感到躯体不适,却不就医。随着应激的消除或适应,患者病情会逐渐缓解,病程一般不超过6个月,预后大多良好。

典型病例

适应障碍(1)

患儿,男,8岁,小学三年级学生。因父母工作繁忙,患儿自小由农村的爷爷奶奶抚养长大,4个月前转学到市区,并跟随父母一起生活。转入新学校后,患儿很难适应学校的学习生活,不愿与同学交流,总是一个人独处。一次上课时因未能回答老师提问而被同学嘲笑,患儿下课后打了该同学,被老师严厉批评并约见了家长。此后,患儿更加孤僻,几乎不与老师、同学交流,与父母的交谈也言辞简短。厌学,上课不听讲,不完成作业,不合群,经常与同学打架,也不愿回家,回家就待在自己房间很少出来。家长遂带来医院诊治。

适应障碍(2)

患者,男,18岁,大学一年级学生。患者为家中独子,有3个姐姐,从小受家人溺爱,但在学习和行为上严格约束。1个月前,患者考入大学开始独立生活,由于自理能力差又不善于人际交往,经常被同学耻笑,很难融入集体生活。患者逐渐情绪低落,对任何事情都兴味索然,经常旷课,不参加集体活动,经常头痛,失眠多梦,乏力,食欲差,想退学。患者既往体健,无家族史,躯体检查未见异常。

精神检查：意识清晰，查体合作，应答准确。面容憔悴，情绪较低。自诉遇到很多困难和挫折，极不适应大学生活。自知力存在。

三、诊断

参照 ICD-11 标准，诊断要点如下。

1. 急性应激反应的诊断要点

异乎寻常的应激源的影响与症状的出现之间必须有明确的时间上的联系。症状一般在几分钟之内出现。此外，症状还应符合以下几点：

（1）表现为混合性且常常是有变化的临床相，除了初始阶段的"茫然"状态外，还可有抑郁、焦虑、愤怒、绝望、活动过度、退缩，且没有任何一类症状持续占优势。

（2）如果应激源消除，症状逐渐缓解；如果应激源持续存在或具有不可逆转性，症状可持续存在，但当个体适应环境变化后，症状会在约 1 个月内明显减轻。

本诊断不包括那些已符合其他精神障碍标准的患者所出现的症状突然恶化，但既往有精神障碍病史不影响上述诊断标准的使用。

2. 创伤后应激障碍的诊断要点

在极严重的创伤性事件后 6 个月内发病，同时又在白天的想象中或睡梦中反复地、闯入性地回忆或重演，常有明显的情感疏远、麻木感以及回避可能唤起创伤回忆的刺激。这种困扰导致个人、家庭、社会等功能严重损害。

3. 适应障碍的诊断要点

（1）个体对心理社会应激源表现出适应不良的反应，包括过度担忧、反复出现痛苦念头等，通常出现于应激事件发生后 1 个月内，应激源终止后 6 个月内消除。

（2）症状不能由另一种精神障碍（如心境障碍）解释。

（3）症状导致个人、家庭、社会等功能严重损害。

四、治疗

对应激相关障碍的治疗，要以心理治疗为主。可以由专业医生或心理工作者根据患者的具体情况选用支持性心理治疗、认知疗法、行为疗法、精神分析疗法、催眠治疗等方法，采取个别治疗、团体治疗等方式帮助患者走出痛苦，提高应对能力。必要时可以辅以药物对症治疗，加快症状的缓解，为心理治疗的顺利开展创造条件。应建立积极、稳定的社会支持系统，并注意康复后的随诊随访，定期进行心理咨询，调试应付应激的能力，以防止病情复发。

(一)急性应激障碍的治疗

1. 心理治疗　对此类患者进行心理治疗的核心是尽快帮助患者脱离创伤环境,避免进一步的刺激,耐心倾听患者的叙述,接受患者的情感宣泄,并进行支持性或疏导性心理治疗,矫正不良认知,帮助患者正确面对现实,转变认知方式,建立正确的应对方式和积极的自我评价,同时要指导患者家属给予积极的社会支持,以缓解患者的应激反应。一般在急性期时,不主张采用认知或暴露疗法去回忆创伤性应激事件,以免加重病情。

2. 药物治疗　本病具有自发缓解的可能性,因此仅对症或在急性期应用抗焦虑药、抗抑郁药缓解患者的焦虑、抑郁情绪即可,对于表现精神运动性兴奋或幻觉、妄想的患者,可以短程、对症应用小剂量抗精神分裂症药,如利培酮、氯丙嗪、奋乃静、氟哌啶醇等。对木僵的患者要保证营养摄入,给予支持疗法。

(二)创伤后应激障碍的治疗

1. 心理治疗　对此类患者进行心理治疗的核心是找出其认知偏差并进行处理。在疾病初期主要采取心理危机干预技术,提供心理支持,例如,运用专业解释来阐释创伤性事件不断重演及产生各种精神与躯体不适的心理原因,如意识中过分地回避和压抑导致了内心冲突;患者如果在心理上抗拒回忆,可辅以放松技术来帮助其脱敏。要帮助患者配合心理治疗过程,进一步提高心理应对技能,表达内心情感,疏泄内疚与自责。对于发病前精神状况良好、无严重抑郁或物质滥用病史、未经历过明显创伤性应激、有严重闯入性体验者,可以酌情应用暴露疗法。除此之外,社会和心理支持也尤为重要,可以建立小型治疗团体,使同病的患者间建立情感支持,增强治疗信心,还可以通过家庭治疗和社会环境治疗,为患者营造更好的康复环境。

2. 药物治疗　舍曲林、氟西汀等选择性5-羟色胺再摄取抑制剂(SSRI)不仅可以改善患者的情绪,对于降低闪回症状也有很好的疗效,不良反应轻,安全性好,被推荐为治疗创伤后应激障碍的一线用药。抗焦虑药对于降低患者的警觉程度、抑制闪回、改善睡眠有很好的疗效,常用的有艾司唑仑、地西泮等,但要注意长期应用易产生依赖,停药时会产生戒断症状。

(三)适应障碍的治疗

1. 心理治疗　心理治疗的核心是纠正患者不正确的认知和应对方式,矫正品行障碍,建立和强化适应性行为。可以采取个别指导、家庭治疗和社会支持等方式。

2. 药物治疗　只在必要时候根据具体情况使用,例如对于情绪异常较为明显的患者可以短疗程地给予小剂量的抗焦虑药和抗抑郁药,辅助心理治疗的开展。

任务二　实施应激相关障碍患者护理

一、护理评估

(一) 健康史评估

1. 现病史　本次就诊原因(主诉),此次发病的诱因、严重程度、发病时间、持续时间、就诊经过等。

2. 既往史　评估患者既往健康状况,有无精神障碍或重大躯体疾病,包括发病情况、治疗经过、已用药物、药物反应、不良反应及药物过敏史等。

3. 个人史　评估患者生长发育过程,包括母亲妊娠期健康状况、成长经历、智力状况、受教育情况、就业情况、经济状况、婚姻状况、有无烟酒及其他嗜好等。

4. 家族史　家族成员中是否有精神障碍患者。

(二) 精神障碍症状评估

1. 认知　评估患者有无闪回症状,是否出现错觉、幻觉、妄想、注意障碍、记忆减退、遗忘、定向力障碍等精神症状,是否能维持正常生活、工作和学习,效率是否明显下降。

2. 情感　评估患者有无情感迟钝、麻木、抑郁、焦虑、恐惧、悔恨、绝望、易激惹、触景生情等。

3. 意志、行为　评估患者有无精神运动性兴奋,如话多、喊叫、冲动、伤人、毁物;或精神运动性抑制,如目光呆滞、少动少语、木僵等;是否回避人际交往;有无行为改变,如厌学、逃学、打架、偷窃、离家出走、物质滥用、粗暴行为等;儿童患者有无孤僻离群、遗尿、吸吮手指等退缩行为;患者是否有自杀的企图甚至行为。

4. 自知力　评估患者对自己疾病的认识程度及是否配合治疗。

(三) 心理社会状况评估

1. 心理状况　评估患者病前的个性特征、兴趣爱好等;评估患者病前是否发生过严重的生活事件;可以采用明尼苏达多相人格测验(MMPI)等心理测验量表检查。

2. 社会状况　评估患者的人际关系,包括和亲属、朋友、同事或其他人员相处情况;评估患者的婚姻状况、经济状况、家庭成员对患者疾病知识的了解程度及对患者治疗的态度、获取医疗资源是否方便等。

(四)生理状况评估

1. 评估患者的营养状况、饮食状况、睡眠状况、排泄状况等。重点评估有无脱水症状及严重营养不良症状,患者进食的食物种类、数量及营养结构。

2. 通过脑电图、颅脑CT、心电图等辅助检查,排除相关器质性疾病。

二、护理诊断

1. 创伤后综合征　与不能耐受创伤性应激有关。
2. 睡眠形态紊乱　与应激事件导致的情绪不稳、过分担忧、焦虑、恐惧有关。
3. 急性意识障碍　与应激事件的急剧性和患者应对不良有关。
4. 营养失调:低于机体需要量　与应激事件导致的食欲缺乏、精神运动性抑制有关。
5. 恐惧　与应激事件导致的情绪情感反应失调有关。
6. 焦虑　与应激事件导致的情绪情感反应失调有关。
7. 有对他人/自己施行暴力行为的危险　与应激事件引起的精神运动性兴奋、品行障碍有关。
8. 有自伤、自杀的危险　与应激事件引起的抑郁、悔恨情绪有关。
9. 感知紊乱　与应激事件引起的认知改变有关。
10. 思维过程紊乱　与应激事件引起的认知改变有关。
11. 无能为力感　与应对能力不足、缺乏支持有关。
12. 长期悲伤　与应激事件导致的情绪情感反应失调有关。
13. 精神困扰　与患者个性缺陷、应对机制不良有关。
14. 社交孤立　与应激事件引起的情绪、行为异常有关。

三、护理目标

1. 短期目标　患者住院期间,不发生因意识障碍导致的意外伤害事件;能有6~8小时不中断的睡眠;保证足够的营养和水分摄入,不发生因营养不良引起的并发症。

2. 中长期目标　患者住院期间错觉、幻觉、妄想等精神分裂症状消除;精神状态良好,能正常进行对话交流;能够接受现实,正确认识应激事件和表达感受,学会应对技巧;恐惧、焦虑、悲观等情绪消除,心理舒适感增加;无暴力行为发生;不发生自杀行为;自我价值感增加;社交能力和社会角色与行为恢复。

四、护理措施

护理应激相关障碍患者时,要根据其临床类型的不同而有所侧重。例如,护理急性应激反应患者时,要侧重于稳定患者情绪,保证其安全和满足基本生理需要;护理创伤后应激障碍患者时,要侧重于消除闯入性重现对患者的影响,端正其认识,建立正确评价体系和应对策略,缓解躯体不适;护理适应障碍患者时,要侧重于患者人格与行为矫正,提高其应对能力。

(一)提供治疗性的环境,减少外界刺激

急性期时,要避免使患者暴露于容易引起敏感反应的情境,减少不良刺激。尽量避免将同类应激相关障碍的患者安排在同一病室,以免互相暗示、触景生情,引起对疾病感受的共鸣而加重症状。应提供安静、宽敞、温湿度适宜、色彩淡雅、陈设简单、安全的休养环境。

(二)加强巡视,做好安全护理

贯彻病房的安全管理措施,认真观察患者的言行与情绪变化。对高危患者(有冲动、暴力、自杀倾向者、意识障碍者),要掌握其病情特点,专人护理,限制活动范围,及早发现病情变化的先兆,防止患者走失、跌伤、受到其他意外伤害或发生暴力行为和自杀行为,必要时采取保护性约束防止患者的过激行为。一旦患者发生冲动暴力行为和自杀行为,护士要及时配合医生有条不紊地做好相关工作,疏散无关人员,控制局面,对症护理。危险解除后,要做好这类患者的心理护理,了解他们心理上的动态变化,以便加强防范。

(三)建立良好的护患关系,做好心理护理

心理护理是促进患者早日康复,恢复社会角色功能的重要措施。护士要和蔼、友善、尊重、体谅和接纳患者,在治疗初期要尽量多陪伴患者,尽快建立良好的护患关系,运用支持性心理护理,鼓励患者倾诉,认真倾听患者的情感表达,在表示理解患者感受的同时给予指导性意见。随着治疗的深入,可以启发患者回顾创伤性经历,帮助患者认识自身的性格缺陷和适应不良性行为,与患者共同探讨如何看待现实,怎样建立适当的行为与人际关系来渡过难关,提高应对应激的能力。鼓励患者通过可控制、可接受的方式来宣泄负性情绪。同时要防止患者对护士形成过分依赖。

对患者主诉的躯体不适,护士应给予适度关注,排除器质性病变,并帮助患者认识躯

体不适的真正原因所在。对患者取得的进步要及时表扬,尊重患者人格,为其隐私保密。

通过心理护理使患者明白,创伤性记忆不会很快消失,恢复正常需要过程和努力,关键是要建立合理的认知和应对方式去战胜疾病,树立信心,重塑自我。

(四) 生活护理

对食欲缺乏的患者,要注意配餐的色、香、味的搭配,选择易咀嚼、易消化的食物,也可以通过少量多次来保证摄入。对木僵的患者,必要时采取鼻饲或补液的方式,保证营养的摄入。督促或帮助患者进行每日的生活自理,如洗漱、更换衣物等。对出现木僵的患者,要加强口腔、皮肤等生活护理,防止并发症的发生。

(五) 睡眠护理

创造良好的睡眠环境和条件,保证患者充足的休息,可以教给患者应对失眠的方法,如白天增加活动量,减少卧床时间,睡前温水足浴等,必要时可遵医嘱给予安眠药物。

(六) 配合医生开展各种治疗的护理

遵医嘱给予药物治疗,注意观察药物疗效和不良反应,做好用药护理。配合医生做好对患者的放松训练、暗示治疗、认知疗法、行为治疗等,及时提醒患者治疗的成果,增强患者治疗的信心。鼓励患者参加适当的工娱活动,如散步、聆听可以舒缓情绪的音乐等。工娱活动能够分散患者的注意力,避免其沉溺于消极情绪与不断回忆中,也可以使患者在积极、友善的氛围中感受到自我价值和情感支持。

(七) 健康指导

1. 指导患者预防复发的方法:制订切实可行的行动目标,合理安排工作、学习、生活,可以参加一些互助小组,交流感受,交换心得。

2. 出院指导:指导患者保持健康的生活方式,参加有益健康的活动,避免滥用酒精和毒品,避免依赖镇静催眠药物,定期进行心理咨询。

3. 对患者家属及单位同事的指导:学习有关疾病的知识,提供良好的家庭和社会支持,正确认识和对待疾病,关心患者,但不能事事迁就和包办代替。家属和单位同事应根据患者的具体情况协调有关方面,重新安置患者的工作和生活,以预防复发。

五、护理评价

1. 患者在住院期间各种精神障碍症状是否消除。

2. 患者有无发生暴力行为、自杀行为。

3. 患者的恐惧、焦虑、悲观等不良情绪是否消除。

4. 患者的基本生理需要是否能够满足，日常生活是否能够自理。

5. 患者自知力是否恢复，是否能正确认识自己的疾病、能分清现实与幻觉及妄想、是否能够正视现实、与他人正常交流、摆脱精神困扰、体会自身价值。

知识拓展

创伤后应激障碍

创伤后应激障碍（post-traumatic stress disorder, PTSD）近年来受到国内外的广泛关注，不仅日趋增多，而且常与焦虑症、抑郁症、物质滥用和睡眠障碍等其他疾病同时发生。不仅部分当事人可能发生PTSD，参与救援的人员、目击者甚至当事人的亲友等也可能发生PTSD，严重影响患者的生存质量。此外，当规模较大的应激事件，如自然灾害、意外、战争等发生后，更多的心理支持往往给予老人、未成年人、女性，男性患者却容易因为受到传统的思想观念及对男性角色定位的制约而常常被忽略，或不肯向人倾诉和寻求帮助，往往采取自杀行为寻求解脱时才引起周围人重视，这一点必须引起我们注意。

关于PTSD的治疗，心理治疗被认为是最可靠有效的方法，有很多手段应用于临床，取得了较好的效果。20世纪80年代，美国心理学家弗朗辛·夏皮罗创立了一种治疗PTSD非常有效的心理治疗方法——眼动脱敏与再处理（eye movement desensitization and reprocessing, EMDR），即医生用手指引导患者的目光左右移动，同时进行提问，帮助患者恢复创伤性记忆和痛苦情绪并予以指导和脱敏，降低警觉性，重建健康的认知与行为。后续研究还发现，除眼球运动外，让患者听某种音调或感觉手的节拍运动也可以使患者的创伤性心理活动发生快速的适应性变化。EMDR与其他心理治疗的不同之处在于它可能引入并激活以神经生理为基础的信息处理程序，帮助患者恢复自我调节与适应的能力，依靠自身能力获得自然的心理愈合，其疗效已经得到诸多研究证实。

在线测试：
项目十五

护考直击：
项目十五

思考题

请以情景模拟和角色扮演的方式对本项目急性应激反应病例进行护理干预。

文字编写：曾　艳

数字资源：杨宝琴

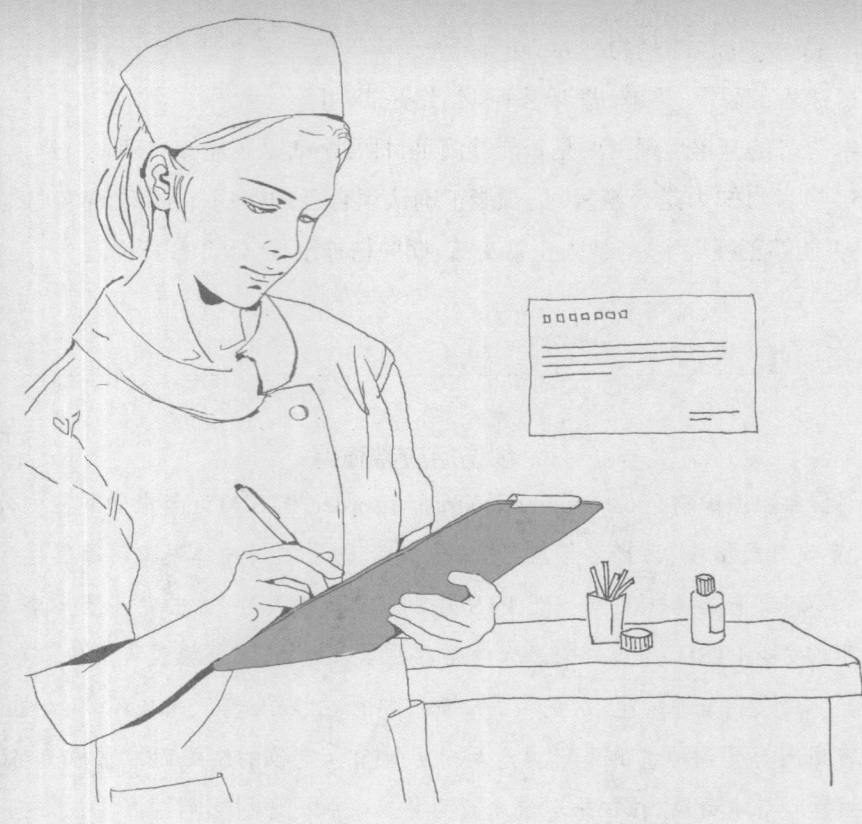

项目十六　酒精所致精神障碍患者的护理

学习目标

1. 知识目标：了解酒精所致精神障碍的病因；熟悉酒精所致精神障碍的临床表现；掌握酒精所致精神障碍的护理知识。

2. 能力目标：能识别酒精所致精神障碍；能对酒精所致精神障碍患者进行护理。

3. 素质目标：正确对待饮酒行为，向公众传播饮酒的危害。

情境导入

患者,男,34 岁,已婚,本科,工程师。因酒精依赖 5 年,出现幻听、妄想 1 周就诊。

现病史:患者 5 年前在工作中与人发生学术争论,以后出现失眠、少食,怀疑同事存心与他作对。于是开始饮酒,且越饮越多,最多时饮白酒 1 kg。饮酒后胡言乱语,无事生非,乱跑乱动,甚至打人骂人,损坏物体。患者停止饮酒后出现出汗、手抖、恶心、食欲缺乏、头晕、心悸、焦虑、烦躁、失眠。为缓解不适又开始大量饮酒。1 周前患者怀疑单位领导串通医务室医生用"中子射线"控制其思想和行为,有时听到"中子射线"与他对话,评论他'老实,知识丰富",命令他"不许反抗"。走在街上感觉"处处有人跟踪"。

既往史:发病前性格孤僻、多疑、敏感、不会减压。平素健康,无重病史,无吸烟史。

家族史:父母两系三代无精神疾病史。家中父亲和兄弟多好饮酒。

体格检查:未发现明显异常。

精神检查:神志清楚,衣着不整,言语条理性较差,思维内容障碍,短期记忆力减退,轻度定向力障碍。有部分自知力。

问题:
1. 简述该患者目前存在的护理问题及其相关因素。
2. 简述对该患者的治疗要点。
3. 如何对该患者开展有效的护理?

任务一 认识酒精所致精神障碍

一、酒精

酒精也称乙醇,是一种亲神经性物质,一次相对大量饮酒即可导致精神异常,如果长期饮用可以引起各种精神障碍包括依赖、戒断综合征及精神分裂症状。除精神障碍外,常出现躯体损害的症状和体征。有资料表明,西方发达国家人均年饮酒量大约 10 L 纯酒精,如美国 7.5 L、瑞士 10.8 L、西班牙 10.8 L、英国 7.6 L、德国 12.7 L,同属亚洲的日本为 6.5 L。在美国,酒精依赖的终身患病率为 14%,男性是女性的 3 倍,综合医院住院病人中 25%~50% 为酒精依赖患者。近 20 多年来,随着经济的发展,我国酒的生产量及人均消费量均有明显增加,由饮酒所造成的各种危害、酒精依赖住院率也随之增加。

(一) 乙醇的吸收与代谢

经口摄入的乙醇,多数在小肠的上部吸收,经血液循环进入全身各组织器官,

视频:常见成瘾物质防治——酒

2%~10%的乙醇经呼气、尿、汗排泄,剩余的部分在体内代谢为乙醛、乙酸,最后代谢成水和二氧化碳。

乙醇的代谢场所主要在肝内,有两大系统参与乙醇的代谢:乙醇脱氢酶系统和微粒体内乙醇氧化系统。大部分乙醇是通过乙醇脱氢酶系统代谢的,其中乙醛脱氢酶是限速酶。

以上的代谢需要一些酶及辅酶的参加,会产生一些中间代谢产物,如氢离子、丙酮酸、嘌呤类物质。临床上常常可以见到在大量饮酒后出现高乳酸血症、高尿酸血症(痛风发作)。长期大量饮酒使体内的脂肪氧化受阻,大量的脂肪酸及中性脂肪积蓄、堆积在肝内,形成脂肪肝、高血脂症、动脉硬化等,大量乙醇能损害肝细胞,导致酒精性肝炎、肝硬化等。

(二)乙醇的作用及机制

人对乙醇的反应个体差异很大,敏感性不一样。一般来说,饮酒量或血液内乙醇浓度不同,其抑制的程度和范围也不同。乙醇首先抑制的是大脑皮质,使皮质下释放,出现松弛感,情绪释放;随着饮酒量增加,抑制也进一步加深,出现所谓醉酒状态,精神活动、语言及运动功能抑制加深,表现为对周围事物反应性降低,感觉迟钝,判断记忆受损,自控力下降,动作不稳,构音含糊等;其后大脑处于高度抑制状态,醉倒不起、呕吐、便溺、全然不知。当血液乙醇浓度超过0.40%时,则可能出现昏迷、呼吸心搏抑制,甚至死亡。

乙醇对身体的作用可分为急性及慢性作用。其急性作用主要表现为急性胃、食管出血等;慢性作用指长年累月大量饮酒,引起的各脏器损害,表现在中枢及周围神经系统、肌肉、心、肝、胰腺、消化管等的损害。

二、病因及发病机制

(一)遗传因素

调查资料证实,酒精中毒的家族聚集性非常明显。双亲酒精中毒越严重,其子女患同病的风险性也越大。一级亲属中有酒精依赖者的个体发生饮酒的问题是没有此遗传史者的2倍。这种情况也发生在二级、三级亲属中有酒精依赖者的个体身上。

(二)生化异常

乙醇能引起大脑某些区域多巴胺(DA)系统功能的异常。研究结果表明,给予实验动物DA拮抗剂可引起其嗜酒增加,化学损毁DA神经元亦能强化动物的觅酒行为。上述研究提示,实验动物需摄取酒精以代偿DA的功能不足。另有研究报道,嗜酒与5-羟色胺(5-HT)系统异常有关。嗜酒鼠额叶皮质、纹状体和海马等脑区5-HT及其代谢产物5-羟吲乙酸(5-HIAA)含量比对照组显著下降；免疫染色检查发现嗜酒鼠5-HT神经元数目减少。

(三) 社会环境因素

研究表明，价值观、社会习俗、社会角色、经济发展、饮食习惯、社会应激等因素与酒精引起的精神障碍关系密切。不少患者患病前都曾试图通过饮酒来缓解应激造成的紧张和焦虑，从而促进饮酒行为不断强化。国内外研究均发现，以下社会因素与饮酒相关问题关系较大：男性、受教育程度较低、婚姻破裂、重体力劳动、社会对醉酒者容忍、低收入等。

(四) 心理学因素

对酒精中毒患者的研究发现，其他精神障碍常与酒精中毒共存。近80%的酒精中毒患者至少同时合并一种其他精神障碍，以抑郁、焦虑和反社会型人格障碍最常见；同时，有抑郁、焦虑或反社会型人格障碍的患者也常大量饮酒。上述结果提示，酒精所致精神障碍与其他精神障碍的关系难以确定，可能互为因果。

三、临床表现

(一) 急性酒精中毒

1. 普通醉酒（drunkenness） 普通醉酒又称单纯醉酒，是一次过量饮酒后出现的中毒状态。表现为早期欣快、话多、表情满意、精力充沛；后期兴奋明显、易激惹、冲动、不顾后果；随之出现运动失调、吐词不清、眼颤等，进入麻痹状态，嗜睡，昏睡。部分患者对整个过程保持良好的记忆力和周围定向力。

2. 复杂性醉酒（complex drunkenness） 复杂性醉酒指有器质性疾病的人在大量饮酒过程中或饮酒后出现的急速加重的意识混浊。其特点是急速出现强烈的精神运动性兴奋，持续时间长，整个麻痹期延长。醉酒过程中，患者人格丧失了基本状态，行为与平时形成明显的对比。事后对醉酒过程有部分遗忘，少数人可完全遗忘。

3. 病理性醉酒（pathological drunkenness） 病理性醉酒指酒精引起的特异质反应，多见于对酒精耐受性很低的人。往往在饮用一定量酒后，突然醉酒，产生严重的意识障碍，同时定向力丧失。患者出现错误感知，行为盲目，不现实和幻想性，或行为由幻觉、妄想所支配。病理性醉酒急剧发生，一般持续数十分钟到数小时，最后陷入酣睡状态，事后部分或完全遗忘。

(二)慢性酒精中毒性精神障碍

1. 酒精依赖(alcoholic dependence)　酒精依赖俗称"酒瘾",是由于长期反复饮酒所致的对酒渴求的一种特殊心理状态。这种渴求导致的行为已极大地优先于其他重要活动。其特征有:

(1) 对饮酒的渴求、强迫饮酒,无法控制。

(2) 固定的饮酒模式,定时饮酒。

(3) 饮酒高于一切活动,不顾事业、家庭和社交活动。

(4) 耐受性逐渐增加,饮酒量增多;但酒精依赖后期耐受性会下降,每次饮酒量减少,饮酒频数增多。

(5) 反复出现戒断症状,当患者减少饮酒量或延长饮酒间隔、血中酒精浓度下降明显时,出现手足和四肢震颤、出汗、恶心、呕吐等戒断症状。

(6) 反复出现戒酒后重新饮酒,并会在较短时间内再现原来的依赖状态。

2. 酒精中毒性幻觉症(alcoholic hallucination)　酒精中毒性幻觉症是习惯性饮酒或大量饮酒后出现的以幻觉为主要症状的精神障碍。幻觉是在意识清晰状态下出现的,以幻听为主,内容以威胁、斥责、诽谤多见,有昼轻夜重的特点。病程长短不一,可为数小时、数天或数周,但一般不超过6个月。

3. 酒精中毒性妄想(alcoholic delusion)　慢性酒精中毒者,在意识清晰情况下出现嫉妒妄想与被害妄想,受其支配可出现攻击、凶杀等行为。如嫉妒妄想:慢性酒精中毒者坚信配偶对自己不忠而产生妄想,妄想内容荒谬,怀疑妻子与中年男子、老年男子或少年儿童相爱,以男性多见,常伴有性功能减退。起病缓慢,病程迁延,如长期坚持戒酒可能逐渐恢复。

4. 柯萨可夫精神病(Korsakoff's psychosis)　柯萨可夫精神病以严重的近记忆力障碍、错觉及虚构、遗忘、定向力障碍为主要表现。遗忘主要是顺行性遗忘,患者不能学习新的语言及非语言信息,往往要经过反复指导才能记住某件事情。

5. 酒精中毒性痴呆(alcoholic dementia)　长期(大于5年)大量饮酒者有10%出现脑器质性痴呆,表现为短期、长期记忆障碍,抽象思维及理解判断障碍,人格改变,部分患者有皮质功能受损表现,如失语、失认、失用等。这与酒精的直接毒性作用和B族维生素缺乏有关。一般不可逆。

6. 人格改变(personality change)　慢性酒精中毒者只对饮酒有兴趣,变得自我中心、不关心他人、责任心下降、说谎等。

(三)戒断综合征

1. 单纯性酒戒断反应(uncomplicated alcohol withdrawal)　单纯性酒精戒断反应

指患者长期大量饮酒后停止或减少饮酒量,在数小时后出现手足或眼睑震颤,并有恶心或呕吐、失眠、头痛、焦虑、情绪不稳和自主神经功能亢进,如心跳加快、出汗、血压增高等,少数患者可有短暂性幻觉或错觉。95%以上的戒断反应为轻度到中度,一般在断酒后 6~12 小时后出现,48~72 小时达高峰,1 周后明显减轻。

2. 震颤谵妄(alcohol withdrawal delirium) 震颤谵妄是长期大量饮酒者突然断酒或急剧减酒量后,一般在 72~96 小时后出现的急性精神症状群。谵妄表现为意识模糊,分不清东南西北,不识亲人,不知时间,有大量的知觉异常,如常见形象歪曲而恐怖的毒蛇猛兽、妖魔鬼怪,患者极不安宁、情绪激越、恐惧,大喊大叫或有冲动行为。另一重要的特征是全身肌肉粗大震颤,常伴有自主神经功能亢进,昼轻夜重的规律,可出现发热、大汗淋漓、心跳加快,部分患者因高热、衰竭、感染、外伤而死亡。震颤谵妄持续时间不等,一般 3~5 天,恢复后部分或全部遗忘。

3. 癫痫样发作(epileptic attack) 不常见,多在停止饮酒后 12~48 小时后出现,多为大发作。

四、诊断

1. 慢性酒精中毒性精神障碍 符合精神活性物质所致精神障碍诊断标准,有理由推断精神障碍系酒精所致。

2. 急性酒精中毒 患者的呼出气、呕吐物有酒味,血、尿中可测得乙醇,饮酒后的典型临床表现有助于诊断急性酒精中毒。

五、治疗

首先,要克服来自患者的"否认",取得其合作。其次,要积极治疗原发病和并发症,如人格障碍、焦虑障碍、抑郁障碍、分裂症样症状等。此外,还要注意加强患者的营养,补充人体所需的蛋白质、维生素、矿物质、脂肪酸等物质。

(一)对症治疗

1. 单纯戒断反应 由于乙醇与苯二氮䓬类药理作用相似,在临床上常用此类药物来缓解酒精的戒断症状。首次要足量,不要缓慢加药,这样不仅可控制戒断症状,而且还能预防可能发生的震颤谵妄、戒断性癫痫发作。以地西泮为例,剂量一般为每次 10 mg,1~2 次/天,静脉用药,5~7 天后戒断症状控制改用劳拉西泮口服治疗。应特别注意用药时间不宜太长,以免发生对苯二氮䓬类的依赖。如果在戒断后期有焦虑、睡眠障碍，可试用三环类抗抑郁药物。

2. 震颤谵妄　发生谵妄者，多有兴奋不安，需要有安静的环境，光线不宜太强。如有明显的意识障碍、行为紊乱、恐怖性幻觉、错觉，需要有人看护，以免发生意外。如有大汗淋漓、震颤，可能有体温调节紊乱问题，应注意保暖。同时，由于机体处于应激状态，免疫功能受损，易致感染，应注意预防各种感染，尤其是肺部感染。镇静药物以苯二氮䓬类为首选，地西泮每次 10 mg，2~3 次/天，如果口服困难应选择注射途径。根据患者的兴奋、自主神经症状调整剂量，必要时可静脉滴注，一般持续 1 周，直到谵妄消失为止。控制症状可用氟哌啶醇，每次 5 mg，1~3 次/天，肌内注射，根据患者的反应增减剂量。

3. 酒精性幻觉症、妄想症　大部分的戒断性幻觉、妄想症状持续时间不长，用抗精神病药物治疗有效，可选用氟哌啶醇或奋乃静口服或注射，也可使用新型抗精神病药物，如利培酮、喹硫平等，剂量不宜太大，在幻觉、妄想控制后可考虑逐渐减药，不需像治疗精神分裂症那样长期维持用药。

4. 酒精性癫痫　可选用丙戊酸类或苯巴比妥类药物，原有癫痫史的患者在戒断初期就应使用大剂量的苯二氮䓬类或预防性使用抗癫痫药物。

5. 其他　包括纠正水、电解质和酸碱平衡紊乱，补充 B 族维生素等。

（二）酒增敏药物

戒酒硫（tetraethylthiuram disulfide，TETD）本身是一种无毒物质，能抑制肝细胞乙醛脱氢酶。但预先给予 TETD，能使乙醇代谢停留在乙醛阶段，出现显著的体征或症状，饮酒 5~10 分钟后即出现面部发热，不久出现潮红，血管扩张，头部、颈部感到强烈的搏动，出现搏动性头痛、呼吸困难、恶心、呕吐、出汗、口渴、低血压、直立性晕厥、极度不适、软弱无力等。严重者可出现精神错乱和休克。每天早上服用，最好在医疗监护下使用，一次用量 250 mg，可持续应用 1 月或数月。少数患者应用 TETD 时即使饮少量酒也可出现严重不良反应，甚至有死亡的危险。因此，患有心血管疾病和年老体弱者应禁用或慎用。在应用期间，除必要的监护措施外，应特别警告患者不要在服药期间饮酒。

（三）抗酒精依赖药物

研究发现阿片受体阻滞剂纳曲酮能减少实验动物饮酒量，能减少酒精依赖患者的饮酒量和复发率，特别是当与心理治疗联合起来使用时。纳曲酮剂量为 25~50 mg/d。另外，GABA 受体激动剂乙酰高牛磺酸钙（阿坎酸钙，acamprosate）也有一定的抗渴求作用，能减少戒酒后复发。

(四)治疗精神障碍共病

许多酒精依赖患者同时也患有其他精神障碍,如抑郁症、焦虑症、强迫症等,这些精神障碍可能是导致酒精依赖的原因,也可能是酒精依赖的结果。改善精神症状将有助于酒精依赖的治疗。具体治疗方法详见其他相关章节。

任务二 实施酒精所致精神障碍患者护理

一、护理评估

(一)健康史评估

1. 现病史 本次就诊原因(主诉),此次发病的诱因、发病时间、就医经过等。
2. 既往史 评估患者既往健康状况,有无精神障碍或躯体疾病,包括戒酒史、治疗用药、药物反应、不良反应及药物过敏史等。
3. 个人史 评估患者生长发育过程,包括母亲妊娠期健康状况、成长过程情况、智力状况、学习成绩、就业情况、婚姻状况、有无烟酒及其他嗜好。还要评估饮酒史,包括饮酒的种类、饮酒量及饮酒模式等。
4. 家族史 家族成员中是否有精神障碍患者。

(二)精神障碍症状评估

1. 感知觉 评估患者有无知觉的改变,如幻听、幻视等症状;有无注意障碍;有无记忆力障碍、遗忘、错构、虚构;有无定向力障碍;有无抉择力、判断力的改变等。
2. 思维 评估患者思维内容障碍及思维过程方面的改变,如酒精中毒性嫉妒妄想。
3. 情感 评估患者急性酒精中毒时有无兴奋、吵闹、易激惹和情绪不稳等;酒精戒断时有无恶劣情绪,如焦虑、抑郁、紧张、恐惧不安等;断酒后有无对以往行为感到自责、悲伤、羞愧等。
4. 意志、行为 评估患者有无动作迟缓、行为退缩、不愿参加社交和娱乐活动的现象,自理能力如何,是否影响到社会功能。
5. 自知力 评估患者对自己疾病的认识程度及是否配合治疗。
6. 戒断症状 评估患者断酒时有无焦虑、紧张、恐惧,有无出汗、手抖发热、疼痛、恶心、呕吐、腹泻、四肢粗大震颤、共济失调、睡眠障碍等,有无意识改变。

(三) 心理、社会状况评估

1. 心理状况　评估患者发病前的个性特征、兴趣爱好等；评估患者发病前是否发生过严重的生活事件。

2. 社会状况评估　评估患者的人际交往能力、工作、学习效率是否降低，生活自理能力有无减弱，与家庭成员的关系如何，有无社会功能受损，有无子女受虐待、教养不良、婚姻破裂等问题，家庭功能是否良好等。评估患者的社会支持系统，如患者的家庭成员(父母、配偶)或亲友中是否有酒精依赖者，家庭成员及亲友对患者的支持及关心状况如何等。

(四) 生理状况评估

1. 评估患者的生命体征、营养状况、饮食状况、睡眠状况、排泄状况等。
2. 通过脑电图、颅脑CT、心电图等辅助检查，排除相关器质性疾病。

二、护理诊断

1. 意识障碍　与酒精中毒、戒断反应等有关。
2. 营养失调：低于机体需要量　与以酒取代摄取营养的食物，或不良饮食习惯等有关。
3. 认知改变　与酒精中毒、酒精依赖、戒断反应等有关。
4. 自我概念紊乱：低自尊　与缺乏正向反馈、家庭关系不良、社会支持系统缺乏等有关。
5. 个人应对无效　与认知歪曲、社会支持系统缺乏等有关。
6. 自理能力缺陷　与躯体并发症、戒断症状等有关。
7. 社交障碍　与过度饮酒行为不被社会接受、人格改变、行为退缩等有关。
8. 有暴力行为的危险：对自己或对他人　与酒精中毒、戒断综合征、个人应对机制无效有关。
9. 焦虑　与调适机制发生严重的困难、需要未获满足、戒断症状等有关。
10. 知识缺乏　与缺乏酒精依赖及其治疗、康复的知识有关。

三、护理目标

1. 短期目标　急性酒精中毒者住院期间能保持生命体征稳定、意识清楚；酒精依赖者戒断症状得到控制，预防并发症的发生；食欲增强，睡眠状况改善；能避免患者行为失控、自伤或伤害他人；能正确认识成瘾问题，并表示能认真执行戒酒计划。

2. 中长期目标　患者能纠正不正确的认知，有效处理和控制觅酒行为；能积极控制不良情绪，自我概念提高；能运用合适的策略应对压力，应对机制积极；能建立正确的行为模式和人际交往关系，主动承担社会责任。

四、护理措施

（一）生活护理

酒精依赖者往往个人生活料理差，不注意卫生。同时在戒断症状期间可出现意识障碍、饮食及大小便等不能自理的现象，应督促或协助其料理个人卫生，养成良好的卫生习惯。

（二）饮食护理

酒精依赖者由于长期大量饮酒导致食欲减退，消化功能下降，严重者可引起食欲丧失，对此应提供高蛋白质、高维生素、高热量等易消化食物，常采用少量、多餐的进食方法来减轻胃部不适感，同时要满足个体需要的、合理的营养膳食，保证患者的机体需要。有些酒精依赖者因自身营养状况不良、肌无力，造成吞咽困难，应给予流质饮食或软饭，以防造成噎食。同时要向患者宣传摄取营养对恢复身体健康的重要性，克服和纠正其不良的饮食习惯，并创造良好的进餐环境。

（三）安全管理

酒精中毒者可能出现幻觉、妄想、震颤、谵妄等表现，因此要密切观察患者的言行举止，对可能发生的意外事件要有预见性，并及时采取有效的预防措施，以保护患者及工作人员的自身安全。活动时要有专人陪伴，如有必要应加床挡，以防坠床现象发生。

（四）观察病情

应密切观察患者的生命体征及意识状态、四肢肌力、感觉运动功能及戒断症状的发生程度，特别要注意观察有无震颤、惊厥的发生。

（五）对症护理

1. 过量中毒护理　急性酒精中毒者给予适当的处理方法，如洗胃、给予拮抗剂等。密切观察患者的生命体征变化,保持水、电解质及能量代谢平衡。保持呼吸道通畅,做好口腔护理及皮肤护理,预防并发症。慢性酒精中毒者应评估其饮酒的外部环境及心理状态,给予健康教育和指导。

2. 戒断症状护理　密切观察戒断症状是否出现,适时用药。护理时要密切观察,尽早发现戒断症状,如全身酸痛、心悸、胸闷、发热、发冷、出汗较多,以求确定最好的给药时间,减轻患者的痛苦。患者在戒断反应期间应卧床休息,避免剧烈活动,减少体力消耗,站立时要缓慢,不要突然改变体位。

(六) 心理护理

1. "否认"心理患者护理　大部分患者即使饮酒问题已经相当严重,但仍否认失去自制,否认给个人和家庭带来痛苦。对酒精依赖者而言,下决心戒掉已经成为生活重心的饮酒行为是相当困难的,而"承认"问题是改变行为的第一步。可以利用集体治疗的机会,指出患者的成瘾行为已引发改变行为意愿,但指出时必须小心,以免引起患者的反感。

2. 依赖心理患者的护理　依赖是患者的人格特征之一,此种依赖表现在个人的人际关系方面尤为突出。逃避责任是依赖行为的表现之一,也是酒精依赖者很难改变的行为,所以护理时必须小心,不要掉入为患者做决定的陷阱,而要与患者协商,调动患者的自主性。

3. 自卑心理患者护理　由于酒精依赖者常利用酒精产生的松弛及压抑解除来克服个人的自卑感,所以需要找出增强患者自尊的方法。但此点很难做到,因为患者借以建立自尊的人际关系或活动已遭破坏,他们往往失去工作、朋友及家庭,护理时应协助患者确认其残留的力量,据此建立其自尊。肯定训练的技巧可以用来协助患者增强其自尊。

4. 有复饮行为患者的护理　要改变酒精依赖者的饮酒行为是相当困难的,患者有很高的复饮率。对于再度饮酒,患者常有此辩解:"你说得很对,我不值得照顾,既然没有人照顾我,为什么我要照顾自己。"护理人员可表示对患者未能保持进步的失望态度,但重要的是鼓励患者必须重新开始,利用患者曾经戒断成功的事实鼓励他们。

(七) 社会支持

1. 设专门机构与治疗环境,建立社会支持系统。一旦酒精依赖,必须到正规医院进行脱瘾治疗,千万不要自行戒断,因为一旦突然断酒或骤然减量,数日后可出现戒断综合征,发生生命危险。

2. 做好患者家属的健康教育宣传工作,取得家属的配合,并给予关心、帮助,使他们看到希望。

3. 对酒精依赖者的心理社会功能及职业生存技能训练,有助于其自立于社会和增加谋生手段,重新与社会融合,逐步回归社会。当患者失业时,帮助其寻求社会支持,减少社会因素的阻碍。

(八)健康指导

1. 加强与酒精相关的精神卫生宣传工作　加大对酒精所致精神障碍的宣传力度,提高社会对酒精依赖的警惕性,提倡生产低度酒、水果酒,减少生产烈性酒。宣传文明饮酒、不酗酒、不空腹饮酒,避免以酒代药导致酒瘾。提供可利用的资源和材料,如戒酒组织的网上社区、热线电话等。

2. 对患者的指导　组织患者小组讨论,说明酒精依赖后对患者身体和心理的危害,以及给家庭和社会带来的严重后果。使患者认识到戒酒的必要性,帮助患者树立戒酒的信心和能力。指导患者不再以饮酒来减轻心理压力,帮助患者建立新的价值观念和社交关系。鼓励患者建立健康的生活方式和行为习惯,培养良好的兴趣爱好,以替代使用酒精。

3. 对患者家属的指导　使家属认识到自己教育和沟通方式上的问题和缺陷,以免酒精依赖者对其行为的反感。消除发生酗酒的环境,遇到问题及时纠正。让家属树立信心,帮助患者克服和共度精神和躯体依赖的难关,并矫正患者的不良行为。

五、护理评价

1. 急性酒精中毒者生命体征是否平稳,意识是否清楚,是否出现并发症。
2. 酒精依赖者戒断症状是否得到控制。
3. 患者营养状况是否得到改善。
4. 是否按计划进行戒酒,停止了饮酒行为。
5. 酒精依赖者是否能纠正不正确的认知、控制觅酒行为。
6. 患者是否能有效处理和控制不良情绪。
7. 患者是否能建立正向的自我概念。
8. 患者是否能运用合适的策略应对压力并积极应对所遇到的问题。
9. 患者有无暴力冲动行为、自伤或伤人行为。
10. 患者是否学会一些社会交往技巧,能主动参与各种活动,承担社会责任。

知识拓展

饮酒与人的体格有关

在生活实践中,有的人滴酒沾唇就面红耳赤,有的人豪饮"千杯"而面不改色;醉酒的人,有的精神激奋,有的沉默寡言,有的哭笑无常,有的走路摇晃,有的昏睡不醒。每个人的酒量、对酒的反应和适应与个人的体质、精神状态有关。根据研究,一般情况下,人体血液中的酒精浓度达到 1~2 g/L 时,能使人体功能和技巧能力发生明显障碍;达到 3~4 g/L 时使人昏睡;达到 4~5 g/L 时呼吸中枢受到麻痹而可能会引起死亡。饮酒醉与不醉和人体对酒精的耐受力有关,一般体质差、精神状态不好又不经常饮酒的人,酒量小,容易醉;身体好、精神状态好又经常饮酒的人就不容易醉。人体对酒精的耐受力还与地理环境、气候条件有关,根据调查资料,中国人、东南亚国家的人、朝鲜人、美洲各国的印第安人,对酒精的耐受力较弱,而欧洲的白色人种、非洲的黑色人种,对酒精的耐受力较强。

有的人饮酒后脸色发红,这是乙醇进入人体后引起末梢血管扩张的结果。饮酒后脸不变色的人如果饮酒过多,会引起脸色发青,这是因人体摄取酒精后,血压开始时上升,然后下降,血压下降反过来会使末梢血管突然收缩,末梢血液循环障碍脸色便发青。饮酒脸色发红的人,血液中乙醛的含量比脸不变色的人高好几倍,多饮不会引起血管突然收缩,脸色也不会发青。总之饮酒与人体的素质有关。

思考题

患者,男,52 岁,有饮酒史 30 年,每天饮用高度白酒约 500 g,某天因没有饮酒突然出现四肢明显震颤,甚至连筷子都拿不稳,夜晚无法入睡,白天自诉头部不适,坐立不安,自觉心慌,但能认识家人,对时间、地点的判断无误。该患者可能发生了什么情况?如何处理?

文字编写:黄弋冰

数字资源:王 清

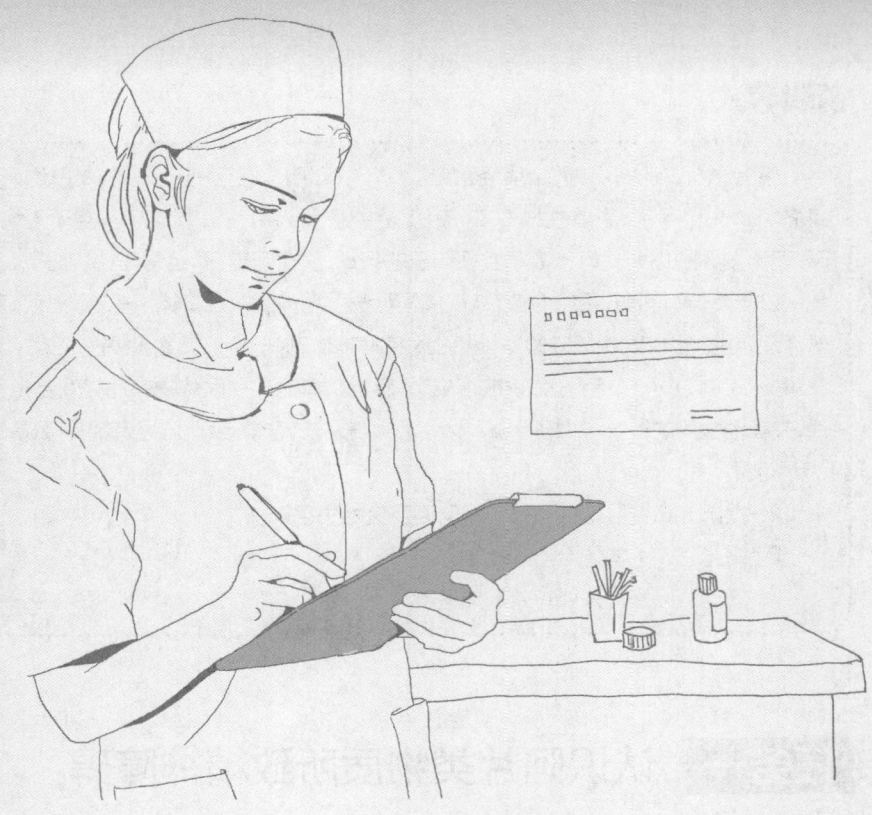

项目十七 阿片类物质所致精神障碍患者的护理

学习目标

1. 知识目标：了解阿片类物质所致精神障碍的病因；熟悉阿片类物质所致精神障碍的临床表现；掌握阿片类物质所致精神障碍的脱毒治疗方法。

2. 能力目标：能识别阿片类物质所致精神障碍；能对阿片类物质所致急性中毒患者进行妥善处理。

3. 素质目标：自觉抵制和远离毒品，向公众普及毒品的危害。

情境导入

患者,男,35岁,已婚,个体经营者。5年前和朋友在酒吧玩,受朋友引诱开始吸毒(注射海洛因)。1个月前,患者性格改变,不思做生意,脾气暴躁,食欲缺乏,整天无精打采,足不出屋,逐步发展到怀疑父母和妻子监视自己的行动,要害死自己,经常与他们对骂、争吵。患者不承认自己精神有问题,拒绝治疗,被家属强行送入精神病医院。体格检查:消瘦,双上肢可见注射痕迹,静脉呈条索状。实验室检查:尿液吗啡检测阳性,肝转氨酶高于正常。精神检查:意识清楚,定向力可,情绪低落,有被害妄想,感觉父母派人在医院的其他房间监视并偷听自己说话,并在他食用的饭菜中做了手脚,要毒死他,未引出幻觉,否认自己有精神障碍。

问题:
1. 提出该患者目前存在的护理问题及其相关因素。
2. 简述对该患者的治疗要点。
3. 如何对该患者开展有效的护理?

视频:新型毒品所致精神障碍及防范

视频:笑气的滥用及危害性

任务一　认识阿片类物质所致精神障碍

阿片类物质是指任何天然的或合成的对机体产生类似吗啡效应的一类药物,包括阿片、阿片中提取的生物碱吗啡、吗啡衍生物海洛因及人工合成的哌替啶、美沙酮、喷他佐辛等。阿片是从罂粟果中提取的粗制脂状渗出物,粗制的阿片含有包括吗啡和可待因在内的多种成分。吗啡是阿片中镇痛的主要成分,大约占粗制品的10%。

阿片类物质具有镇痛、镇静作用,能抑制呼吸、咳嗽中枢及胃肠蠕动,同时能兴奋呕吐中枢,有缩瞳、止泻、扩张皮肤血管、改变内分泌等作用。阿片类物质能作用于中脑边缘系统,产生强烈的欣快感。此类药物的镇静和改变心境的作用很易产生耐受性。医疗上使用阿片类物质,主要是利用它们强有力的镇痛作用。利用其致欣快和抗焦虑作用而滥用的现象称为吸毒。

一、临床表现

(一) 阿片类依赖

初尝阿片类物质,患者相当难受,常有恶心、呕吐、头晕、乏力、视物不清、注意力不能集中等不适。若继续用药,难受感逐渐消失,欣快感逐渐出现,或二者并存。阿片类物质很容易成瘾,如吗啡30 mg肌内注射连用2周便可成瘾。

(二)戒断综合征

为了维持药效就要不断地增加剂量,停用则出现戒断症状。其表现是:停药后8~12小时,出现打呵欠、流涕、流泪、出汗;12~15小时出现情绪恶劣、焦虑、烦躁、思睡等;其后陆续出现瞳孔扩大、寒战、起鸡皮疙瘩、心跳加快、血压上升、失眠、全身疼痛、抽动、恶心、呕吐、腹痛、腹泻、躁狂、易激惹。上述症状在1~3天内达到高峰,7~10天平息,体力逐渐恢复。然而有些症状如焦虑、抑郁、失眠、乏力等会长时间存在;在躯体症状缓解后,心理依赖表现得尤为突出,这是导致患者反复用药的主要因素。

(三)过量中毒

一次大量使用阿片类物质会导致中毒,中毒后多有意识不清,可达深度昏迷,呼吸极慢。严重病例的特征性中毒表现为针尖样瞳孔、呼吸抑制(呼吸频率可低至每分钟4次)、昏迷三联征。当缺氧严重时可出现瞳孔扩大,对光反射消失。此外,患者还可出现面色发绀、皮肤湿冷、体温及血压偏低、肌松弛、舌后坠阻塞气道、少尿或无尿、肺水肿等临床表现。

(四)并发症

营养不良、便秘和感染性疾病较为常见。静脉注射阿片类物质引起的并发症多而严重,如肝炎、肺炎、梅毒、破伤风、皮肤脓肿、蜂窝织炎、血栓性静脉炎、败血症、细菌性心内膜炎、艾滋病等。孕妇滥用阿片类物质可发生死胎、早产、婴儿体重过低、新生儿死亡率高等。

二、诊断

符合精神活性物质所致精神障碍的诊断标准,可诊断精神障碍系阿片类物质(如阿片、海洛因、哌替啶等)所致。

三、治疗

(一)脱毒治疗

脱毒治疗(detoxification treatment)指通过药物治疗减轻戒断症状,预防由于突然停药可能引起的躯体健康问题的过程。由于阿片类物质所致精神障碍患者的特殊性,阿片类物质的脱毒治疗一般在封闭的环境中进行。

1. 替代治疗　替代治疗是利用与阿片类物质有相似药理作用的药物来替代阿

片类物质,以减轻戒断症状的严重程度,使患者能较好地耐受。然后在一定的时间(14~21天)内将替代药物逐渐减少,最后停用。目前常用的替代药物有美沙酮和丁丙诺啡,使用剂量视患者的情况而定,美沙酮首日剂量为30~60 mg,丁丙诺啡首日剂量为4~16 mg,然后根据患者的躯体反应逐渐减量,原则是只减不加,先快后慢,限时减完。

2. 非替代治疗

(1) 可乐定:为 α_2 受体激动剂,可缓解阿片类物质的戒断症状。开始剂量为0.1~0.3 mg,每天3次。不良反应为低血压、口干和嗜睡,剂量必须个体化。可乐定对于渴求、肌肉疼痛等效果较差,也无证据表明能防止患者再次使用阿片类物质,也称复吸,主要用于脱毒治疗的辅助治疗,可在使用美沙酮后使用。

(2) 中药:目前国内已经开发不少Ⅲ类戒毒中药制剂,如安君宁、易安口服液、参茯胶囊等,与替代治疗相比,中药在缓解戒药后前3天的戒断症状方面较差,但能有效促进身体的康复、促进食欲,重要的是不存在撤药困难问题。

(3) 其他:苯二氮䓬类药物、抗精神病药物、曲唑酮、丁螺环酮等,主要用于缓解精神症状、控制失眠等。

(二) 防止复吸、社会心理干预

1. 阿片类阻滞剂　纳洛酮、纳曲酮是阿片受体拮抗剂,后者口服有效。这些药物是 μ 受体阻滞剂,能阻滞阿片类的效应,且毒性较低。因此自从1960年以来被广泛应用于临床,但仅有30%的戒毒者能坚持使用此类药物。

2. 社会心理治疗　对阿片类物质依赖者除了采用必要的药物治疗以外,多种社会心理干预也是必不可少的,能针对某些问题,如复吸等,起到良好的治疗效果。

(1) 认知行为治疗:目的在于改变导致适应不良行为的认知方式;改变导致吸毒的行为方式;帮助患者应对心理渴求;促进患者恢复社会功能,强化操守行为。

(2) 行为治疗:通过各种行为治疗技术,强化操守行为,减少复吸行为。

(3) 群体治疗:使患者有机会发现他们之间共同的问题,制定出切实可行的治疗方案;促进他们相互理解,让他们学会如何正确表达自己的情感、意愿,使他们与医护人员保持接触,有助于预防复吸、促进健康。

(4) 家庭治疗:强调家庭成员间的不良关系是导致吸毒成瘾、治疗后复吸的主要原因,有效的家庭治疗技术能打破否认、打破对治疗的阻抗、促进家庭成员间的感情交流。

(5) 复吸预防:基于认知行为治疗方法,帮助患者增加自控能力以避免复吸。主要方法为:讨论吸毒、戒毒的矛盾心理;找出诱发渴求、复吸的情绪及环境因素;找出应对内外不良刺激的方法,打破重新吸毒的恶性循环。

(三)美沙酮维持治疗

美沙酮维持治疗是使用美沙酮替代海洛因依赖者体内内源性阿片肽量的不足，使海洛因依赖者恢复其正常的生理及心理功能，像正常人一样地生活。它不同于"脱毒治疗"，也不是通常所说的"戒毒"，而是一种治疗方法，如同高血压和糖尿病等的治疗需要长期或终身使用药物控制症状和维持治疗一样。

任务二　实施阿片类物质所致精神障碍患者护理

一、护理评估

（一）健康史评估

1. 现病史　本次就诊原因（主诉），此次发病的诱因、发病时间、就医经过等。
2. 既往史　评估患者既往健康状况，有无精神障碍或躯体疾病，治疗情况包括戒毒史、治疗环境、治疗种类（自愿或强制）、治疗方法、治疗用药、药物反应、不良反应及药物过敏史等。
3. 个人史　评估患者生长发育过程，包括母亲妊娠期健康状况、成长过程情况、智力状况、学习成绩、就业情况、婚姻状况、有无烟酒及其他嗜好。还要评估阿片类物质用药史，包括用药种类、药物来源，既往是否使用同种药物或联合用药、用药方式（口服、吸入、注射）、剂量（包括开始剂量及目前的剂量）、用药持续时间和间歇时间、是否想戒掉等。
4. 家族史　家族成员中是否有精神障碍患者。

（二）精神障碍症状评估

1. 感知觉　评估患者有无知觉的改变，如幻听、幻视等症状；有无智力、注意力、记忆力、定向力障碍等。
2. 思维　评估患者思维内容障碍及思维过程方面的改变。
3. 情感　评估患者戒毒时有无焦虑、抑郁、紧张、恐惧等；戒毒后有无对以往行为感到自责、悲伤、羞愧等。
4. 意志、行为　评估患者有无动作迟缓、行为退缩、不愿参加社交和娱乐活动的现象，自理能力如何，是否影响到社会功能。
5. 自知力　评估患者对自己疾病的认识程度及是否配合治疗。
6. 戒断症状　评估患者戒毒时有无打哈欠、流涕、发热、疼痛、恶心、呕吐、腹泻、震颤、共济失调、睡眠障碍、意识改变、渴求药物等。

(三) 心理社会状况评估

1. 心理状况　评估患者发病前的个性特征、兴趣爱好等；评估患者病前是否发生过严重的生活事件。

2. 社会状况　评估患者的人际交往能力，工作、学习效率是否降低，生活自理能力有无减弱，与家庭成员的关系如何，有无社会功能受损，有无子女受虐待、教养不良、婚姻破裂等问题，家庭功能是否良好等。评估患者的社会支持系统，如患者的家庭成员（父母、配偶）或亲友中是否有药物滥用者，家庭成员及亲友对患者的支持及关心状况如何等。

(四) 生理状况评估

1. 评估患者的意识状态、生命体征、饮食状况、睡眠状况、排泄状况；有无皮肤注射痕迹、瘢痕（沿静脉走行，一般在四肢，也可见于颈部、乳房、腹股沟、阴茎处），皮肤的完整性，有无皮肤的各种感染；有无营养不良、极度消瘦；有无性功能下降（如阳痿、闭经）等。

2. 通过脑电图、颅脑 CT、心电图等辅助检查，排除相关器质性疾病。

二、护理诊断

1. 营养失调：低于机体需要量　与药物依赖、厌食、拒食和消化系统功能障碍有关。

2. 焦虑　与戒断症状、担心使用药物的后果有关。

3. 睡眠形态紊乱　与戒断反应、中枢神经系统长期损害所致失眠、焦虑等有关。

4. 有暴力行为的危险　与戒断反应、幻觉有关。

5. 思维过程改变　与幻觉、精神涣散、恍惚有关。

6. 意识障碍　与戒断症状、个体严重中毒和极度兴奋有关。

7. 社交障碍　与药物成瘾、觅药行为及思维过程改变有关。

8. 个人应对无效　与不正确的认知、调适方法有关。

9. 自我概念紊乱：自卑　与不良的认知和不良的支持系统有关。

10. 知识缺乏　与缺乏药物使用及治疗、康复的知识有关。

三、护理目标

1. 短期目标　患者住院期间,戒断症状得到控制,预防并发症的发生;食欲增强,营养状况改善;能避免患者行为失控(自伤或伤害他人);能正确认识成瘾问题,并表示能认真执行戒毒计划。

2. 中长期目标　患者能纠正不正确的认知,有效处理和控制觅药行为;能积极控制不良情绪,自我概念提高;能运用合适的策略应对压力,应对机制积极;能建立正确的行为模式和人际交往关系,主动承担社会责任。

四、护理措施

(一) 生活护理

1. 提供良好的治疗和休养环境,严格执行病区安全管理制度与检查制度,防止患者再次使用阿片类物质。
2. 建立良好的护患关系,增强患者信任感。
3. 做好日常生活护理,帮助患者制订日常生活时间表,鼓励患者自理生活。
4. 尊重患者的人格,对患者的觅药行为不训斥,但也不迁就。规范患者的行为,鼓励患者参加活动。
5. 培养良好的生活、卫生习惯。让患者明白,良好的生活、卫生习惯是维持自尊及社交必不可少的条件。应强调患者有保持自己生活方式的权利。

(二) 饮食护理

调整患者的消化功能,加强口腔护理,提供清洁、舒适的进餐环境,调整饮食,保证水分及营养的摄入。

(三) 睡眠护理

培养良好的睡眠习惯,安排规律的作息时间,保证患者的睡眠。如白天鼓励患者参加各种工娱活动,晚间为患者创造适宜的睡眠环境,记录睡眠时间。

(四) 皮肤护理

长期静脉注射患者的周围浅表静脉硬化,应注意保持床单元的清洁、干燥、舒适。静脉输液时应尽量避免选择四肢末端的血管,并严格执行无菌操作原则,防止交叉感染。处于戒断状态的患者全身肌肉酸痛对轻微的疼痛刺激非常敏感,护理时应注意操作轻柔,尽可能少碰触患者的皮肤。

(五) 症状护理

1. 严密观察患者的病情变化　注意有无戒断症状和中毒症状。

2. 精神症状护理　了解和掌握幻觉、妄想出现的时间、内容及程度,及时报告医生并给予恰当的护理,如专人护理、隔离保护性约束、限制患者活动、防止自伤或他伤,有人格障碍、易激惹、冲动行为者,在给予药物、心理治疗的同时,可采取行为治疗。注意既要讲原则,又要加强疏导,避免和患者发生直接冲突。

3. 急性中毒并发症的护理

(1) 保持呼吸道通畅,头偏向一侧。

(2) 预防压疮,做好大小便护理。

(3) 建立静脉通路,遵医嘱使用纳洛酮,用药期间密切观察戒断症状。

(4) 注意安全,兴奋、躁动、意识改变者给予约束。

(5) 患者的觅药行为易与他人冲突,应注意保护患者及他人的安全。

(6) 长期卧床的患者应使肢体处于功能位置,并进行被动运动。

(六) 心理护理

心理护理策略应根据患者年龄、文化、社会背景、性格特点来制定,并自始至终贯穿于治疗与护理的全过程中。

1. 正确对待与处理患者的心理防御机制,帮助消除消极因素,发挥积极因素的作用。当患者的防卫性努力失败并开始正视目前情境时,应抓住时机,积极开展心理治疗和心理护理。

2. 与患者共同讨论疾病的性质、病程、疾病对个人、家庭、社会的影响;讨论疾病的治疗方案,注意消除明确的负性因素。应将治疗过程中可能出现的问题告知患者,让患者心中有数,做好充分的思想准备。制定现实目标,使之增强信心,不要急于求成。

3. 鼓励患者与康复期的患者建立有效联系,交流有效的应对物质的方法。

4. 指导患者进行有效的情绪管理,提高自制力,给患者提供情感支持。患者每前进一步都要给予表扬,鼓励其坚持治疗。

5. 认真听取患者叙述,及时处理出现的问题。

(七) 健康指导

1. 加强社会宣传和管理　做好有关精神活性物质的精神卫生宣传工作,加强药品管理和处方监管,严厉打击非法种植和贩运毒品等违法行为,预防和控制对成瘾药的非法需求。

2. 心理健康宣教　加强对患者的思想品德教育,提高患者应对挫折及失败的心理承受能力,减少生活负性事件和家庭及环境的不良影响。

3. 疾病知识宣教　利用视频、图片等的展览或通过媒体对患者进行疾病知识宣教,帮助患者认识复吸的高危因素及解决方法。

4. 生活指导　帮助患者建立健康的生活方式,培养兴趣爱好,在医院内多参加集体活动,建立新的价值观和社交关系。

5. 康复指导　指导患者出院后参加力所能及的家务劳动,促进躯体和精神康复,逐步适应社会生活,为重返工作岗位打下基础。

五、护理评价

1. 患者戒断症状是否得到控制,有无并发症发生。
2. 患者营养状况是否得到改善。
3. 患者睡眠状况是否得到改善。
4. 是否按计划进行戒毒,停止了吸毒行为。
5. 患者是否能纠正不正确的认知,是否能控制觅药行为。
6. 患者是否能有效处理和控制不良情绪。

思考题

根据所学内容,谈谈如何预防和远离阿片类物质。

文字编写:黄弋冰

数字资源:王　清

在线测试:
项目十七

模块三 儿童青少年精神卫生护理——神经发育障碍患者护理

　　神经发育障碍是指出现在发育阶段的行为和认知障碍,表现为特定智能、运动、语言或社会功能的获得或执行存在显著困难,首次发作通常在18岁以前。按照ICD-11标准,神经发育障碍分为8个类型,模块三主要讲述注意缺陷多动障碍、孤独症谱系障碍和抽动障碍。对这类患者治疗和护理的同时,家庭干预也是非常重要的。

视频:恋上布母猴——婴儿期主要心理发展特征

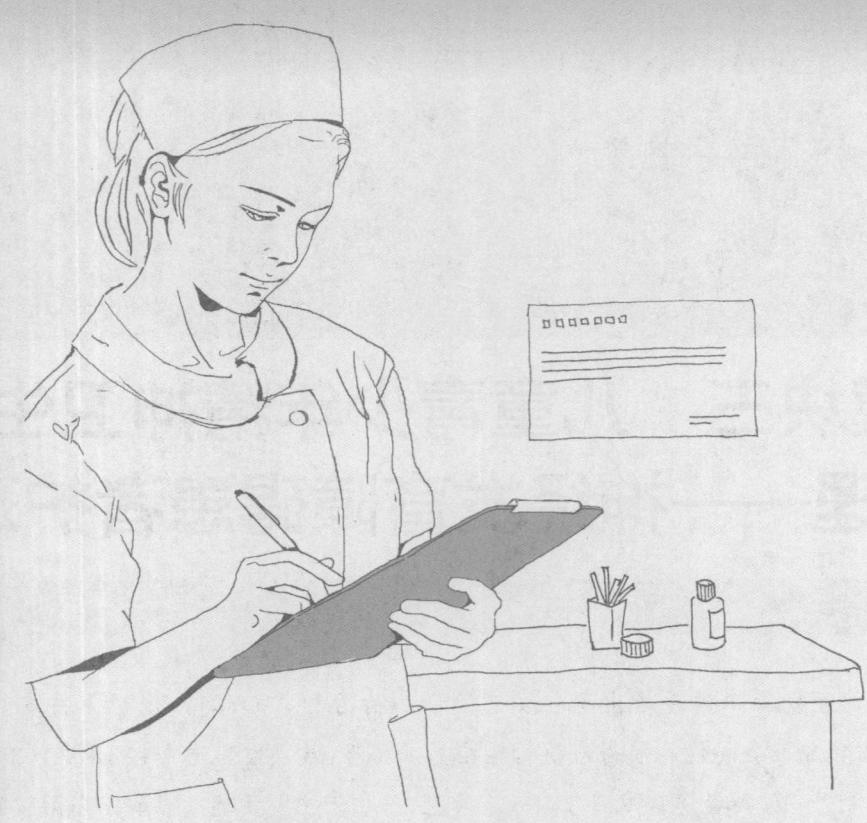

项目十八　注意缺陷多动障碍患者的护理

学习目标

1. 知识目标：了解注意缺陷多动障碍的病因；熟悉缺陷多动障碍的临床表现；掌握缺陷多动障碍的干预方法。

2. 能力目标：能对注意缺陷多动障碍患者进行注意力训练。

3. 素质目标：关爱注意缺陷多动障碍患者。

情境导入

患儿，男，11岁，小学生，因好动、上课注意力不能集中、管教困难而就诊。其母代诉：患儿自幼顽皮多动，会走路后，到处攀爬，不怕危险。入学后，上课、做作业从不专心，爱做小动作，爱搞恶作剧，老师讲话时经常插话，扰乱课堂纪律。作业经常做错或不能按时完成，自己的东西也杂乱无章，经常遗失书本和其他学习用具。经常与同学发生摩擦及打架事件。学习成绩差，至今仍读二年级。无说谎、偷窃等不良行为。

出生时因母亲宫缩乏力而行产钳助产。父亲脾气暴躁，由于对患儿学习成绩不满意，经常对其进行训斥和打骂。

精神检查合作，但随着谈话时间的延长，患儿开始不安静，翻弄桌上病历，踢凳子，不能专心听医生的话。韦氏智力测验结果：总体智商102，言语智商109，操作智商89。

问题：该患儿存在哪些护理问题？如何开展护理工作？

任务一　认识注意缺陷多动障碍

注意缺陷多动障碍（attention deficit hyperactivity disorder，ADHD）是学龄期常见的神经精神发育障碍，患儿表现出与年龄不相称的注意力不集中、注意范围狭小、注意持续时间短暂，不分场合地过度活动，情绪冲动，常伴有认知障碍和学习困难等症候群。国内调查发现患病率为1.5%~10%，国外报道学龄儿童患病率为3%~5%，男女比例为4∶1~9∶1。

一、病因及发病机制

本病病因和发病机制尚不清楚，目前认为是多种因素相互作用所致。

（一）遗传因素

家族调查发现本病有家族聚集现象，患儿双亲患病率为20%，一级亲属患病率为10.9%，二级亲属患病率为4.5%。单卵双生子同病率为51%~64%，双卵双生子同病率为33%。寄养子研究发现，患儿血缘亲属的患病率高于寄养亲属的患病率。这些研究均提示本病与遗传因素有关。

(二)生物学因素

1. 有研究表明该病可能与中枢神经递质代谢障碍有关。如患儿血和尿中多巴胺和去甲肾上腺素功能低下、5-羟色胺功能亢进。

2. 脑电图、脑电图功率谱分析提示,本病儿童存在中枢神经系统成熟延迟或大脑皮质的觉醒不足。

3. 母亲妊娠期、围生期及出生后各种原因所致的脑损伤、局限性脑功能障碍,如额叶功能障碍可能导致幼年期注意力不集中和活动过度。

(三)社会、心理因素

各种应激生活事件如父母感情破裂、家庭不和、童年与父母分离、受虐待、家庭经济困难、住房拥挤、教养方式不当、学校教育方式不当、人际关系紧张等不良因素均可能成为本病的促发因素或症状持续存在的原因。

(四)其他因素

本病可能与血铅增高,锌、铁缺乏有关。

二、临床表现

(一)注意障碍

注意障碍是本病最主要的症状。表现为注意力集中时间短暂,注意力易分散。患儿听课、做作业或进行其他活动时注意难以持久,任何细微的刺激都会使其分心,注意力不断从一种活动转向另一种活动。如果注意到新的事物,则对旧事物完全不再注意。做事不能坚持始终,不能按照规则、要求去完成。平时容易丢三落四,经常遗失玩具、学习用具或其他随身物品,忘记日常活动安排。在评定儿童注意力是否集中时,要运用发展的观点,要与相应的年龄及智力的儿童相比较。一般低年龄儿童注意力集中只能持续十几分钟,如超过这一时间出现注意力不集中则为生理性的。

(二)活动过度

活动过度为另一种常见症状。患儿过分地不安宁,活动明显增多,或小动作严重增多。症状大都起始于幼儿早期,如婴儿期就格外活泼,会从摇篮或小车里往外爬。稍大后爱撕书、翻箱倒柜。入学后,上课时小动作不停,屁股在椅子上扭来扭去,或多嘴多舌,过度喧闹。爱招惹别人,喜欢危险游戏。在采取行动前缺乏考虑,不计后果,凭一时兴趣行事,如轻率地扰乱同伴的游戏、不耐心排队等。在任何场合都说话特别

视频:儿童多动症

多,别人说话时好插嘴或打断别人的谈话,老师提问时未等问题说完便迫不及待地抢答。评估一名儿童是否活动过度,应结合患儿的年龄、性别、智商、活动场所及家长或教师的心理因素。

(三) 情绪障碍

情绪不稳定,容易鲁莽冲动,常因一点小事而不耐烦、发脾气或哭闹,也容易因受挫折而情绪低沉或出现反抗或攻击性行为。

(四) 认知障碍和学习困难

儿童可能存在空间知觉障碍、视听转换障碍等。如构图时,不能分析图形的组合,分不清主体与背景的关系,或将"6"读成"9",将"b"读成"d"等。虽然患儿智力发育正常或接近正常,但由于患儿注意障碍、过度活动和认知障碍,影响了其在课堂上的听课效果、完成作业的速度和质量,致使学习困难,学业成绩差,低于其智力所应该达到的水平。

(五) 行为异常或品行障碍

患儿出现退缩行为、过度焦虑、暴怒发作、逃离家庭等异常情绪和行为,部分患儿出现说谎、逃学、好斗、打架等品行障碍。

三、诊断

参照 ICD-11 标准,注意缺陷多动障碍诊断标准如下。

1. 症状学特征

(1) 注意缺陷:至少有下列特征中的六项。① 经常不能密切关注细节或在完成作业、工作或其他活动中犯粗心大意的错误;② 在任务或游戏活动中难以维持注意力;③ 当别人对其讲话时,经常看起来心不在焉;④ 难以始终遵守指令、完成家庭作业或家务劳动等;⑤ 经常难以组织任务和活动;⑥ 经常回避、厌恶或不情愿从事那些需要持续专注的任务;⑦ 经常丢失任务或活动所需的物品;⑧ 经常容易被外界的刺激分神;⑨ 在日常活动中常常丢三落四。

(2) 多动冲动:至少有下列特征中的六项。① 需要静坐的场合难于静坐或在座位上扭来扭去;② 上课时常做小动作,或玩东西,或与同学讲悄悄话;③ 话多,好插嘴,别人问话未完就抢着回答;④ 十分喧闹,不能安静地玩耍;⑤ 难以遵守集体活动的秩序和纪律,如做游戏时抢着上场,不能等待;⑥ 干扰他人的活动;⑦ 好与小朋友打闹,易与同学发生纠纷,不受同伴欢迎;⑧ 容易兴奋和冲动,有一些过火的行为;⑨ 在不适当的场合奔跑或登高爬梯,好冒险,易出事故。

2. 若干注意障碍或多动冲动症状在 12 岁之前就已存在。

3. 若干注意障碍或多动冲动症状存在于两个或更多的场合。

4. 症状干扰或降低了社交、学业或职业功能的质量。

5. 上述症状不能用其他精神障碍来解释。

四、治疗

(一) 药物治疗

首选药物包括中枢兴奋剂及非中枢兴奋剂。中枢兴奋剂常用哌甲酯,一般 10~40 mg/d,1~3 次/天,最晚一次不晚于 16:00。非中枢兴奋剂常用托莫西汀,一般 0.8~1.2 mg/(kg·d),常见不良反应有食欲减退、头痛、失眠、心悸、抽搐等。

(二) 心理治疗

可选用的治疗方法很多,如支持性心理治疗、精神分析治疗、行为治疗等。

(三) 其他

认知行为治疗、感觉统合治疗、脑电图生物反馈治疗等均可改善患儿症状。

任务二　实施注意缺陷多动障碍患者护理

一、护理评估

(一) 健康史评估

1. 现病史　本次就诊原因,有无活动过多、注意力不集中、智力水平降低及学习困难等。

2. 既往史　评估患儿既往健康状况,有无较正常儿童更多罹患某些疾病,包括发病情况、治疗经过、已用药物、药物反应、药物不良反应及过敏史等。

3. 个人史　评估患儿生长发育过程,包括母亲妊娠期健康状况、成长过程情况、智力状况、学习成绩等。

4. 家族史　家族成员中是否有精神障碍患者。

(二)精神障碍症状评估

1. 认知　评估患儿有无感觉过敏或迟钝;患儿注意力是否集中、可持续时间,是否容易受外界环境的干扰;是否能按要求完成作业,有无学习困难,学习成绩是否很差;有无记忆和智能障碍,计算有无粗心等。

2. 情绪、情感　评估患儿有无情绪不稳、冲动、激惹,或情感反应迟钝、平淡,或情感脆弱、情绪极易波动等。

3. 意志、行为　评估患儿有无小动作增多、过分好动,活动是否具有危险性;是否伴有冲动行为,做事是否不计后果;遇到困难时是否退缩、依赖他人。

4. 自知力　评估患儿对自己疾病的认识程度及是否配合治疗。

(三)心理社会状况评估

1. 心理状况　评估患儿的个性特征、兴趣爱好等;有无自尊低下、自卑等;对自我的认识能力;有无对立违抗、说谎、逃课等品行方面的问题。

2. 社会状况　评估患儿与同龄儿童的交往情况及相处关系,能否有耐心好好和同学做游戏并遵守游戏规则;评估患儿和父母的关系、家庭关系及教养方式是否得当;评估患儿的社会支持系统,包括医疗费用的主要来源,家庭成员对患儿疾病及治疗的态度,获取医疗资源是否方便等。

(四)生理状况评估

1. 评估患儿的生命体征、营养状况、饮食状况、睡眠状况、排泄状况及躯体发育指标(如身高、体重)有无异常等。

2. 通过脑电图、颅脑 CT、心电图等辅助检查,排除相关器质性疾病。

二、护理诊断

1. 营养失调:低于机体需要量　与活动过度有关。

2. 有暴力行为的危险　与情绪不稳、易冲动有关。

3. 有自伤的危险　与情绪不稳、活动障碍有关。

4. 个人应对无效　与注意障碍、冲动控制能力差有关。

5. 社交障碍　与注意力不集中、活动过度、扰乱课堂秩序、受到老师与同学歧视有关。

三、护理目标

1. 患儿不良行为减少,不伤害自己或他人。
2. 患儿注意力不集中得到改善。
3. 患儿在社会交往中掌握一些技巧,社交能力逐步改善。
4. 患儿精细运动的协调性得到改善。
5. 患儿在一些特殊的缺陷方面建立起自信。

四、护理措施

(一) 培养注意力

给患儿创造一个安静宽松的环境,通过语言训练、认知行为训练,正确引导,培养其注意力及认知力。

(二) 锻炼自控力

合理安排一些活动或训练项目,在活动中扮演不同角色,增强自信心及自尊心,控制冲动和攻击行为。

(三) 稳定情绪

耐心指导患儿,合理满足其需求,不要激怒患儿,遇有急躁情绪或不愉快时正确引导,以缓解其不稳定的情绪。

(四) 培养社会适应能力

让患儿多与有同情心的儿童接触,如参加体操训练、舞蹈班、运动队,要求患儿按规定完成动作,培养集体、团队意识,有助于社交技能的提高。

(五) 提高学习能力

可安排特殊学习环境,帮助解决在学校容易发生的沮丧和缺少学习动机问题。促进患儿在学业中发掘自己的潜能,帮助提高学习成绩。

(六) 健康指导

1. 根据患儿父母知识水平,适当向他们补充有关注意缺陷多动障碍的知识。可举办父母学习班,使父母学会用和谐的方式和患儿沟通,采用良好的方式限制其不良行为,指导完成家务劳动,培养患儿的人际交往与社会适应能力。

2. 提供安静、舒适、安全的学习和生活环境。

3. 遵医嘱使用药物,注意药物的不良反应,保证营养、睡眠。

4. 注意保健预防,积极开展儿童心理卫生工作。

五、护理评价

1. 患儿不良行为是否减少,是否伤害自己或他人。
2. 患儿注意力不集中是否改变。
3. 患儿能否适应学校、社会活动。
4. 患儿精细运动的协调性是否提高。

思考题

1. 如果你有家长朋友正在为如何管教患注意缺陷多动障碍合并品行障碍的孩子而烦恼,你会提哪些建议来帮助他们?
2. 如果患者发病年龄小,如何进行家庭干预?

文字编写:黄弋冰

数字资源:王淑君

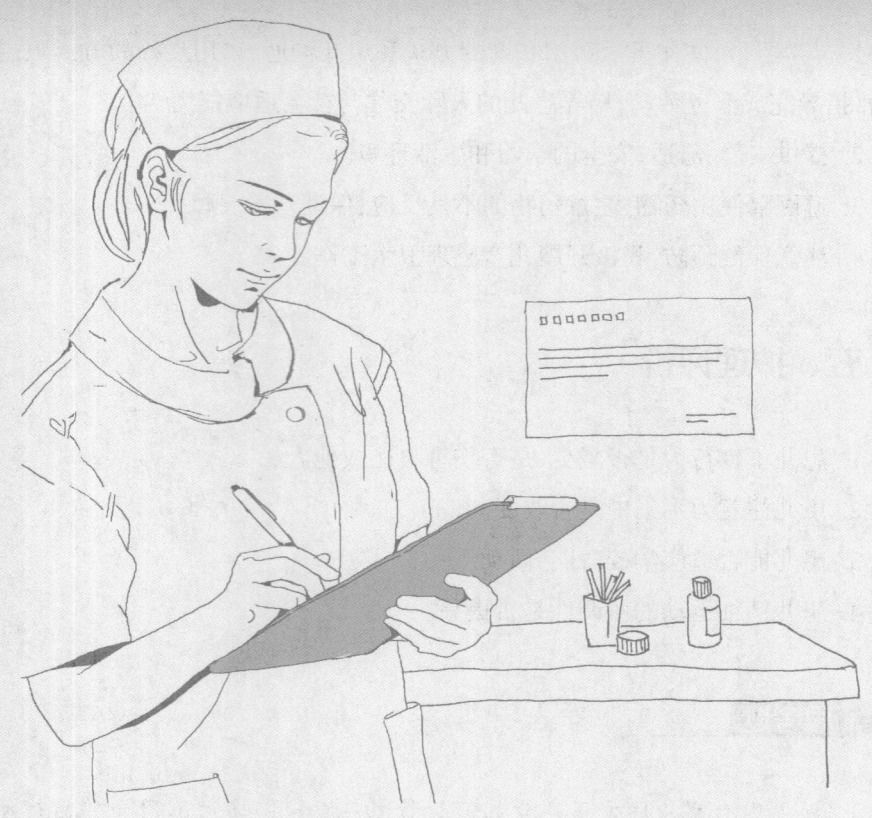

项目十九 孤独症谱系障碍患者的护理

学习目标

1. 知识目标：了解孤独症谱系障碍的病因；熟悉孤独症谱系障碍的临床表现；掌握孤独症谱系障碍的护理知识。
2. 能力目标：能对孤独症谱系障碍患者进行护理。
3. 素质目标：关爱孤独症谱系障碍患儿。

情境导入

患儿,男,6岁,因语言发展落后,不跟同龄人玩,行为异常就诊。其母代诉:患儿自幼十分孤僻,从小对亲人无亲热表情及需求,进幼儿园后很少与其他儿童一起玩耍,可以独自一人玩耍几个小时。言词简单,模仿广告里的片段,但很少主动和他人交流。行为怪异,对寻常儿童不感兴趣的事物过度关注,例如喜欢倾听小汽车过障碍物发出的"咔嗒"声,重复看一个动画片中的某一个片段。存在刻板行为,例如进家门时必须由他来开灯,否则吵闹不安。无重大疾病史及精神障碍和神经疾病家族史。

问题:如何对该患儿进行护理?

视频:儿童孤独症

任务一 认识孤独症谱系障碍

孤独症谱系障碍(autism spectrum disorder,ASD)是起始于婴幼儿期的心理发育障碍性疾病,以社会交往障碍、兴趣狭窄和行为刻板、重复为基本特征。多数患儿伴有不同程度的智力发育落后。一般起病于2岁内。随着对疾病认识度提高及环境因素等作用,目前该病诊断率和发病率明显上升,估计为1/150。以男童多见,在智商正常的孤独症患者中,男女之比为(4~5):1;而在极重度智力低下的儿童孤独症患者中,男女比例接近。

一、病因及发病机制

病因尚不明确,很多学者从遗传、脑器质性疾病、神经生化因素、免疫因素等方面进行了研究,但迄今尚无定论。

二、临床表现

(一)社会交往障碍

1. 在婴幼儿时期,患儿对父母的微笑或拥抱缺乏反应,对待父母像对陌生人一样,缺乏依恋感。避免与他人目光接触,讨厌拥抱和亲吻,缺乏与其他儿童交往或一起玩耍的兴趣,遇到不愉快或受到伤害时不会寻求安慰。

2. 随着年龄增长,各方面会有不同程度的进步,如对父母或亲友变得友好而逐渐培养起感情，但仍缺乏主动与人交往的兴趣，在与伙伴的交往中，往往充当被动角色，不能和小伙伴建立友谊。对他人的痛苦与欢乐无反应，也不能为之提供情感支持。

3. 多数患儿在青春期后仍缺乏社交技能，不能建立恋爱关系或结婚。

（二）言语和非言语交往障碍

部分患儿言语发育迟缓或不发育，也有部分患儿曾有表达性言语，但以后逐渐减少，甚至完全丧失。语言运用能力受损，不会提出话题或维持话题。言语缺乏或声调、速率、节律出现问题。患儿常出现刻板、重复、模仿言语和代名词错用。不会用常规的身体语言表达自己的需求，如点头、摇头，而用一种奇特的姿势表达。思维贫乏、强迫、局限，缺乏想象力。

（三）兴趣范围狭窄，活动刻板、重复、单调

1. 患儿兴趣范围狭窄、特殊。对环境倾向于要求不变，表现为固定的日常生活。对非生命物体（如石块、茶杯等）有强烈的依恋，对物体的非主要特性感兴趣而不去注意其性能及用途。

2. 出现重复蹦跳、扭转身体、将手放在胸前、敲打、扑动等刻板、重复的行为和特殊古怪的动作姿势。

（四）其他

有感知觉异常及智力、认知缺陷。一个有趣的现象是，有的患儿在智力缺陷的同时，却具有特殊的能力，如对音乐、数字、日期、棋类、地名等领域知识和技能的感受力和创造力。其机制目前还不清楚。

三、诊断

参照 ICD-11 标准，孤独症谱系障碍诊断标准如下。

1. 3 岁之前出现功能发展异常或障碍（三项中至少要有一项）
（1）表达性失语。
（2）选择性社交依恋或交互性社会互动。
（3）功能性或象征性游戏。
2. 交互性社会互动方面质的障碍（四项中至少要有两项）
（1）不会适当使用注视、面部表情、姿势等肢体语言以调整社会互动。
（2）未能发展和同伴分享喜好的食物、活动、情绪等有关的同伴关系。

(3) 缺乏社会情绪的交互关系，而表现出对别人情绪的不当反应，或不会依社会情境而调整行为，或不能适当地整合社会、情绪与沟通行为。

(4) 不能分享自己或他人的快乐。

3. 沟通方面质的障碍（四项中至少要有一项）

(1) 语言发展迟滞或没有口语，也没有用非口语的姿势、表情来辅助沟通的行为。

(2) 不会发动或维持一来一往的交换沟通信息。

(3) 以固定、反复或特异的方式使用语言。

(4) 缺乏自发性装扮的游戏或社会性模仿游戏。

4. 狭窄、反复、固定僵化的行为、兴趣和活动（四项中至少要有一项）

(1) 执着于反复狭窄的兴趣。

(2) 强迫式地执着于非功能性的常规或仪式。

(3) 刻板的和重复的动作。

(4) 对物品的部分或玩具无功能成分的执着。

四、治疗

目前尚无特效药，主要运用抗精神病药进行对症治疗。强调早发现、早诊断、早干预。运用教育训练、康复训练、家庭治疗、游戏治疗、社会心理支持等综合治疗。

任务二 实施孤独症谱系障碍患者护理

一、护理评估

（一）健康史评估

1. 现病史　本次就诊原因，有无人际交往和沟通模式异常。

2. 既往史　评估患儿既往健康状况，有无较正常儿童更多罹患某些疾病，包括发病情况、治疗经过、已用药物、药物反应、药物不良反应及过敏史等。

3. 个人史　评估患儿生长发育过程，包括母亲妊娠期健康状况、成长过程情况、智力状况、学习成绩等。

4. 家族史　家族成员中是否有精神障碍患者。

（二）精神障碍症状评估

1. 认知　评估患儿有无感觉过敏或迟钝，如听而不闻、视而不见；有无嗅觉、味觉、触觉异常；有无对视觉、听觉信息加工能力的发育不全，如对某种声音特别敏感或对某种声音特别迟钝；评估患儿的抽象能力、衔接概念及整合能力程度，智力水平。

2. 情绪、情感　评估患儿有无焦虑、抑郁、恐惧、兴奋、淡漠、喜怒无常等异常情绪。

3. 意志、行为　评估患儿是否对某些非玩具性物品感兴趣、对某些物品特别依恋，是否有某一方面的特殊爱好、兴趣和能力（如沉溺于看电视节目，或对数字、地名等有不寻常的记忆力），有无刻板的生活习惯，是否有某些奇怪的行为，是否显得多动，有无冲动攻击、固执违拗、重复刻板等行为。

4. 自知力　评估患儿对自己疾病的认识程度及是否配合治疗。

（三）心理社会状况评估

1. 心理状况评估　评估患儿的个性特点、兴趣爱好等；对自我的认识能力；应激能力和应对水平等。

2. 社会功能评估　评估患儿的语言水平，是否有对视，是否有自言自语、重复言语，是否有人际互动；评估患儿是否依恋父母，对亲情爱抚是否有相应的情感反应，当父母离开或返回时有无相应的分离情绪和反应，是否与小朋友交往、玩耍，接受新知识的兴趣和能力如何；评估患儿的社会支持系统，包括医疗费用的主要来源，家庭成员对患儿疾病及治疗的态度，获取医疗资源是否方便等。

（四）生理状况评估

1. 评估患儿的生命体征、营养状况、饮食状况、睡眠状况、排泄状况，有无躯体发育指标（如身高、体重）异常，有无躯体畸形和功能障碍，运动是否受限，运动的协调性如何等。

2. 通过脑电图、颅脑CT、心电图等辅助检查，排除相关器质性疾病。

二、护理诊断

1. 营养失调：低于机体需要量　与自理缺陷、行为刻板有关。
2. 有受伤的危险　与认知功能障碍有关。
3. 有暴力行为的危险　与情绪不稳有关。

4. 社交障碍　与社会功能缺陷有关。

5. 语言沟通障碍　与语言发育障碍、语言理解能力下降有关。

6. 生活自理缺陷　与发育、行为障碍有关。

7. 知识缺乏　与家庭缺乏疾病知识有关。

三、护理目标

1. 患儿语言能力逐步改善。
2. 患儿的个人生活自理能力逐步改善。
3. 患儿不发生受伤和伤害别人的现象。
4. 患儿的社交功能逐步改善。
5. 患儿不良行为逐步改善。

四、护理措施

（一）基础护理

做好安全及生活护理，保证充足的营养和睡眠，给予患儿及家属心理支持，使之配合治疗。

（二）不良行为的处理

1. 刻板强迫行为　不要一味迁就，在患儿的日常生活中有意识地做一些小的变动，在不知不觉中，慢慢习惯常规生活变化。

2. 尖叫发脾气行为　应尽快找出原因，或带患儿离开环境，或采取忽视态度，待患儿自己平息后，要立即给予关心和爱抚，对他自己停止发脾气或尖叫给予表扬和称赞。

3. 孤独行为　父母应熟悉患儿的喜好和需求，尽量融入其生活，让患儿能逐步接受大人的帮助，接受外周环境，配合言语能力及社会交往能力的训练，帮助患儿。

（三）心理护理

1. 护士应以温和、理解和尊重的态度对待患儿，让他们感到被接纳和支持。倾听患儿的感受和困惑，与他们建立信任和亲密的关系。

2. 鼓励患儿家长参加支持小组或康复活动，与其他患儿家长分享经验和感受，互相支持和鼓励。

（四）言语训练和社交训练

1. 言语障碍影响患儿的社会适应能力，应尽力帮助患儿反复练习吐气的动作，使发声得以锻炼。在日常生活中，从患儿感兴趣的物品入手，让患儿模仿口型学发音，应从单个的字、词过渡到句子，循序渐进，不可急于求成。对已经入学或认识一些字的患儿，可让其阅读简单的文章或图书，让患儿复述其中的内容，或说出某字、某个图片，让其在书中找出来，这样可训练患儿的语言理解能力。

2. 进行社会交往能力训练。父母应多带孩子到公共场合，教会孩子简单的社交言行，如称呼、问好、再见等，反复提醒、训练，直到患儿理解并掌握为止。多让患儿和伙伴们玩耍，使患儿在集体游戏中学会扮演各种角色，学会各种社会规范，为成年后的自立打好基础。

（五）健康指导

1. 给父母讲解孤独症谱系障碍疾病知识，提供指导及训练方法，指导父母了解患儿的心理卫生知识。
2. 教会父母教育训练的方法，及时给予心理咨询和指导。
3. 掌握基本药物知识，注意观察服药过程中的不良反应。
4. 争取社会支持，不断加强沟通。

五、护理评价

1. 患儿语言能力改善，能用语言与别人沟通交往。
2. 患儿学会生活料理，掌握基本生活技能。
3. 患儿未发生受伤和伤害别人的现象。
4. 患儿的社会功能，包括社交能力、学习能力和劳动能力改善，对外界的兴趣扩大。
5. 不良行为改善，如刻板的日常生活习惯改变，不寻常的依恋行为、仪式化或强迫行为减少，自伤、自残或怪异行为减少或消失，冲动行为减少或消除，伴随的精神症状消失等。

思考题

如何对孤独症谱系障碍患儿进行护理?

文字编写:黄弋冰

数字资源:王淑君

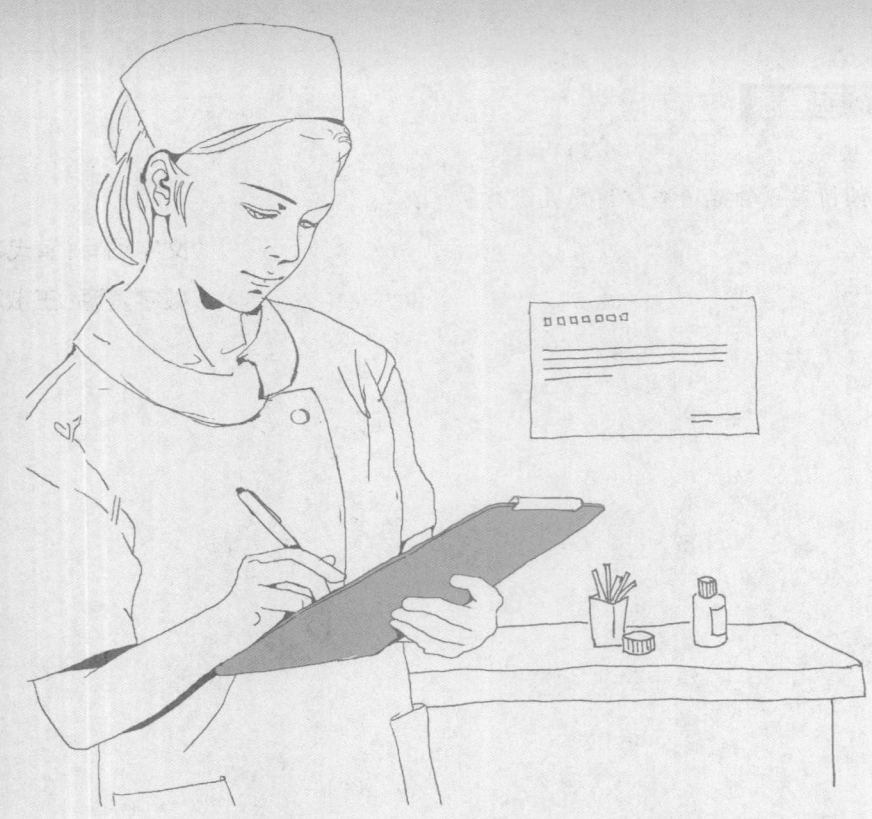

项目二十　抽动障碍患者的护理

学习目标

1. 知识目标：了解抽动障碍的病因；熟悉抽动障碍的临床表现。
2. 能力目标：能识别抽动障碍，能对患儿家长进行健康指导。
3. 素质目标：用发展的眼光看待抽动障碍患儿。

情境导入

> 患儿，男，10岁，四年级学生。因不自主发出"清嗓子"声和斜颈1年余就诊。患儿于1年前无原因出现无法克制的喉部"清嗓子"声和斜颈，持续3个月后自行缓解。2个月前开始不自主斜颈、耸肩、挤眉弄眼、做怪相，并出现"清嗓子"声，有时说出污秽骂人的话，在课堂上也难以克制，在考试或家长特别关注时发生频率明显增加，严重时每5分钟发生一次，为此十分苦恼。患儿系早产，出生时体重2 500 g，幼年生长发育正常。曾有哮喘和遗尿史，无神经疾病精神障碍家族史。躯体检查无其他阳性发现。诊断：Tourette综合征。
>
> 问题：如何对该患儿进行护理？

任务一　认识抽动障碍

抽动障碍（tic disorder）是一组主要发生于儿童期，表现为运动肌肉和发声肌肉抽动的疾病。根据发病年龄、病程、临床表现和是否伴有发声抽动分为短暂性抽动障碍、慢性运动或发声抽动障碍、Tourette综合征三种临床类型。多数起病于学龄期，运动抽动常在7岁前发病，发声抽动多在11岁前发生。国外报道学龄儿童抽动障碍的患病率为12%~16%。国内报道8~12岁人群中抽动障碍患病率为2.42%。男女患病率之比为3∶1~4∶1。

一、病因及发病机制

本病具体病因不清，图雷特（Tourette）综合征，又称发声与多种运动联合抽动障碍或抽动-秽语综合征，慢性运动或发声抽动障碍以生物学因素，尤其是遗传因素为主要病因。短暂性抽动障碍可能以生物学因素或心理因素之一为主要发病原因，也可能两者皆有。若以生物学因素为主，则容易发展成慢性抽动障碍或Tourette综合征；若以心理因素为主，则可能是短暂性应激或情绪反应，在短期内自然消失。

（一）遗传因素

研究已经证实遗传因素与Tourette综合征病因有关，但遗传方式不清。家系调查发现10%~60%的患儿存在阳性家族史。双生子研究证实单卵双生子的同病率（75%~90%）明显高于双卵双生子（20%）；寄养子研究发现其寄养亲属中抽动障碍的发病率显著低于血缘亲属。研究还发现Tourette综合征患儿亲属中慢性抽动障碍、强迫症、注意缺陷多动障碍患病率显著增高。

（二）神经生化学因素

Tourette 综合征与多巴胺过度释放或突触后多巴胺 D_2 受体的超敏、中枢去甲肾上腺素能系统功能亢进、内源性阿片肽、5- 羟色胺等有关。

（三）心理因素

儿童在家庭、学校及社会中遇到的各种心理因素，或者引起儿童紧张、焦虑情绪的原因都可能诱发抽动症状，或使抽动症状加重。

（四）其他

部分患儿有围生期并发症，如产伤、窒息、早产、低出生体重，少数有头部外伤史。

二、临床表现

（一）基本症状

抽动主要表现为运动抽动或发声抽动，包括简单或复杂性抽动两种形式，可发生在单个部位或多个部位。运动抽动的简单形式是眨眼、耸肩、歪嘴、耸鼻、转肩或斜肩等，复杂形式如蹦跳、跑跳和拍打自己等。发声抽动的简单形式是清嗓、吼叫、嗤鼻、犬叫等，复杂形式是重复言语、模仿言语、秽语（骂脏话）等。抽动症状的特点是不随意、突发、快速、重复和非节律性，可以受意志控制在短时间内暂时不发生，但却不能较长时间地控制自己不发生抽动症状。在受到心理刺激、情绪紧张、躯体疾病或其他应激情况下发作较频繁，睡眠时症状减轻或消失。

（二）临床类型

1. **短暂性抽动障碍**　又称抽动症，是抽动障碍的最常见亚型，特点为急性单纯性抽动，常限于某一部位一组肌肉或两组肌肉群发生运动或发声抽动。多首发于头面部，如眨眼、皱额、张口、侧视、摇头、斜颈和耸肩等。少数表现为简单的发声抽动症状，如清嗓、咳嗽、吼叫、嗤鼻、犬叫或发出"啊""呀"等单调的声音。也可见多个部位的复杂运动抽动，如蹦跳、跑跳和拍打自己等。部分患儿的抽动始终固定于某一部位，另一些患儿的抽动部位则变化不定，从一种表现形式转变为另一种。例如，开始为眨眼，持续 1~2 个月后眨眼消失，继之以斜颈。还有部分患儿可能表现为多个部位的运动抽动症状，如有皱额、斜颈和上肢抽动等。这类抽动障碍起病于学龄前期，

4~7岁儿童最常见,男性为多。抽动症状在一日内多次发生,至少持续2周,但不超过1年。

2. 慢性运动或发声抽动障碍 是以限于一组肌肉或两组肌肉群发生运动或发声抽动(但两者不并存)为特征的一种抽动障碍。多数患儿表现为简单或复杂的运动抽动,少数患儿表现为简单或复杂的发声抽动,一般不会同时存在运动抽动和发声抽动。抽动部位除头面部、颈部和肩部肌群外,也常发生在双下肢或躯干肌群,且症状表现形式一般持久不变。某些患儿的运动抽动和发声抽动在病程中交替出现。例如,首发为简单的皱额和踢腿,持续半年后这些症状消退,继之以清嗓的发声抽动。抽动可能每日发生,也可能断续出现,但发作的间歇期不会超过2个月。慢性抽动障碍病程持续,往往超过1年。

3. Tourette综合征 是以进行性发展的多部位运动和发声抽动为特征的抽动障碍。一般首发症状为简单运动抽动,以面部肌肉的抽动最多,呈间断性,少数患儿的首发症状为简单的发声抽动。随着病程进展,抽动的部位增多,逐渐累及肩部、颈部、四肢或躯干等部位,表现形式也由简单抽动发展为复杂抽动,由单一运动抽动或发声抽动发展成两者兼有,发生频度也增加。其中约30%出现秽语症或猥亵行为。多数患儿每日都有抽动发生,少数患者的抽动呈间断性,但发作间歇期不会超过2个月。病程持续迁延,对患者的社会功能影响很大。

(三) 其他症状

部分患者伴有重复言语和重复动作,模仿言语和模仿动作。40%~60%合并强迫性格和强迫症状,50%~60%合并注意缺陷多动障碍。此外,可合并情绪不稳或易激惹、破坏行为、攻击性行为、睡眠障碍等症状。使用中枢兴奋剂治疗注意缺陷多动障碍可能诱发抽动症状或使原有的抽动症状加重。

(四) 辅助检查

50%~60%的患者脑电图异常,表现为β慢波和棘波增多,出现在额叶中部。有的患者常规脑电图正常,但在诱发实验时异常。10%的Tourette综合征患者的CT有非特异性异常,PET示脑基底核部位对葡萄糖的利用率高。

三、诊断

参照ICD-11标准,诊断要点如下。

（一）短暂性抽动障碍诊断要点

1. 起病于童年或少年早期，以 4~5 岁儿童多见。
2. 有复发性、不自主、重复、快速、无目的的单一或多部位运动抽动或发声抽动，以眨眼、表情怪异或头部抽动较常见。
3. 抽动能受意志克制短暂时间（数分钟至数小时），入睡后消失，检查无神经系统障碍。
4. 抽动症状一日内出现多次，几乎日日如此，至少持续 2 周，但持续不超过 1 年。
5. 排除锥体外系疾病和其他原因引起的肌肉痉挛。

（二）慢性运动或发声抽动诊断要点

1. 有复发性、不自主、重复、快速、无目的的抽动，任何一次抽动不超过三组肌肉。
2. 在病程中，曾有运动抽动或发声抽动，但两者不同时存在；在数周或数月内，抽动的强度不改变。
3. 抽动能受意志克制数分钟至数小时；病期持续 1 年以上。
4. 21 岁前发病。
5. 排除锥体外系疾病、肌阵挛、面肌痉挛和精神病装相。

（三）Tourette 综合征诊断要点

1. 发病在 21 岁前，大多在 2~15 岁。
2. 有复发性、不自主、重复、快速、无目的的抽动，影响多组肌肉。
3. 多种运动抽动和一种或多种发声抽动同时出现于某些时候，但不是必须同时存在。
4. 抽动能受意志克制数分钟至数小时。
5. 症状的强度在数周或数月内有变化。
6. 抽动症状一日发作多次，几乎日日如此，病程超过 1 年，并且在同一年内症状缓解不超过 2 个月。
7. 排除小舞蹈症、肝豆状核变性、癫痫肌阵挛发作、药源性不自主运动和其他锥体外系疾病。

四、治疗

(一) 药物治疗

1. 氟哌啶醇　有效率为 60%~90%。首次剂量 0.5~1 mg,1~2 次/天,观察 3~7 天若不良反应不明显且效果欠佳,则增加剂量。在加量过程中应根据治疗效果和不良反应调整剂量。治疗剂量范围 1~10 mg,每天 2~3 次。常见不良反应为嗜睡、乏力、头昏、胃肠道不适、兴奋、失眠等。

2. 硫必利　有效率为 76%~87%。其特点为锥体外系不良反应较少,适用于 7 岁以上患儿。常用剂量 50~100 mg,每天 2~3 次。常见不良反应为嗜睡、乏力、头昏、胃肠道不适、兴奋、失眠等。

3. 苯胺咪唑啉　又名可乐定(clonidine),属 α_2 受体激动剂,能激动突触前 α_2 受体,从而反馈性抑制中枢蓝斑区去甲肾上腺素的合成和释放,降低去甲肾上腺素能活性,减轻抽动症状,有效率为 50%~86%。治疗过程中极少数症状可能短暂性加重,但继续用药症状能逐渐改善。对合并注意缺陷多动障碍,或因使用中枢兴奋剂治疗注意缺陷多动障碍而诱发抽动症状者首选此药。

4. 利培酮　初始剂量 0.25~0.5 mg,每天 2 次。若 1~2 周症状缓解不明显则缓慢增量,每 3~7 天增加 0.25~0.5 mg。治疗剂量范围 0.5~100 mg/d。药物主要有镇静和锥体外系不良反应。

5. 氯米帕明　为抗抑郁药,适用于合并强迫症状的抽动障碍。用法:初治剂量 25 mg/d,分 2 次口服。以后每 3~6 天增加剂量 1 次,每千克体重每次增加 1 mg。最大剂量 150 mg/d,疗程 4 周以上。

(二) 心理治疗

心理治疗主要包括家庭治疗、认知疗法和行为治疗。家庭治疗和认知疗法的目的是调整家庭系统,让患儿和家属了解疾病的性质和症状波动的原因,消除人际环境中可能对症状的产生或维持有作用的不良因素,减轻患儿因抽动症状所继发的焦虑和抑郁情绪,提高患儿的社会功能。习惯逆转训练等行为治疗对矫正抽动障碍症状也有一定疗效。

任务二　实施抽动障碍患者护理

一、护理评估

（一）健康史评估

1. 现病史　本次就诊原因，患儿抽动的部位、性质、频率。
2. 既往史　评估患儿既往健康状况，有无较正常儿童更多罹患某些疾病，包括发病情况、治疗经过、已用药物、药物反应、药物不良反应及过敏史等。
3. 个人史　评估患儿生长发育过程，包括母亲妊娠期健康状况、成长过程情况、智力状况、学习成绩等。
4. 家族史　家族成员中是否有精神障碍患者。

（二）精神障碍症状评估

1. 认知　评估患儿有无感觉过敏或迟钝；患儿注意力是否集中、注意力可持续时间，是否容易受外界环境的干扰；有无记忆和智力障碍。
2. 情绪、情感　评估患儿有无情绪不稳、冲动、激惹或情感脆弱、情绪极易波动等。
3. 意志、行为　评估患儿有无小动作增多、过分好动，活动是否具有危险性；是否伴有冲动行为，是否做事不计后果；遇到困难时是否退缩、依赖他人。
4. 自知力　评估患儿对自己疾病的认识程度及是否配合治疗。

（三）心理社会状况评估

1. 心理状况　评估患儿的个性特征、兴趣爱好等；有无自尊低下、自卑等；对自我的认识能力；有无对立违抗、说谎、逃课等品行方面的问题。
2. 社会状况　评估患儿与同龄儿童的交往情况及相处关系，能否有耐心好好和同学做游戏并遵守游戏规则，接受新知识的兴趣和能力如何；评估患儿和父母的关系、家庭关系及教养方式是否得当；评估患儿的社会支持系统，包括医疗费用的主要来源，家庭成员对患儿疾病及治疗的态度，获取医疗资源是否方便等。

（四）生理状况评估

1. 评估患儿的生命体征、营养状况、饮食状况、睡眠状况、排泄状况，有无躯体发育指标(如身高、体重)异常,有无躯体畸形和功能障碍等。

2. 通过脑电图、颅脑CT、心电图等辅助检查,排除相关器质性疾病。

二、护理诊断

1. 有自伤的危险　与不能自控的自伤性抽动行为有关。
2. 有感染的危险　与带有自伤性的抽动行为有关。
3. 有暴力行为的危险　与不能自控的抽动行为有关。
4. 焦虑　与对抽动及秽语行为的认知有关。
5. 社交孤立　与抽动行为及秽语行为影响患儿跟其他同伴交往有关。
6. 舒适的改变　与不自主发声引起的不适感有关。
7. 自我形象紊乱　长期自我贬低,与抽动症状导致患儿的低自尊有关。

三、护理目标

1. 患儿无自伤行为。
2. 患儿不发生感染。
3. 患儿无暴力行为。
4. 患儿焦虑情绪缓解。
5. 患儿恢复与他人正常交往的能力。

四、护理措施

1. 协助患儿消除各种可能的紧张因素,抽动症状发生之前,往往有某些部位不适,如眨眼动作可因眼结膜炎或异物进眼引起,摇头或斜颈可因衣领过紧而引起,久而久之产生保护性或习惯性的动作而固定下来。因此,要及时纠正患儿的不良习惯,使患儿和家长熟悉疾病的病因与防治知识,解除心理障碍。

2. 避免小朋友戏弄、嘲笑患儿,以防其抽搐加剧。有计划地安排患儿参加文娱体育活动,以转移其注意力,告诫家长千万不可过分注意患儿的抽动表现或语言暗示。

3. 目前常用氟哌啶醇等药物治疗,患儿对药物的耐受性显示了较悬殊的个体差异,因此护理过程中应仔细观察,发现不良反应及时给予处理。

4. 健康指导

（1）指导家长学习有关知识：讲授疾病知识，使家长对疾病有正确的认识，正确对待抽动障碍患儿的疾病症状，不歧视患儿。指导家长遵医嘱严格按剂量、按时给患儿服药，不能自行减药、加药或停药，药物不得让患儿保管。教授有关药物的知识特别是药物的不良反应，使家长能及时发现，及时处理。指导家长持正确的教育方法，禁止打骂和严厉惩罚患儿，以免强化症状；给予患儿支持，鼓励其战胜疾病；生活上多给予患儿关注，注意营养和安全，增加抵抗力，避免自伤情况发生。

（2）指导患儿积极配合治疗：生活规律，注意劳逸结合，克服性格中的缺陷，保持良好的人际关系，正确对待及处理生活中的事件，适应并正确处理有关的社会矛盾，消除自卑与不满，树立坚强的意志等。

五、护理评价

1. 患儿有无自伤行为、暴力行为等不良为发生。
2. 患儿焦虑情绪是否缓解，能否与他人正常交往。

> **思考题**

如何做好抽动障碍患者的对症护理？

文字编写：黄弋冰

数字资源：王淑君

在线测试：
模块三

护考直击：
模块三

模块四　老年人精神卫生护理——神经认知障碍患者护理

　　神经认知障碍以获得性而非发育性的神经认知功能原发性缺陷为特征,表现为先前已达到的认知功能水平的下降。根据ICD-11标准,包括谵妄、轻型神经认知障碍、遗忘障碍、痴呆等类型。本模块主要讲述老年人常见神经认知障碍——阿尔茨海默病患者的护理。

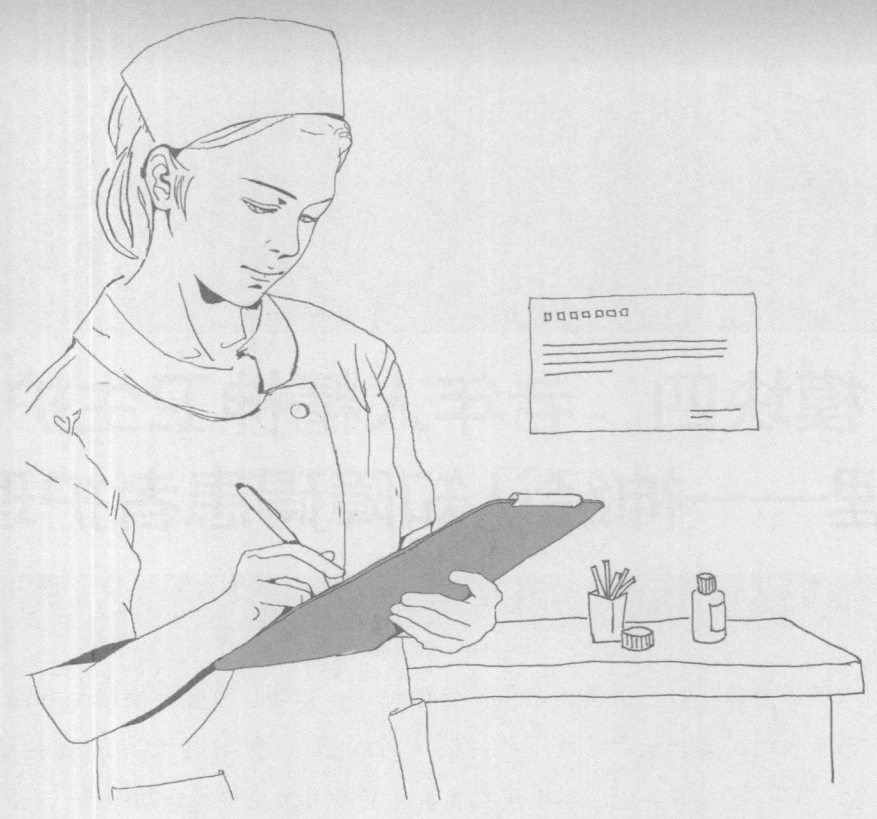

项目二十一 阿尔茨海默病患者的护理

学习目标

1. 知识目标：了解阿尔茨海默病的病因；熟悉阿尔茨海默病的临床表现；掌握阿尔茨海默病的护理知识。

2. 能力目标：能识别阿尔茨海默病；能对阿尔茨海默病患者进行护理。

3. 素质目标：重视老年人的心理健康和精神卫生；关爱阿尔茨海默病患者。

情境导入

患者，女，74岁，农民，小学文化，因进行性记忆减退4年入院。4年前，患者无明显诱因出现记忆减退，做事常常丢三落四，刚讲过的事转眼就忘记，刚吃过饭就说没吃，随手放下的扫帚马上就忘，常把箱子打开又关上，把东西拿来拿去，转身就找不到自己要的东西。逐渐发展到出门迷路，找不到干活的地点，不认识村里人，到商店买东西算不清账。近1年不认识亲人，在屋里东摸西找，找不到自己的房间，分不清上午和下午。行为反常，无故骂人，欲与人吵架，易激怒，时有拍桌子、胡言乱语等现象。入院前患者生活自理能力明显下降，不愿出门，在床边大小便，进食也欠佳，时有拒食现象。

精神检查：神志清楚、欠合作，衣帽欠整洁，有纽扣扣错。较少回答问题，回答简单或错误。记忆力检查提示有明显的记忆减退，如不能回忆早餐内容等。未发现典型的幻觉、妄想、抑郁及焦虑情绪等。

家族史：患者母亲高龄时也有类似症状，但未经诊断和治疗。

辅助检查：CT检查发现弥漫性脑萎缩和脑室扩大。

问题：
1. 根据以上病情，该患者最可能患有什么疾病？
2. 如何对该患者开展有效的护理？

任务一　认识阿尔茨海默病

视频：阿尔茨海默病

阿尔茨海默病（Alzheimer's disease, AD）是一组原因未明的原发性脑变性疾病，因德国精神病理学家Alois Alzheimer（1906）首次报道一例51岁的女性患者而得名。本病主要临床表现为阿尔茨海默病综合征，以起病缓慢、逐渐加重、不可逆转为主要特点，女性多于男性。过去将65岁以前发病者称早老性阿尔茨海默病，65岁以后发病者称老年性阿尔茨海默病，近代各国学者均倾向于将二者合并为一个疾病单元，称为阿尔茨海默病的老年前期型和老年型。其典型病理改变是大脑皮质弥漫性萎缩，神经元大量减少，并可见老年斑、神经元纤维缠结、颗粒性空泡小体等病变，胆碱乙酰化酶及乙酰胆碱含量减少。阿尔茨海默病是一种与年龄相关的疾病，是老龄化社会常见的老年病，患病率随年龄的增加而逐渐上升，是老年性阿尔茨海默病的主要原因，也是许多发达国家和发展中国家主要的保健和社会问题。

一、病因及发病机制

(一) 遗传因素

遗传因素至少在家族性阿尔茨海默病发生中起重要作用,家族史是阿尔茨海默病的危险因素。研究发现阿尔茨海默病存在家族聚集现象,某些患者的家族成员中同样疾病的患病率高于一般人群。有阿尔茨海默病家族史者,其患病率为普通人群的3倍。对染色体和基因的分析发现,FAD可能是常染色体显性基因所致。3种染色体显著性遗传突变引起FAD,分别与位于21号染色体长臂的淀粉样前体蛋白基因、14号染色体的早老素1基因(PS1)和1号染色体的早老素2基因(PS2)相关联。位于19号染色体的 $Apo\ E$ 等位基因 $\varepsilon 4$ 也是阿尔茨海默病的重要危险因素,在家族性和散发性阿尔茨海默病中都明显增高。此外还发现唐氏综合征(Down 综合征,也称21-三体综合征)患者的患病危险性增加,存在着潜在的家族性联系。

(二) 躯体疾病

甲状腺功能减退、癫痫、颅脑外伤、抑郁症特别是老年期抑郁症、精神分裂症、偏执性精神病、铝硅等神经毒素在体内的蓄积、正常衰老过程的加速、免疫系统的进行性衰竭、机体解毒功能削弱及慢性病毒感染等可能和阿尔茨海默病的发病相关。有甲状腺功能减退病史者,患阿尔茨海默病的相对危险度为2.3。有癫痫发作史者患阿尔茨海默病的相对危险度为1.6。

(三) 社会心理因素

高龄、低教育水平、丧偶、独居、经济困难、生活颠沛等社会心理因素可成为阿尔茨海默病的发病诱因。

(四) 大脑病理性和脑结构的变化

大脑的相关改变包括大脑皮质弥漫性萎缩、脑回变平、脑沟增宽、脑室扩大及脑重减轻。早期起病者颞部、顶部、前额和海马区萎缩明显。神经元大量减少或变性,染色体溶解,核仁缩小,树突减少,并可见老年斑、神经元纤维缠结、颗粒性空泡小体等病变。老年斑是一种嗜银性组织变化斑,中心由淀粉样蛋白沉积而成,周围为变性星形胶质细胞。神经元纤维缠结是一种皮质深层大脑细胞的淀粉样变性,由双股螺旋形神经丝或神经管组成。

(五)神经生化因素

神经生化研究目前尚无突破性进展,但已有研究表明乙酰胆碱、5-羟色胺、生长抑素、加压素、促甲状腺素释放激素、促性腺激素释放激素水平减低可能与阿尔茨海默病的发病有关。阿尔茨海默病患者脑部乙酰胆碱明显缺乏,乙酰胆碱兴奋性神经递质谷氨酸过度激活和乙酰胆碱转移酶活性降低,特别是海马和颞叶皮质部位。

二、临床表现

阿尔茨海默病大多起病隐匿,缓慢进行性发展,起病病程一般为5~10年。

本病的首发症状是记忆障碍,这也是本症的突出症状和核心症状。早期主要累及近事记忆,如学习新知识困难,不能完成新的任务,常放错或丢失东西,丢三落四,刚说的话或刚做过的事转眼就忘,刚放下碗筷又要求吃饭,记不住熟人姓名,反复说同样的话或问同样的问题等。随着病程进展,远事记忆也逐渐受累,记不住自己的生日、家庭住址和生活经历,严重时连家里几口人,他们的姓名、年龄和职业都不能准确回答,可出现错构和虚构症。视觉空间定向能力也常在早期受损,患者不能临摹较简单的立体图形,常在熟悉环境或家中迷失方向,找不到厕所在哪儿,走错自己的卧室,散步或外出不认识回家的路。时间定向力也差,不知道当天是何年、何月、何日,不知道当时是上午还是下午,因而可能深更半夜起床要上街购物。人格改变常出现在疾病的早期,表现为懒散、退缩、以自我为中心、敏感多疑、乖戾自私、不负责任、言语粗俗、行为不顾社会规范、不讲卫生、不知羞耻等。

随着疾病的进展,患者逐渐出现日益严重的全面性智力减退,包括理解、推理、判断、抽象概括和计算等认知功能障碍,思维迟钝,内容贫乏,不能进行抽象逻辑思维,不能区分事物的异同,不能进行分析归纳,说话常自相矛盾。言语障碍先出现语义障碍,表现为找词困难,用词不当,说话重复,可有病理性赘述,也可出现阅读和书写困难。继之出现命名性失语(能认识物体或能正确使用,但不能确切命名)。言语障碍进一步发展为语法错误、错用词类、语句颠倒,最终音素也遭破坏而胡乱发音,不知所云或缄默不语。失认表现为感觉功能正常,但不能识别物体、地点和面容,不能认出镜中的自己;失用表现为运动功能正常,但不能正确完成系列动作,不能按指令执行可以自发完成的动作。妄想和情感障碍有的是继发于人格改变,有的则是认知缺陷所致。妄想内容多为不系统的偷窃、被害、贫困和嫉妒。可出现情感淡漠、历时短暂的抑郁心境,也可出现欣快、焦虑和易激惹。神经系统症状可有肌张力增高、震颤等锥体外系症状,也可出现伸趾、强握、吸吮等原始反射。可出现吞咽功能障碍,晚期可见癫痫发作。灾难反应指患者主观意识到自己的智力缺损,却极力否认,为掩饰记忆力减退,患者用改变话题、开玩笑等方式转移对方注意力,一旦被人识破、揭穿或对其生活模式进行干预,如强迫患者如厕、更衣,则发生突然而强烈的言语或人身攻击,反应的终止和发作往往都很突然。

疾病晚期,患者智力严重衰退,丧失语言功能,生活完全不能自理,丧失行走能力,甚至不能站立,只能终日卧床不起,肢体强直,屈曲体位,大小便失禁。此时患者容易罹患各种慢性躯体疾病及继发各系统感染或衰竭,常因压疮、骨折、肺炎、营养不良等继发躯体疾病导致全身衰竭而死亡。

体征上患者外貌苍老、皮肤干燥多皱而有色素沉着、发白齿脱、肌肉萎缩,痛觉反应消失,早中期神经系统检查常无其他明显体征。

脑电图呈 α 节律减慢,CT 检查可见弥漫性大脑皮质萎缩及脑室扩大。

阿尔茨海默病根据临床表现通常可以分为以下四型。

1. 老年前期型

（1）符合阿尔茨海默病的诊断标准,发病年龄小于 65 岁。

（2）有颞叶、顶叶或额叶受损的证据,除记忆损害外,可较早产生失语（遗忘性或感觉性）、失写、失读、失算或失用等症状。

（3）发病较急,退化速度相对较快。

2. 老年型

（1）符合阿尔茨海默病的诊断标准,发病在 65 岁以后。

（2）出现以记忆损害为主的全面智能损害。

（3）潜隐起病,呈非常缓慢的进行性发展。

3. 非典型或混合型　符合阿尔茨海默病的诊断标准,但临床症状不典型,或同时合并脑血管病。

4. 其他型　符合阿尔茨海默病的诊断标准,但不能完全归入上述三型的。

三、诊断

根据 ICD-11,诊断标准如下。

1. 阿尔茨海默病是脑部疾病所致的一种综合征。通常表现为慢性或进行性记忆障碍,同时至少有下列一种或多种大脑皮质功能障碍表现:思维、定向、理解、计算、学习能力、语言、判断。

2. 意识清楚。

3. 认知功能通常伴有情感控制、社会行为或动机退化,对个人生活能力有影响。

4. 临床上要注意与抑郁障碍等导致的假性阿尔茨海默病表现鉴别。

四、治疗

阿尔茨海默病目前尚无特效治疗方法。但早期发现、早期治疗，应用恰当的药物、心理治疗、康复治疗等能延缓病情进展，使精神障碍获得改善，减轻心理社会性不良后果，减少伴发疾病的患病率及死亡率。药物治疗可以使患者的症状获得改善，甚至可以延缓疾病的进展，通过药物治疗可以提高患者的生活品质，减轻照顾者的负担，并且延缓患者被送到医疗机构或养老机构的时间。

（一）改善认知功能的药

1. 胆碱酯酶抑制剂　目前认为阿尔茨海默病的发病机制与胆碱能神经传递功能低下有关。这类药物可能通过增强胆碱能神经的功能发挥治疗作用，它可逆性地抑制乙酰胆碱酯酶对乙酰胆碱的水解，从而提高乙酰胆碱的浓度。胆碱酯酶抑制剂用于轻度到中度患者，代表药物有多奈哌齐、卡巴拉汀、加兰他敏、石杉碱甲。

2. 谷氨酸受体拮抗剂　资料显示，谷氨酸能神经递质功能下降会表现出神经退行性失智的临床表现。这类药物可以阻断谷氨酸浓度病理性升高导致的神经元损伤。代表药物有美金刚。

3. 甘露特钠　是我国原创、国际首个靶向脑-肠轴的阿尔茨海默病治疗新药，通过重塑肠道菌群平衡，减少外周及大脑皮质的炎症，改善认知功能。

4. 大脑β样淀粉蛋白抗体　包括阿杜那单抗和仑卡奈单抗。美国食品药品监督管理局（FDA）已批准上市，其中仑卡奈单抗已在2024年1月被我国国家食品药品监督管理总局（CFDA）批准上市。是针对阿尔茨海默病的病因源头的靶向药物，可以减缓认知功能下降。

（二）控制精神行为症状的药物

对有精神障碍症状的患者可根据不同精神障碍症状选用相应的精神药物，但需注意阿尔茨海默病患者的药物耐量低，应从小剂量开始，增量宜慢，治疗量宜采用个体化的最低有效量。治疗阿尔茨海默病应在促智药的基础上首选非药物治疗，如非药物治疗无效且给患者造成明显的痛苦和风险的情况下酌情使用精神科药物。

1. 抗精神分裂药　奥氮平、喹硫平、利培酮、氟哌啶醇、奋乃静等。

2. 抗抑郁药物　氟西汀、舍曲林、度洛西汀、西酞普兰、文拉法辛、帕罗西汀、曲唑酮、米氮平等。

3. 抗躁狂药物（感情稳定剂）　丙戊酸钠、碳酸锂等。

4. 镇静催眠药物　劳拉西泮、阿普唑仑、唑吡坦、佐匹克隆等。

视频：失智老人团体康复训练——运动游戏治疗

视频：失智老人团体康复训练——园艺治疗

视频：失智老人团体康复训练——童谣怀旧治疗

视频：失智老人记忆力训练

（三）非药物治疗技术

非药物治疗技术有虚拟技术（VR）、认知刺激疗法（CST）、多感官刺激疗法、音乐疗法、怀旧疗法、机器宠物疗法、创造性故事疗法、生活技能训练、园艺治疗、游戏治疗、舞蹈治疗等。临床还结合物理治疗（经颅磁刺激治疗）、中医治疗。其中，针对阿尔茨海默病患者的特色团体治疗主要有以下五类。

1. 游戏团体治疗　通过患者间益智性对抗竞争，可以增强患者积极的自我意识，改善其认知状况、情感状况和日常生活表现，从而降低一些精神症状如幻听、焦虑、抑郁发生的频率和程度，保持大脑活跃，增加愉悦感。

2. 园艺团体治疗　园艺治疗是一种将种植、修剪植物、干花制作、插花、果实料理及治疗性园景设计等系统安排的园艺活动，作为治疗和康复计划的媒介与工具，在人的身体、认知、社会交往、精神和情绪等方面获得正向疗效的过程，让老人维护植物，舒缓压力，改善情绪。

3. 多感官团体治疗　为患者提供以视觉、听觉、触觉、味觉和嗅觉为主的感官刺激的治疗方法，可促使痴呆患者产生积极行为，减少不良情绪；鼓励患者主动沟通，促进患者与照顾者间的人际互动；改善患者的认知状态，提高患者对其所处环境的注意力，让患者触摸事物，感受声光刺激，稳定患者的情绪。

4. 怀旧团体治疗　它能唤起参与者的往事记忆并鼓励分享、讨论其个人生活经历，从而有效减缓疾病进程、提高日常生活能力、改善患阿尔茨海默病患者的认知功能、减轻抑郁情绪、防止社交隔离。通过系列的主题，老照片、老电影、老歌曲、童年回忆激发患者远记忆，找寻过去的快乐，让患者重拾掌控感，稳定情绪。

5. 生活技能训练团体治疗　通过协助患者做力所能及的事情，发掘患者残留的功能，提高患者的掌控感，延缓患者生活能力的衰退，提高生活质量，减轻护理人员的压力和负担。

团体治疗注意点：① 团体内患者接受程度尽量保持一致；② 活动难易程度循序渐进，鼓励为主；③ 享受过程，不过分注重结果。

任务二　实施阿尔茨海默病患者护理

一、护理评估

（一）健康史评估

1. 现病史　本次就诊原因（主诉），此次发病的诱因、发病时间、病情严重程度、就医经过等。

2. 既往史　评估患者既往健康状况,有无脑器质性疾病和躯体疾病,包括发病情况、治疗经过、所用药物、药物不良反应及过敏史等。

3. 个人史　患者的职业、文化程度、婚姻状况、生活经历、生活方式、生活自理能力、烟酒嗜好等。

4. 家族史　家族成员中是否有癫痫发作史、异常性格史及遗传病史。

(二)精神障碍症状评估

1. 认知　评估患者有无感知觉障碍,如幻觉、错觉,尤其是错视或幻视等典型症状;评估患者有无思维形式和内容障碍,如思维不连贯、被窃妄想、嫉妒妄想等;评估患者有无注意障碍,如注意狭窄、注意涣散、注意固定等,在与患者谈话过程中,除了观察外,还应给予一定的刺激,如用棉签触患者身体不同部位;评估患者有无远近记忆减退及严重程度,有无进行性遗忘、错构、虚构等,脑外伤患者有无顺行性遗忘和逆行性遗忘;评估患者有无智能障碍,通过数字计算、物品分类、故事复述等任务,评估是否有计算力、理解能力、阅读能力及综合分析判断能力的改变;评估患者有无定向力障碍,如对时间、地点、人物及自身状态的认识能力;评估患者有无合并意识障碍,意识清晰度、意识范围、意识内容的变化,是否出现谵妄状态,谵妄出现的时间、规律等。

2. 情绪、情感　通过患者的表情、言语、姿势等评估患者有无欣快、焦虑、抑郁、情绪不稳、易激惹等。

3. 意志、行为　评估患者有无意志缺乏,如孤僻、被动、退缩,对进食、饮水等本能要求缺乏主动性,评估患者的动作行为是否与周围环境相协调。

4. 自知力　评估患者对疾病的认识程度及是否配合治疗。

(三)心理社会状况

1. 心理状况　评估患者的性格特征,有无发生人格改变,如孤僻、固执、主观、自私、多疑等;近6个月有无重大生活事件,患者的应对方式、抗压能力;对住院的态度、治疗的合作程度、治疗的信心等。

2. 社会状况　评估患者日常生活能力、兴趣爱好、学习工作能力、人际关系、家庭经济状况、家庭环境等;评估患者家庭关系,家庭成员之间的情感表达方式,家庭成员对患者疾病和治疗的态度及家庭成员的照护能力等;评估患者出院后获取医疗资源是否方便,包括社区防治机构的条件与分布、社区康复设施的配置、社区人群对该疾病的看法与认识等。

(四) 生理状况评估

1. 评估患者的生命体征、营养状况、睡眠状况、饮食状况、排泄情况等。
2. 通过脑电图、颅脑 CT、心电图等辅助检查，排除相关器质性疾病。

二、护理诊断

1. 营养失调：低于机体需要量　与生活自理能力差有关；与情绪焦虑、抑郁、食欲差有关。
2. 有受伤的危险　与意识障碍、智能障碍、癫痫发作、感觉减退等有关。
3. 有暴力行为的危险　与幻觉、错觉、妄想等有关。
4. 睡眠形态紊乱　与脑部疾病导致缺氧有关。
5. 排便失禁、便秘、尿潴留　与痴呆、精神药物不良反应有关。
6. 生活自理缺陷　与意识障碍、认知功能减退、神经系统病变有关。
7. 思维过程改变　与脑部受损、认知功能下降有关。
8. 有感染的危险　与营养失调、生活自理能力下降导致机体抵抗力下降有关。
9. 有走失的危险　与意识障碍、痴呆、记忆力下降有关。
10. 有皮肤完整性受损的危险　与卧床时间长有关。
11. 语言沟通障碍　与认知功能障碍有关。
12. 社交障碍　与原发疾病和精神症状有关。

三、护理目标

1. 患者营养状态得到改善。
2. 患者能够减少或者不发生自伤、伤人及出走行为，患者所处环境不被破坏。
3. 患者恶劣心境、饮食、睡眠等症状有所改善。
4. 患者基本生理需求得到满足。
5. 患者表现合作，或者患者能在鼓励和协助下接受治疗和护理。
6. 患者能最大限度地参与肢体锻炼及康复训练。
7. 患者家属得到心理支持。

四、护理措施

(一) 基础护理

部分患者不能料理个人生活或者需要别人协助料理,容易发生压疮、肺部感染和泌尿系统感染,所以做好基础护理十分重要。

1. 生活护理

(1) 为患者提供安全舒适的治疗休养环境。

(2) 制订日常生活时间表,督促患者独立完成日常生活活动,如饮食、排便等。

(3) 保持床位清洁、平整、干燥,提供必需的生活用具,做好晨晚间护理。

(4) 协助、鼓励患者进行功能锻炼。

(5) 根据天气变化给患者及时增减衣物,防止受凉,预防患者发生继发感染。

2. 饮食护理

(1) 提供营养丰富、易消化的食物,根据病情酌情选用低盐、低脂饮食,保证水分的摄入。

(2) 对吞咽困难、不能进食者及时给予鼻饲。

(3) 尊重患者的饮食爱好,促进其食欲。

3. 睡眠护理

(1) 为患者创造良好的睡眠环境,保持安静,温度、湿度适宜,空气清新。

(2) 建立规律的作息制度,白天适当活动,减少白天睡眠时间。

(3) 避免睡前紧张、兴奋、过饱,教会患者轻松入眠的方法,如听老人喜欢的收音机、轻柔的音乐及温水足浴等。

(4) 解除躯体疼痛等可能影响睡眠的因素,必要时使用镇静催眠药。

4. 排泄护理

(1) 观察大小便情况,必要时记录出入量。

(2) 尿潴留患者及时给予导尿,长期导尿者要防止泌尿系统感染。

(3) 保持大便通畅,增加粗纤维饮食,必要时给予缓泻剂或灌肠。

(4) 认知障碍严重者,定时督促、协助其排便,帮助患者记住卫生间的标志和位置。

(二) 安全护理

1. 为患者提供舒适、安静的环境,减少不良刺激和环境等潜在危险因素。将患者安置在易观察的房间,定时巡视,必要时专人陪护。

2. 兴奋躁动或有暴力行为倾向的患者应分开管理，防止冲动伤人。

3. 脑器质性疾病导致的感觉障碍，需保暖时尽量不用热水袋，如必需使用，应注意调整热水袋的温度低于50℃，用毛巾包裹，勤换保暖部位。

4. 预防患者跌倒或坠床。及时对患者进行有关风险的评估。必要时给予相应的护理措施，如床头挂"预防跌倒"与"预防坠床"的警示标识；病床高度要适中，床、椅的轮子要固定，床两边要加床栏；尽量设置无障碍空间，需要用的物品尽量放在手能触及的位置等。

5. 对意识障碍者应专人护理，保证安全，做好基础护理。癫痫抽搐发作时，应就地平卧，保持呼吸道通畅，保证关节、肢体的安全。

6. 对受幻觉、妄想支配的患者，可设法转移其注意力；清除房内危险物品，减少不良刺激；严密观察病情，掌握患者的思想动态和行为，如有暴力行为倾向和自杀行动，应立即采取措施进行防范及处理。

7. 对于实行保护性约束的患者，应经常检查患者的肢体血液循环、身体舒适度、皮肤完整性等，避免皮肤受损，影响血液循环。

（三）心理护理

1. 患者入院时护理人员主动介绍自己，帮助患者尽快熟悉医院环境，适应病后生活方式。

2. 尊重理解患者，耐心倾听患者诉说，运用恰当的沟通技巧，减轻和消除患者的消极情绪，帮助患者树立战胜疾病的信心。如出现激越行为时分析具体原因，不能用禁止、命令的语言。

3. 鼓励患者表达自己的想法和需要，给予他们发泄情感和悲伤的机会。

4. 患者有言语障碍、智能减退甚至痴呆时，全面仔细观察病情，正确提供信息，应措辞简短、速度慢、反复重复、不厌其烦。

5. 注意患者的情绪变化，及时发现不良情绪和心理反应，教会患者自我调节和控制情绪的方法，如数数、深呼吸等，注意防范意外事件的发生。对于情绪抑郁的患者，耐心倾听，不强迫做不情愿的事，多陪伴。

6. 鼓励患者参与集体活动，培养有益于身心健康的爱好或学习新的技能。

7. 鼓励患者在能力范围内自我料理个人生活。

（四）健康指导

1. 向患者和家属介绍疾病相关知识，积极治疗原发性疾病。

2. 合理安排规律生活，营养全面、丰富，保持充足睡眠，适当锻炼。

3. 注意环境和活动场所的安全,讲解保护自己和预防外伤的措施。

4. 指导家属及患者用药方法,认知功能减退患者的药物由家属保管,不能随意增减药物及剂量,病情变化时,应及时就诊,调整用药。

5. 教会患者与疾病相关的自我护理的方法,鼓励其增加自我护理的独立性。

6. 教会患者及家属各种功能的锻炼和恢复方法。

7. 帮助患者调整心态,重新适应社会,保持乐观情绪,增强战胜疾病的信心。

8. 给予家属心理上的支持,指导正确应对患者的方法,给自己喘息的时间,调整好心态,用稳定的情绪与患者沟通。

9. 对于认知障碍严重患者外出时,家属可制作"名片",写上患者姓名、疾病、家属地址、联系电话等,给予全方位照顾,避免走失。

五、护理评价

1. 患者在安全的环境下接受治疗和护理,没有意外事件发生。
2. 通过护理,患者各种症状有所减轻。
3. 患者的饮食、睡眠、营养状况改善。
4. 患者能参加活动及训练。
5. 家人应对正常,支持系统好。

思考题

1. 如何做好阿尔茨海默病患者家属的出院指导?
2. 如何帮助阿尔茨海默病患者维持生活自理能力?

文字编写:王伊娜　诸峥玮
数字资源:王伊娜

在线测试:
模块四

护考直击:
模块四

附　录

附录1　症状自评量表（SCL-90）

指导语：以下表格列出了有些人可能有的病痛或问题，请仔细阅读每一条，然后根据过去的一周以内（或过去_____）下列问题影响您或使您感到苦恼的程度，在方格内选择最合适的一格，画一个钩，如"√"。请不要漏掉问题。

问题	从无	轻度	中度	偏重	严重
	1	2	3	4	5
1. 头痛	□	□	□	□	□
2. 神经过敏，心中不踏实	□	□	□	□	□
3. 头脑中有不必要的想法或字句盘旋	□	□	□	□	□
4. 头昏或昏倒	□	□	□	□	□
5. 对异性的兴趣减退	□	□	□	□	□
6. 对旁人责备求全	□	□	□	□	□
7. 感到别人能控制您的思想	□	□	□	□	□
8. 责怪别人制造麻烦	□	□	□	□	□
9. 忘性大	□	□	□	□	□
10. 担心自己的衣饰整齐及仪态的端正	□	□	□	□	□
11. 容易烦恼和激动	□	□	□	□	□
12. 胸痛	□	□	□	□	□
13. 害怕空旷的场所或街道	□	□	□	□	□
14. 感到自己的精力下降，活动减慢	□	□	□	□	□
15. 想结束自己的生命	□	□	□	□	□
16. 能听到旁人听不到的声音	□	□	□	□	□
17. 发抖	□	□	□	□	□
18. 感到大多数人都不可信任	□	□	□	□	□
19. 胃口不好	□	□	□	□	□
20. 容易哭泣	□	□	□	□	□
21. 同异性相处时感到害羞不自在	□	□	□	□	□
22. 感到受骗，中了圈套或有人想抓住您	□	□	□	□	□

续表

问题	从无	轻度	中度	偏重	严重
	1	2	3	4	5
23. 无缘无故地突然感到害怕	□	□	□	□	□
24. 自己不能控制地大发脾气	□	□	□	□	□
25. 怕单独出门	□	□	□	□	□
26. 经常责怪自己	□	□	□	□	□
27. 腰痛	□	□	□	□	□
28. 感到难以完成任务	□	□	□	□	□
29. 感到孤独	□	□	□	□	□
30. 感到苦闷	□	□	□	□	□
31. 过分担忧	□	□	□	□	□
32. 对事物不感兴趣	□	□	□	□	□
33. 感到害怕	□	□	□	□	□
34. 您的感情容易受到伤害	□	□	□	□	□
35. 旁人能知道您的私下想法	□	□	□	□	□
36. 感到别人不理解您、不同情您	□	□	□	□	□
37. 感到人们对您不友好、不喜欢您	□	□	□	□	□
38. 做事必须做得很慢以保证做得正确	□	□	□	□	□
39. 心跳得很厉害	□	□	□	□	□
40. 恶心或胃部不舒服	□	□	□	□	□
41. 感到比不上别人	□	□	□	□	□
42. 肌肉酸痛	□	□	□	□	□
43. 感到有人在监视您、谈论您	□	□	□	□	□
44. 难以入睡	□	□	□	□	□
45. 做事必须反复检查	□	□	□	□	□
46. 难以作出决定	□	□	□	□	□
47. 怕乘电车、公共汽车、地铁或火车	□	□	□	□	□
48. 呼吸有困难	□	□	□	□	□
49. 一阵阵发冷或发热	□	□	□	□	□
50. 因为感到害怕而避开某些东西或活动	□	□	□	□	□
51. 脑子变空了	□	□	□	□	□
52. 身体发麻或刺痛	□	□	□	□	□
53. 喉咙有梗塞感	□	□	□	□	□
54. 感到前途没有希望	□	□	□	□	□
55. 不能集中注意	□	□	□	□	□
56. 感到身体的某一部分软弱无力	□	□	□	□	□
57. 感到紧张或容易紧张	□	□	□	□	□
58. 感到手或脚发重	□	□	□	□	□

问题	从无 1	轻度 2	中度 3	偏重 4	严重 5
59. 想到死亡的事	□	□	□	□	□
60. 吃得太多	□	□	□	□	□
61. 当别人看着您或谈论您时感到不自在	□	□	□	□	□
62. 有一些不属于您自己的想法	□	□	□	□	□
63. 有想打人或伤害他人的冲动	□	□	□	□	□
64. 醒得太早	□	□	□	□	□
65. 必须反复洗手、点数或触摸某些东西	□	□	□	□	□
66. 睡得不稳不深	□	□	□	□	□
67. 有想摔坏或破坏东西的冲动	□	□	□	□	□
68. 有一些别人没有的想法或念头	□	□	□	□	□
69. 感到对别人神经过敏	□	□	□	□	□
70. 在商店或电影院等人多的地方感到不自在	□	□	□	□	□
71. 感到任何事情都很困难	□	□	□	□	□
72. 一阵阵恐惧或惊恐	□	□	□	□	□
73. 感到在公共场合吃东西很不舒服	□	□	□	□	□
74. 经常与人争论	□	□	□	□	□
75. 单独一人时神经很紧张	□	□	□	□	□
76. 别人对您的成绩没有作出恰当的评价	□	□	□	□	□
77. 即使和别人在一起也感到孤单	□	□	□	□	□
78. 感到坐立不安、心神不宁	□	□	□	□	□
79. 感到自己没什么价值	□	□	□	□	□
80. 感到熟悉的东西变得陌生或不像是真的	□	□	□	□	□
81. 大叫或摔东西	□	□	□	□	□
82. 害怕会在公共场合昏倒	□	□	□	□	□
83. 感到别人想占您的便宜	□	□	□	□	□
84. 为一些有关性的想法而很苦恼	□	□	□	□	□
85. 您认为应该因为自己的过错而受到惩罚	□	□	□	□	□
86. 感到要快把事情做完	□	□	□	□	□
87. 感到自己的身体有严重的问题	□	□	□	□	□
88. 从未感到和其他人很亲近	□	□	□	□	□
89. 感到自己有罪	□	□	□	□	□
90. 感到自己的脑子有毛病	□	□	□	□	□

附录2　Zung 抑郁症自评量表(SDS)

指导语：以下有 20 条文字，请仔细阅读每一条，然后根据您过去一周的实际情况，在方框内最合适的一格打钩。

题号	内容	没有或很少时间	少部分时间	相当多时间	绝大部分或全部时间
1	我觉得闷闷不乐，情绪低落	1	2	3	4
*2	我觉得一天之中早晨最好	4	3	2	1
3	我一阵阵哭出来或是觉得想哭	1	2	3	4
4	我晚上睡眠不好	1	2	3	4
*5	我吃得跟平常一样多	4	3	2	1
*6	我与异性密切接触时和以往一样感到愉快	4	3	2	1
7	我发觉我的体重在下降	1	2	3	4
8	我有便秘的苦恼	1	2	3	4
9	我心跳比平时快	1	2	3	4
10	我无缘无故地感到疲乏	1	2	3	4
*11	我的头脑跟平常一样清楚	4	3	2	1
*12	我觉得经常做的事情并没有困难	4	3	2	1
13	我觉得不安而平静不下来	1	2	3	4
*14	我对将来抱有希望	4	3	2	1
15	我比平时容易生气激动	1	2	3	4
*16	我觉得作出决定是容易的	4	3	2	1
*17	我觉得自己是个有用的人，有人需要我	4	3	2	1
*18	我的生活过得很有意思	4	3	2	1
19	我认为如果我死了，别人会生活得更好	1	2	3	4
*20	平常感兴趣的事我仍然感兴趣	4	3	2	1

附录3　Zung 焦虑自评量表(SAS)

指导语：以下有20条文字，请仔细阅读每一条，然后根据您过去一周的实际情况，在方框内最合适的一格打钩。

题号	内容	没有或很少时间	少部分时间	相当多时间	绝大部分或全部时间
1	我觉得比平常容易紧张和着急	1	2	3	4
2	我无缘无故地感到害怕	1	2	3	4
3	我容易心里烦乱或觉得惊恐	1	2	3	4
4	我觉得我可能将要发疯	1	2	3	4
*5	我觉得一切都很好，也不会发生什么不幸	4	3	2	1
6	我手脚发抖打颤	1	2	3	4
7	我因头痛、头颈痛和背痛而苦恼	1	2	3	4
8	我感到容易衰弱和疲乏	1	2	3	4
*9	我觉得心平气和，并且容易安静坐着	4	3	2	1
10	我觉得心跳得很快	1	2	3	4
11	我因为一阵阵头晕而苦恼	1	2	3	4
12	我有晕倒发作或觉得要晕倒似的	1	2	3	4
*13	我呼气、吸气都感到很容易	4	3	2	1
14	我手脚麻木和刺痛	1	2	3	4
15	我因为胃痛和消化不良而苦恼	1	2	3	4
16	我常常要小便	1	2	3	4
*17	我的手脚常常是干燥温暖的	4	3	2	1
18	我脸红发热	1	2	3	4
*19	我容易入睡，并且一夜睡得很好	4	3	2	1
20	我做噩梦	1	2	3	4

附录4 简易智力状态检查量表(MMSE)

姓名　　性别　　年龄　　学历　　得分　　日期

项目		得分				
定向力 (10分)	1. 今年是哪一年？ 现在是什么季节？ 现在是几月份？ 今天是几号？ 今天是星期几？				1 1 1 1 1	0 0 0 0 0
	2. 您住在哪个省？ 您住在哪个县(区)？ 您住在哪个乡(街道)？ 咱们现在在哪个医院？ 咱们现在在第几层楼？				1 1 1 1 1	0 0 0 0 0
记忆力 (3分)	3. 告诉您三种东西，我说完后，请您重复一遍并记住，待会还会问您(各1分，共3分)。			3	2	1	0
注意力和计算力 (5分)	4. "100-7=？"，连续减5次(93、86、79、72、65。各1分，共5分)。若错了，但下一个答案正确，只记一次错误。	5	4	3	2	1	0
回忆能力 (3分)	5. 现在请您说出我刚才告诉您让您记住的那些东西。			3	2	1	0
语言能力 (9分)	6. 命名能力 出示手表，问这个是什么东西？ 出示钢笔，问这个是什么东西？				1 1	0 0
	7. 复述能力 我现在说一句话，请跟我清楚地重复一遍。				1	0
	8. 阅读能力 (闭上您的眼睛)请您读这句话，并按上面的意思去做！				1	0
	9. 三步命令 我给您一张纸，请您按我说的去做，现在开始："用右手拿着这张纸，用两只手将它对折起来，放在您的左腿上。"(每个动作1分，共3分)			3	2	1	0
	10. 书写能力 要求受试者自己写一句完整的句子。				1	0
	11. 结构能力 (出示图案)请您照上面图案画下来。				1	0

评分标准：文育组≤17分，小学组≤20分，中学及以上≤24分，提示认知功能异常。

附录 5　Barthel 指数评定量表

姓名　　性别　　年龄　　得分　　日期

序号	项目	完全独立	需部分帮助	需极大帮助	完全依赖帮助
1	进食	10	5	0	—
2	沐浴	5	0	—	—
3	修饰	5	0	—	—
4	穿衣	10	5	0	—
5	控制大便	10	5	0	—
6	控制小便	10	5	0	—
7	如厕	10	5	0	—
8	床椅转移	15	10	5	0
9	平地行走	15	10	5	0
10	上下楼梯	10	5	0	—

Barthel 指数总分____分
注:根据患者的实际情况,在每个项目对应的得分上画"√"

评定细则

1. 进食:用合适的餐具将食物由容器送到口中,包括用筷子、勺子或叉子取食物,对碗(碟)的把持、咀嚼、吞咽等过程
10 分:可独立进食;　5 分:需部分帮助;　0 分:需极大帮助或完全依赖他人,或留置胃管

2. 沐浴
5 分:准备好洗澡水后,可自己独立完成沐浴过程;　0 分:在沐浴过程中需他人帮助

3. 修饰:包括洗脸、刷牙、梳头、刮脸等
5 分:可自己独立完成;　0 分:需他人帮助

4. 穿衣:包括穿(脱)衣服、系扣子、拉拉链、穿(脱)鞋袜、系鞋带等
10 分:可独立完成;　5 分:需部分帮助;　0 分:需极大帮助或完全依赖他人

5. 控制排便
10 分:可控制大便;　5 分:偶尔失控,或需要他人提示;　0 分:完全失控

6. 控制小便
10 分:可控制小便;　5 分:偶尔失控,或需要他人提示;　0 分:完全失控,或留置导尿管

7. 如厕:包括去厕所、解开衣裤、擦净、整理衣裤、冲水等过程
10 分:可独立完成;　5 分:需部分帮助;　0 分:需极大帮助或完全依赖他人

8. 床椅转移
15 分:可独立完成;　10 分:需部分帮助;　5 分:需极大帮助;　0 分:完全依赖他人

9. 平地行走
15 分:可独立在平地上行走 45 m;　10 分:需部分帮助;　5 分:需极大帮助;　0 分:完全依赖他人

10. 上下楼梯
10 分:可独立上下楼梯;　5 分:需部分帮助;　0 分:需极大帮助或完全依赖他人

附录6　生活自理能力等级

自理能力等级	等级划分标准	需要照护程度
重度依赖	总分≤40分	完全需要他人照护
中度依赖	总分41~60分	大部分需要他人照护
轻度依赖	总分61~99分	少部分需要他人照护
无需依赖	总分100分	无需他人照护

注：根据Barthel指数评定量表评分结果。

参 考 文 献

［1］郭念锋.国家职业资格培训教程心理咨询师：二级［M］.北京：民族出版社,2011.
［2］苗军芙,薛绍聪.基础与发展心理学［M］.北京：经济科学出版社,2016.
［3］林崇德.发展心理学［M］.3版.北京：人民教育出版社,2018.
［4］陆林.沈渔邨精神病学［M］.6版.北京：人民卫生出版社,2018.
［5］刘哲宁,杨芳宇.精神科护理学［M］.4版.北京：人民卫生出版社,2018.
［6］杜文东.医学心理与精神卫生［M］.北京：中国中医药出版社,2018.
［7］路孝琴,杜娟.全科医学基本理论教程［M］.北京：人民卫生出版社,2019.
［8］D MYERS.社会心理学［M］.侯玉波,译.北京：人民邮电出版社,2016.
［9］王振,黄晶晶.ICD-11精神、行为与神经发育障碍临床描述与诊断指南［M］.北京：人民卫生出版社,2023.

郑重声明

高等教育出版社依法对本书享有专有出版权。任何未经许可的复制、销售行为均违反《中华人民共和国著作权法》，其行为人将承担相应的民事责任和行政责任；构成犯罪的，将被依法追究刑事责任。为了维护市场秩序，保护读者的合法权益，避免读者误用盗版书造成不良后果，我社将配合行政执法部门和司法机关对违法犯罪的单位和个人进行严厉打击。社会各界人士如发现上述侵权行为，希望及时举报，我社将奖励举报有功人员。

反盗版举报电话　（010）58581999　58582371
反盗版举报邮箱　dd@hep.com.cn
通信地址　北京市西城区德外大街4号　高等教育出版社知识产权与法律事务部
邮政编码　100120

读者意见反馈

为收集对教材的意见建议，进一步完善教材编写并做好服务工作，读者可将对本教材的意见建议通过如下渠道反馈至我社。

咨询电话　400-810-0598
反馈邮箱　gjdzfwb@pub.hep.cn
通信地址　北京市朝阳区惠新东街4号富盛大厦1座
　　　　　高等教育出版社总编辑办公室
邮政编码　100029

资源服务提示

授课教师如需获取本书配套教辅资源，请登录"高等教育出版社产品信息检索系统"（http://xuanshu.hep.com.cn/）搜索下载，首次使用本系统的用户，请先进行注册并完成教师资格认证。

高教社高职医药卫生教师QQ群：191320409